普通高等教育"十一五"国家级规划教材

全国高职高专医学规划教材

眼保健与眼病预防

(眼视光技术专业用)

主　编　管怀进
副主编　邢怡桥　原慧萍
编　者　(以姓氏拼音为序)
陈长征　武汉大学人民医院
管怀进　南通大学临床医学院
欧阳永斌　金陵科技学院
邢怡桥　武汉大学人民医院
余焕云　温州医学院
原慧萍　哈尔滨医科大学附属第二医院
朱蓉嵘　南通大学临床医学院

高等教育出版社·北京

内容提要

本书全面论述了眼保健与眼病预防的概念、措施与方法，反映了国内外近几年来有关眼保健与眼病预防的最新研究成果与发展方向。内容主要包括眼保健的概念与分类、眼保健人员的培训、防盲治盲、眼的流行病学、眼病调查、正常人群的眼保健、眼病的预防与保健、屈光不正的预防与保健、盲和低视力的康复以及眼病患者生存质量的评价等。在讨论基础理论的同时，密切结合眼保健与防盲治盲的工作实际。内容丰富，叙述详细，具有实用性和先进性。

本书适用于高职高专眼视光技术专业学生，内容与相应国家职业资格标准衔接，可作为本专业从业人员（包括验光师、配镜师）培训用书；还可供眼科医师、眼保健工作者参考阅读，此外，还可供广大群众和眼病患者了解眼病防治常识。

图书在版编目（CIP）数据

眼保健与眼病预防/管怀进主编.—北京：高等教育出版社，2005.9（2024.4重印）

眼视光技术专业用

ISBN 978 – 7 – 04 – 017868 – 5

Ⅰ．眼… Ⅱ．管… Ⅲ．①眼－保健－高等学校：技术学校－教材 ②眼病－预防（卫生）－高等学校：技术学校－教材 Ⅳ．R77

中国版本图书馆 CIP 数据核字（2005）第 097302 号

策划编辑	杨 兵	责任编辑	孙葵葵	封面设计	王 雎	责任绘图	朱 静
版式设计	马静如	责任校对	俞声佳	责任印制	沈心怡		

出版发行	高等教育出版社	咨询电话	400 – 810 – 0598	
社　　址	北京市西城区德外大街 4 号	网　　址	http://www.hep.edu.cn	
邮政编码	100120		http://www.hep.com.cn	
印　　刷	人卫印务（北京）有限公司	网上订购	http://www.landraco.com	
开　　本	787 × 1092　1/16		http://www.landraco.com.cn	
印　　张	11			
字　　数	260 000	版　　次	2005 年 9 月第 1 版	
插　　页	1	印　　次	2024 年 4 月第 17 次印刷	
购书热线	010 – 58581118	定　　价	23.40 元	

本书如有缺页、倒页、脱页等质量问题，请到所购图书销售部门联系调换

版权所有　侵权必究

物　料　号　17868 – A0

眼视光技术专业教材编写委员会

主任委员 瞿　佳
委　　员 （以姓氏拼音为序）
　　　　　　陈　浩　　温州医学院
　　　　　　管怀进　　南通大学临床医学院
　　　　　　刘晓玲　　温州医学院
　　　　　　吕　帆　　温州医学院
　　　　　　瞿　佳　　温州医学院
　　　　　　宋慧琴　　天津医科大学
　　　　　　唐罗生　　中南大学湘雅医学院
　　　　　　王光霁　　美国新英格兰视光学院
　　　　　　王勤美　　温州医学院
　　　　　　邢怡桥　　武汉大学人民医院
　　　　　　徐国兴　　福建医科大学附属第一医院
　　　　　　袁援生　　昆明医学院第一附属医院
　　　　　　袁志兰　　南京医科大学第一附属医院
秘　　书 叶恬恬　　温州医学院

前　言

为积极推进高职高专课程和教材改革,开发和编写反映新知识、新技术、新工艺、新方法,具有职业教育特色的课程和教材,针对高职高专眼视光专业培养从事验光配镜工作的高等技术应用型人才的目标,结合教学实际,高等教育出版社组织有关专家、教师及从业一线人员编写了此套全国高职高专医学规划教材。

《眼保健与眼病预防》与其他眼视光技术专业教材相比有其特殊性,该教材不是针对某一具体的视光问题或眼病,而是从人群的眼保健着手,重点探讨正常人群的眼保健、眼病及屈光不正的预防特别是眼病的流行病学和防盲治盲问题。其实,眼保健不仅是包括视光技术专业学生在内的医学生、医务工作者关注的问题,而且还是眼病患者及其家庭乃至全社会关心的话题。要实现人人享有初级卫生保健理所当然包括享有初级眼保健,因此可以说人人都应了解眼保健与眼病预防知识。

世界卫生组织按照医学的发展历程把医学的发展依次排列为临床医学、预防医学、康复医学、保健医学及自我保健医学。我们编写的这本《眼保健与眼病预防》教材几乎涉及了除临床视光学外眼视光学的所有上述内容。

编写《眼保健与眼病预防》教材在我国属于先例。编委们付出了辛勤的劳动,管怀进编写了眼保健与健康教育、防盲与治盲两章,邢怡桥编写了眼病流行病学一章,原慧萍编写了眼病调查、盲和低视力的康复两章,欧阳永斌编写了正常人群的眼保健、统计学在眼保健与眼病预防中的应用两章,陈长征编写了眼病的预防与保健一章,余焕云编写了屈光不正的预防与保健一章,朱蓉嵘编写了眼病患者生存质量的评价一章。尽管我们组织了有相当专业知识和教学经验的教师一起编写了本读物,但仍会存在不少缺点和不足。恳望使用本教材的眼视光技术专业师生、眼科同道和其他读者批评指正。

管怀进

2005 年 4 月

《眼保健与眼病预防》学时分配表

内容	学时数		
	理论	实践	合计
第一章 眼保健与健康教育	4		4
第二章 防盲与治盲	4		4
第三章 眼病流行病学	4	2	6
第四章 眼病调查	4	2	6
第五章 正常人群的眼保健	6		6
第六章 眼病的预防与保健	4		4
第七章 屈光不正的预防与保健	4		4
第八章 盲和低视力的康复	4	2	6
第九章 统计学在眼保健与眼病预防中的应用	4	2	6
第十章 眼病患者生存质量的评价	2		2
合计	40	8	48

目 录

第一章 眼保健与健康教育 ... 1
第一节 眼保健的概念与分级 ... 1
一、初级眼保健 ... 1
二、二级眼保健 ... 2
三、三级眼保健 ... 2
第二节 初级眼保健工作的开展 ... 2
一、初级眼保健与初级卫生保健 ... 2
二、开展初级眼保健工作的要点 ... 2
三、初级眼保健人员的工作范围 ... 3
四、社区眼保健 ... 3
第三节 眼保健人员的培训 ... 3
一、培训对象和培训基地 ... 3
二、村眼保健员的培训 ... 4
三、乡眼保健人员的培训 ... 5
四、县级眼科医生的培训 ... 5
五、眼视光专业技术人员的培训 ... 7
六、眼保健与项目管理人员的培训 ... 7
第四节 眼的健康教育与眼病的三级预防 ... 7
一、眼的健康与疾病 ... 7
二、预防眼科学 ... 8
三、眼病的三级预防 ... 8
思考题 ... 9

第二章 防盲与治盲 ... 10
第一节 盲和低视力的定义与分类 ... 10
一、盲和低视力的定义 ... 10
二、盲和视力损伤的分类 ... 10
第二节 国内外防盲治盲的历史与现状 ... 11
一、世界防盲治盲的历史与现状 ... 11
二、我国防盲治盲的历史与现状 ... 13
第三节 我国眼保健与防盲工作的开展 ... 14
一、眼保健与防盲的组织 ... 14
二、眼保健与防盲工作措施与成就 ... 14
三、21世纪我国的防盲规划 ... 20
思考题 ... 22

第三章 眼病流行病学 ... 23
第一节 眼病流行病学的研究内容和方法 ... 23
一、研究内容 ... 23
二、研究方法 ... 24
第二节 常见致盲性眼病的流行病学 ... 25
一、白内障 ... 25
二、角膜病 ... 26
三、青光眼 ... 27
四、沙眼 ... 28
五、眼外伤 ... 29
六、糖尿病性视网膜病变 ... 30
七、年龄相关性黄斑变性 ... 30
八、遗传性眼病 ... 31
第三节 其他眼病的流行病学 ... 33
一、屈光不正 ... 33
二、葡萄膜炎 ... 34
三、斜视与弱视 ... 37
四、职业性眼病 ... 37
五、急性结膜炎 ... 38

思考题 …… 39

第四章 眼病调查 …… 40
第一节 眼病现况调查 …… 40
一、眼病现况调查的优点和研究的范围 …… 40
二、眼病现况调查的目的 …… 41
三、眼病现况调查的步骤 …… 41
四、现况调查的种类 …… 44
第二节 眼病筛查 …… 45
一、筛查的概念 …… 45
二、筛查的分类 …… 45
三、筛查的原则和条件 …… 46
四、筛查方法的选择 …… 46
第三节 几种常见眼病的调查方法 …… 46
一、白内障患病率及手术状况的调查 …… 46
二、青光眼患病率的调查 …… 48
三、屈光不正患病率的调查 …… 50
四、盲和低视力患病率的调查 …… 52

思考题 …… 54

第五章 正常人群的眼保健 …… 55
第一节 影响人类眼健康的主要因素 …… 55
一、环境因素 …… 55
二、行为生活方式 …… 57
三、医疗卫生服务 …… 57
四、遗传因素 …… 57
第二节 正常人群的眼健康教育 …… 58
一、新生儿期的眼保健 …… 58
二、婴幼儿的眼保健 …… 60
三、儿童的眼保健 …… 62
四、青少年的眼保健 …… 64
五、中年人的眼保健 …… 65
六、老年人的眼保健 …… 67
第三节 特殊人群的眼保健 …… 69
一、视频终端使用人群的眼保健 …… 69
二、体育运动人群的眼保健 …… 71

三、紫外线暴露下人群的眼保健 …… 72
四、激光危险区人群的眼保健 …… 74
五、工业人群的眼保健 …… 76
六、特殊药物使用者的眼保健 …… 79
七、驾驶人群的眼保健 …… 80
八、孕妇的眼保健 …… 81

思考题 …… 84

第六章 眼病的预防与保健 …… 85
第一节 常见致盲性眼病的预防与保健 …… 85
一、白内障 …… 85
二、角膜病 …… 86
三、青光眼 …… 88
四、沙眼 …… 89
五、眼外伤 …… 90
六、糖尿病性视网膜病变 …… 91
七、年龄相关性黄斑变性 …… 92
八、遗传性眼病 …… 93
第二节 其他眼病的预防与保健 …… 94
一、屈光不正 …… 94
二、葡萄膜炎 …… 94
三、斜视与弱视 …… 95
四、职业性眼病 …… 97
五、急性结膜炎 …… 98
第三节 眼病患者手术前后的保健 …… 98
第四节 全身病的眼部保健 …… 99
第五节 眼病常用家庭治疗与保健 …… 100
一、弱视 …… 101
二、近视 …… 101
三、青光眼 …… 101
四、白内障 …… 102
五、年龄相关性黄斑变性 …… 102

思考题 …… 102

第七章 屈光不正的预防与保健 …… 103
第一节 屈光不正的预防与保健 …… 103
一、近视的预防与保健 …… 103

二、远视的预防与保健 …………… 109
　　三、散光的预防与保健 …………… 109
第二节　眼镜及角膜接触镜的使用
　　　　与保养 ………………………… 110
　　一、框架眼镜的正确使用与保养 … 110
　　二、角膜接触镜的正确使用与保养 … 114
　思考题 ………………………………… 118

第八章　盲和低视力的康复
第一节　可治愈盲的治疗与康复 …… 119
　　一、白内障患者的视力康复 ……… 119
　　二、角膜病患者的视力康复 ……… 120
第二节　不可治愈盲的视力康复 …… 120
　　一、青光眼患者的视力康复 ……… 120
　　二、年龄相关性黄斑变性患者的视力
　　　　康复 …………………………… 121
　　三、视网膜色素变性患者的治疗与
　　　　康复 …………………………… 122
　　四、糖尿病性视网膜病变患者的治疗
　　　　与康复 ………………………… 122
第三节　高度近视的康复 ……………… 123
　　一、高度近视对视功能的影响 …… 123
　　二、高度近视患者的治疗和康复 … 123
第四节　助视器的训练与应用 ……… 124
第五节　远用与近用助视器的
　　　　训练 …………………………… 131
　　一、远用助视器的训练 …………… 131
　　二、近用助视器的训练 …………… 133
　思考题 ………………………………… 133

第九章　统计学在眼保健与眼病预防中
　　　　的应用 ………………………… 134
第一节　统计学基本知识 …………… 134
　　一、统计工作的基本步骤 ………… 134
　　二、统计资料的分类 ……………… 135
　　三、统计学的基本概念 …………… 135
　　四、显著性检验 …………………… 136
第二节　计量资料的统计分析 ……… 137
　　一、计量资料的统计指标 ………… 137
　　二、计量资料的显著性检验 ……… 139

第三节　计数资料的统计分析 ……… 143
　　一、计数资料的统计指标 ………… 143
　　二、计数资料的显著性检验 ……… 144
　思考题 ………………………………… 147

第十章　眼病患者生存质量的评价 … 148
第一节　眼病患者生存质量的
　　　　评价指标 ……………………… 148
　　一、生存质量的概念及其发展历程 … 148
　　二、生存质量研究在眼科领域的发展
　　　　历程 …………………………… 149
　　三、眼科疾病中生存质量的研究 … 149
　　四、眼科疾病的生存质量的研究
　　　　方法 …………………………… 151
　　五、生存质量研究对眼科学发展的
　　　　影响 …………………………… 154
第二节　白内障患者手术前后的
　　　　生存质量 ……………………… 155
　　一、白内障对患者生存质量的影响 … 155
　　二、手术治疗对白内障患者生存质量
　　　　的改善 ………………………… 155
　　三、影响白内障患者生存质量改善的
　　　　主要因素 ……………………… 155
　　四、白内障患者生存质量的研究
　　　　前景 …………………………… 156
第三节　屈光不正患者手术前后
　　　　的生存质量 …………………… 157
　　一、屈光不正对患者生存质量的
　　　　影响 …………………………… 157
　　二、手术治疗对近视患者生存质量
　　　　的改善 ………………………… 157
　　三、影响近视患者生存质量改善的
　　　　主要因素 ……………………… 158
　　四、近视患者生存质量的研究
　　　　前景 …………………………… 159
　思考题 ………………………………… 159

参考文献 …………………………………… 160

中英文对照索引 …………………………… 162

第一章 眼保健与健康教育

学习要点

1. 初级眼保健与社区眼保健。
2. 眼保健机构与人员的基本要求。
3. 眼病的三级预防。

第一节 眼保健的概念与分级

眼保健（eye care）的主要内容是预防眼病、提高眼的健康水平。广义的眼保健还包括眼病的调查、诊断、治疗。国际上将眼保健分为三个级别即：初级眼保健、二级眼保健、三级眼保健。眼保健和防盲工作的重点在乡村和社区。因为基层初级眼保健工作不仅最有益于广大群众，而且还有助于眼病的预防、一般眼病的及时诊治和致盲眼病的及时转诊。当然也应积极发展二、三级眼保健机构，以培训初级眼保健人员、充实和发展眼保健的其他部分，并处理复杂的致盲眼病，提高整个眼保健和眼病防治水平。

一、初级眼保健

初级眼保健（primary eye care），也有人称为基本眼保健，包括社区眼保健（community eye health）在内，是最基本的眼卫生保健和眼病预防的服务。其内容包括提高眼的健康水平、预防和治疗可导致视力丧失的疾病。初级眼保健机构主要是乡村卫生机构、厂矿及学校卫生室、社区卫生服务站以及个体诊所等，全部工作由经过眼病防治知识培训过的医生、初级卫生保健工作者及其他辅助人员来完成，通过社会、家庭和个人的积极参与，使人人都能掌握眼睛卫生知识，提高对眼睛的自我保健能力，只有所有患者的一般眼病都得到必要的治疗，人群的眼病状况才能得到有效的控制，防盲工作才能获得成功，从而实现人人享有眼卫生保健。

初级眼保健工作侧重预防潜在性致盲眼病的发生。为降低我国的盲率，仅依靠二、三级医院显然不够，必须有一个基层组织及时发现眼病，早期诊治，及时转院。只有搞好初级眼保健工作，才能使防盲工作有组织、有计划、深入持久地开展下去，实现"视觉2020，根治可避免盲，享有看见的权利"的宏伟目标。

初级眼保健是初级卫生保健的一个重要的组成部分，可以纳入初级卫生保健和社区卫生服务的目标和规划中去。另一方面,搞好初级眼保健工作也可以促进和推动初级卫生保健各项工作的深入开展,真正实现人人享有卫生保健。

二、二级眼保健

二级眼保健比初级眼保健具有更高的水平和更广泛的保健活动范围。二级眼保健活动主要在县、地区(市)级医院进行。工作人员包括眼科医生、眼科辅助人员及其他受过眼病防治知识培训的专业技术人员。

二级眼保健应能处理常见致盲性眼病,如白内障、青光眼、眼外伤、角膜溃疡及眼内感染等。二级眼保健机构在接受初级眼保健机构转诊的患者方面起着重要作用。二级和初级眼保健人员之间应有密切的联系。此外,二级眼保健工作者还应积极培训和监督初级眼保健人员的工作。

三、三级眼保健

三级眼保健主要指医学院校附属医院或类似的省级以上高级医疗机构所从事的眼保健活动。主要任务是诊断和治疗复杂的眼病、少见眼病,开展高难度的手术。三级眼保健机构应能在公共卫生和预防眼科方面提供技术指导。

以上眼保健的分级是国际比较公认的。根据中国国情有人将我国的眼医疗保健网也分为三级:初级眼保健(由村卫生室负责)、二级眼保健(由乡卫生院负责)、三级眼保健(由县医院承担)。

第二节 初级眼保健工作的开展

一、初级眼保健与初级卫生保健

初级眼保健是初级卫生保健的一个组成部分,是最基本的眼卫生保健服务。它通过提供预防、治疗、康复和科普教育等社区群众服务而减少眼病的发病率、致盲率。除了直接开展眼保健活动以外,初级眼保健服务还涉及饮水安全、环境卫生、健康教育甚至提高粮食产量等对眼部疾病有重大影响的内容。所以初级眼保健应包括以下组成部分:① 使所有可能患眼病特别是致盲眼病的个体都能享受眼保健服务。② 通过改变人的生活习惯、改善环境、提供足够的食物、提供清洁的水源和提高污水处理能力来提高眼的健康水平。③ 加强宣传和合作来提高社会和家庭对眼病患者的关爱。

初级眼保健工作的开展有利于改善眼部的卫生状况,减少眼病的发生。例如:开展眼的健康教育有利于降低眼科疾病的患病率,提供清洁的水源、改进环境卫生有利于减少沙眼的发生,合理饮食、调整营养可减少维生素 A 缺乏症、白内障和糖尿病性视网膜病变的发生,加强妇幼保健和改善居住环境对维生素 A 缺乏症有积极的影响,开展预防接种麻疹疫苗可预防维生素 A 缺乏症所致的盲,控制传染性疾病的流行可减少沙眼、维生素 A 缺乏症、后天获得性盲,控制地方病如碘缺乏症可减少先天性盲的发生,提供必要的药物可减少沙眼、维生素 A 缺乏症、眼外伤致残的发生等。

二、开展初级眼保健工作的要点

开展初级眼保健工作应该掌握有以下几个要点:① 将初级眼保健纳入初级卫生保健的

目标和规划，是搞好初级眼保健工作的基本前提。② 政府重视，有关部门密切配合是搞好初级眼保健的关键。初级眼保健是一项面广、量大的系统工程，只有将防盲和初级眼保健列入政府工作的管理目标，发挥社会的整体功能，才能将防盲和初级眼保健落实到实处。③ 将初级眼保健网络建在农村业已存在的三级医疗保健网上是开展初级眼保健切实可行的途径。可在原有初级卫生保健网的基础上增加防盲和初级眼保健内容，一网多用，是切合实际的建网方法。④ 群众拥护、人人参与是搞好初级眼保健工作的重要条件。当前我国已较广泛开展社区服务，将初级眼保健纳入社区服务内容势在必行。这种服务不仅注重眼病患者，更应关注尚无眼疾的人，通过宣传教育，人人均能掌握眼睛卫生知识，从而真正实现人人享有眼卫生保健。

三、初级眼保健人员的工作范围

开展眼保健科普宣传是初级眼保健人员的主要工作之一。初级眼保健人员的诊疗范围主要是眼部一般问题的处理。应做到：① 会检查视力，掌握好盲和低视力的标准，决定哪些白内障患者需要手术。② 会询问病史，然后给予简单的眼科检查和处理。③ 及时转诊。对矫正视力不良和视力突然下降的患者应转上级医院，由眼科专家处理。眼部疼痛、眼红治疗3天未见好转的患者也应转诊。此外，初级眼保健人员还应积极开展眼病流行病学调查。

四、社区眼保健

随着社会经济的发展和医学事业的进步，医学模式已从生物医学模式转为生物—心理—社会—环境模式，医疗保健将从疾病为中心转为健康为中心，医疗保健的基础也从以医院为基础转为社区为基础。眼保健与防盲工作也应适应医学模式的改变，将眼保健与防盲工作深入到社区基层。也可以说社区眼保健是初级眼保健的城市模式。社区眼保健在社区卫生服务站开展工作，常见的眼病有白内障、红眼病、屈光不正、沙眼等。社区眼保健强调医生不能仅仅在服务站里等待眼病患者，不能仅为经济利益，不能仅进行最先进的手术。社区眼保健工作者要了解威胁视力的主要眼病，能对一般眼病（如红眼病、屈光不正）进行有效的预防和治疗，所开展的手术还要考虑到患者的经济承受能力，不能只考虑经济效益。眼保健工作者还要走出医院，开展眼病预防知识宣传、眼病调查、眼科医疗、康复服务。

社区眼保健与临床眼科不同，社区眼保健关注的对象是人群而不是个别患者；临床眼科主要由眼科医生担当，社区眼保健则可以由眼科医生、公共卫生人员、新闻媒体人员、社会工作者共同参与；临床眼科主要在医院内为患者解除痛苦，社区眼保健则主要在社区从事确定致盲原因、评价人群需要、选择适当干预、计算成本效益比、分析防盲治盲模式等工作。

第三节　眼保健人员的培训

一、培训对象和培训基地

眼保健人员培训的对象涉及所有与眼保健防盲有关的人员，包括各级眼科医师及护士、视光医师、验光师、技师、配镜技师、乡村医生、防盲项目行政管理人员、开业医生、医学院校师生及眼科仪器维修人员等。

眼保健人员的培训主要通过眼保健防盲网络完成。目前，我国的眼保健防盲网络分国家、省、地区（市）、县、乡（镇）、村6级。眼保健防盲培训网络及培训基地有国家、省、地区（市）、县、乡（镇）5级，分别负责培训下一级别的防盲人员。卫生部医政司及全国防盲技术指导组、中华医学会眼科学分会防盲学组负责制定国家防盲培训计划，组织实施防盲培训并指导地方各级培训基地的工作。省级培训基地以省卫生厅（局）、省防盲指导组为主体，依托省级卫生部门选定的省级医院（或教学医院、眼科专科医院）中眼科设备及教学力量较强、领导重视并有较强组织管理能力的医院作为省级防盲人员培训中心。省级培训基地承担培训地、市、县级眼科医生及眼科辅助人员。市、县、乡根据具体情况建立相应的培训基地。

眼保健人员接受培训的其他途径还有：学校的学历教育（中专、专科、高职、本科、硕士、博士）、毕业后的眼科继续培训教育、学术会议和防盲专题培训班。

二、村眼保健员的培训

眼保健与防盲网络中，村卫生室是眼保健防盲网络的网底，它的建设应该成为整个网络的重点和关键。村卫生室的初级卫生保健人员即为初级眼保健员，他们应该掌握相关的防盲治盲和初级眼保健知识。因此，培训村初级卫生保健人员对开展防盲工作十分重要。

（一）村防盲与眼保健工作要求

1. 人员　以现有乡村医生队伍为基础，以村为单位，原则上每1 000人以下的小村配备1名眼保健员。大村配备2至3人。

2. 职责　① 作好本村范围的眼科流行病学调查，每年一次，认真填好盲人及低视力普查表格并及时统计上报。② 作好本村居民的眼病防治及眼病科普宣传。利用广播、黑板报，根据不同季节宣传眼病防治知识，每月1～2次。③ 每两月定期参加乡防盲例会。积极参加各级眼病防治机构组织的业务学习或短期培训。④ 对在校学生每年进行两次（春、秋两季）视力普查，并登记造册存档。

3. 业务　① 操作技术：掌握远、近视力检查法，色盲、色弱检查法，翻眼睑法，滴眼药水及涂眼膏法，眼部换药法，冲洗结膜囊法。② 常见眼病的诊疗方法：掌握沙眼、红眼病（急性结膜炎）、结膜异物、化学性眼外伤、电光性眼炎、白内障、青光眼的诊断和治疗原则。

4. 设备　村卫生室配备远、近视力表各1张，手电筒1只，针灸针1盒，洗眼壶或吊瓶1个，受水器或弯盘1个，放大镜1只，常用的眼药水、眼膏等。

（二）村眼保健人员的培训

1. 培训目的　通过培训使村初级眼保健人员能熟悉常见致盲眼病，了解治疗方法。能正确填写眼病门诊日志，发现、登记、上报盲人。并做好眼病防治健康教育宣传，配合复明手术，做好白内障患者的筛查和术前、术后管理工作。

2. 培训内容　① 眼的解剖生理基本知识。② 简单的视功能检查及屈光不正的诊断。③ 眼表感染性疾病及异物的诊断与处理。④ 沙眼的诊断与药物治疗。⑤ 严重眼外伤紧急处理。⑥ 白内障的诊断与治疗原则，手术适应证，术前患者准备，术后观察及处理。⑦ 眼科用药方法。⑧ 盲与低视力标准及眼病普查方法。⑨ 会填写眼病卡、盲人卡等，并对数据进行统计分析。

3. 培训方法　用数天时间在当地乡或县医院进行培训,培训教师由县或乡医院眼科医生担任。选择合适的培训教材,采用理论教学与图片录像观摩、眼部检查法示教与练习、门诊与病房见习、村民眼病现场调查等教学方法。培训重点是白内障的检查与诊断及眼病流行病学调查。

三、乡眼保健人员的培训

(一)乡防盲与眼保健工作要求

1. 人员　原则上由专业眼科或五官科医师(士)担任。
2. 职责　① 掌握本乡及片(几个乡联成的片)的防盲、治盲工作动态及眼病流行病学调查资料。对低视力患者及盲人要做到人人建卡,每半年整理、核实一次低视力及盲人卡,每 3 年做一次全民眼病普查。② 加强与上级防盲机构的联系,及时传达上级精神,反映基层的意见。制定和组织安排村级眼病防治员的每月例会内容、业务学习或短期培训工作。加强对村级防治员的管理考核工作和评比检查。③ 积极参加县级防盲例会、各种学习及会议。搞好科研协作,把乡眼病防治站办成连接县、村两级网络的中心环节和纽带。④ 防治老年性白内障、眼外伤、青少年近视及学龄前儿童的弱视是工作的重点。必须有计划地安排好盲人的复明手术及在校学生的视力保健工作。
3. 业务　① 操作技术:掌握裂隙灯显微镜和检眼镜的使用方法,掌握电解倒睫、角膜异物剔除、球结膜下注射法。② 眼科手术:掌握睑内翻矫正术、睑腺炎切开术、睑板腺囊肿切开术。③ 常见眼病的诊疗方法:在村级要求的基础上,掌握眼外伤、工业化学及农药烧伤的急救处理;骤然失明的诊断和处理;角膜炎与角膜溃疡的诊断和处理。了解甲状腺功能亢进、糖尿病、维生素 A 缺乏症等全身疾病的眼部表现与防治原则。
4. 设备　乡医院眼科或五官科应配备远、近视力表,聚光电筒,放大镜,洗眼壶,受水器,色盲本,眼底镜,眼科手术器械。有条件的医院最好配备裂隙灯显微镜。应有 1%丁卡因、1%阿托品、2%后马托品、2%毛果云香碱、抗生素、激素类眼药水及眼膏等眼科常用药物。

(二)乡眼保健人员的培训

1. 培训目的　通过培训使乡级眼保健人员能掌握常见致盲眼病的诊断、治疗原则以及调查登记方法。做好白内障患者的初步筛查、术前准备以及术后管理随访工作。
2. 培训内容　除上述村初级眼保健人员的培训内容外,重点讲授常见眼病的防治特别是白内障、青光眼、角膜病的诊断治疗等。
3. 培训方法　用 1~2 周时间在当地县医院进行培训,培训教师由县医院眼科医生担任。选择合适的培训教材,采用理论教学与录像观摩、门诊与病房实习、乡村眼病现场调查等学习方法。

四、县级眼科医生的培训

(一)县防盲与眼保健工作要求

1. 机构　县级眼病防治机构以县眼病防治所或县医院眼科、五官科、小型眼科医院为主。

县级眼病防治机构是全县眼病防治的中心,其地位和作用十分重要。必须加强竖向和横向方面的联系,形成网络系统。发挥传递信息、交流技术的中转作用,不断扩充设备,增强自身的技术建设,逐步向宣教、培训、防治发展过渡。

2. 人员　县级防治机构需 4～9 人(包括眼科医生、护士)。

3. 任务　承担本县眼病普查普治、验光配镜、科普宣传、科技咨询等工作,对乡村两级防治人员有业务指导权。主要任务有:① 依靠信息指导工作,建立本县盲人及低视力登记卡片,及时组织基层人员做好每半年的填卡统计工作。② 发挥本机构的技术优势,做好全县眼科疑难病的诊治工作,特别是复明手术。经常有 1/3 的人组成防盲治盲巡回医疗队,深入农村防治眼病。③ 定期轮训基层眼病防治人员。不断提高他们的防盲治盲的实际工作能力与技术水平。④ 在经常性的防盲治盲工作中,重点抓好:白内障及青光眼的防治,特别是老年性白内障的复明手术;工农业及交通事故引起的眼外伤的防治、季节性眼科流行病的防治;本县门诊及住院的眼科患者的治疗任务。

4. 目标　县级眼病防治机构是我国眼病防治网的中心环节,具有承上启下的作用,占着很重要的位置。业务技术和器械设备上,要成为全县或周围经济较差县的眼防中心,因此在技术力量和设备上必须优于基层。当然,还要注意全面发展眼科诊治水平。

5. 管理　明确责任制,可采取多种模式加强管理。

6. 业务

(1) 操作技术:按眼科医师水平要求,掌握常用眼科治疗操作、验光(检影)、裂隙灯、眼底镜、三面镜等的使用。

(2) 眼科手术:熟练掌握一般常见内、外眼手术。特别是农村常见的泪囊鼻腔吻合术、白内障手术、抗青光眼手术、眼外伤的急诊手术等。有条件的要开展视网膜复位手术、眼内异物取出等。

(3) 常见眼病诊疗方法:① 常见眼科内、外眼疾病的诊断及治疗。② 骤然失明眼病的诊断、抢救、治疗。③ 防治学龄前儿童弱视,青少年近视,应设专人负责,组织宣传、筛选、检查、治疗。

(4) 加强横向联系,开展科技咨询。

7. 设备　在乡医院眼科设备基础上,配备眼科显微手术器械,眼科显微镜,视野计,A、B 超,角膜曲率计等,配齐眼科常用药物。

(二) 县眼科医师的培训

1. 培训目的　通过培训使县级眼科医师掌握常见眼病的诊断与治疗,掌握白内障、青光眼等常见致盲眼病的手术复明方法,熟悉眼病流行病学调查方法。

2. 培训内容　主要讲授常见眼病的诊断与治疗、眼科手术与显微手术技术、眼病流行病学调查方法、眼病防治进展等。

3. 培训方法　用 1～6 个月时间,在省市级培训基地进行培训,采用理论教学与录像观摩、门诊与病房进修学习、县乡眼病现场调查等学习方法。培训方式:① 初步培训,使其切实掌握有关的眼病理论知识和实习技巧。② 进大医院实习。③ 跟随眼科医疗队参加医疗及手术实践。④ 具备 1～2 年的实践经验后,再到对口的上级医院进修提高。重点掌握眼病防治知识以及白内障囊外摘出手术和人工晶状体植入技术。

五、眼视光专业技术人员的培训

视光学是眼科学的起点，也是眼科学的终点。常见致盲眼病术后的视力康复与眼视光学密切相关。白内障、青光眼、角膜病、玻璃体视网膜病手术后或多或少都表现有视光学问题。眼科学加视光学组合成最好的眼睛全程医疗保健体系。眼视光专业技术人员主要指从事眼屈光不正及其相关疾病的诊断治疗与研究开发人员，包括眼科医生、眼视光医生、验光配镜师、眼镜质量管理人员等。这些人员的教育培训模式包括学历教育（专科、高职、本科、硕士、博士）和毕业后的眼视光学继续培训教育。眼视光学的培训教育包括从业人员教育、眼视光学师资教育即教育者教育、行政管理即领导者教育等。

1. **教育者培训**　要提高眼视光学的教学与培训水平，师资力量是关键。国际、国内视光学组织定期举办面向教育者的高级培训课程。还可与眼视光院校、学术团体、眼睛保健产品公司的合作，培训出合格的眼视光学教师。

2. **从业人员培训**　通过与国家有关部门、眼视光专业团体、眼睛保健产品公司、国际学术团体合作，在全国各地开办面向从业人员的继续教育培训课程，培训工作在医院、研究所、视光学诊所、眼镜店的眼视光专业技术人员，全面提高其理论水平与实际操作技能。眼视光学的发展依赖于专业人才的培养和训练，眼视光专业技术人员水平的提高必将进一步推动致盲眼病和低视力康复工作的深入开展。

六、眼保健与项目管理人员的培训

防盲项目管理人员培训的目的在于使培训人员掌握眼保健防盲项目的组织管理程序，协调项目单位的整体工作进展，进行项目实施全过程的监督管理。被培训者应参加各种形式的复明手术医疗队。在省或市级培训基地举办项目管理人员（如省、市、县卫生和残联部门的管理人员）培训班，讲授项目工作的基本情况、项目管理要求、医疗队组织管理、统计技术理论及应用等。还应讲授白内障防盲项目立项背景、项目任务书及其配套实施方案；眼病防治的组织管理程序；项目管理人员的职责，应具备的条件及要求；项目评估方法、评估指标及操作方法；项目经费的使用原则及申报程序。

在县和乡开办乡村项目管理及项目参与人员（如乡村干部，乡村医生，中小学校教师，参加眼病调查和白内障病员组织、输送、手术后管理有关的人员）培训班，讲授白内障防盲项目工作的基本情况，医疗队组织管理，统计报表填写，如何组织、输送白内障患者，白内障手术后如何随访管理等。

第四节　眼的健康教育与眼病的三级预防

一、眼的健康与疾病

传统观念认为无病就是健康（health）。新的健康概念不仅是指没有疾病或虚弱，而且是要有健全的机体、精神状态及社会适应能力。世界卫生组织（WHO）提出的衡量人体健康的10条具体标志之一为眼睛明亮、反应敏锐、眼睑不发炎。眼的健康为眼组织的结构和功能正常且对环境中各种因素变化具有应变能力。

二、预防眼科学

预防眼科学(preventive ophthalmology)是以人群眼健康为主要研究对象,采用现代科学技术和方法,研究环境因素对人群眼健康和疾病的作用规律,分析和评价环境中致病因素对人群眼健康的影响,提出改善不良环境因素的卫生要求,并通过公共卫生措施达到预防眼病、增进健康的一门科学。

预防眼科学像预防医学一样经历了以个体—群体—人类为对象的三个阶段。以个体为对象预防疾病的科学称为卫生学,以群体为对象预防疾病的科学称为公共卫生学。眼公共卫生学是通过有组织的社会努力来达到预防眼病、增进视功能、提高工作效率的科学和技术。

三、眼病的三级预防

视觉器官从健康无病到发生疾病,从出现疾病到功能障碍,其发生发展都有一定的规律。针对无病期、发病期及障碍期开展的眼病预防称为眼病的三级预防。

1. **一级预防**(primary prevention) 一级预防又称为病因学预防,主要针对无病期,通过采取各种消除和控制危害眼健康的因素、增进眼健康的措施,以防止健康人群发生眼病。例如,对病因明确的传染性眼病、外伤与职业性眼病、维生素 A 缺乏症等,开展以消除病因为主的预防措施,如用免疫接种预防累及眼部的传染病,改善环境、消除污染,贯彻执行环境和劳动卫生标准和法规等措施预防职业病和眼外伤。

2. **二级预防**(secondary prevention) 二级预防又称为临床前期预防,即在疾病的临床前期作好早期发现、早期诊断、早期治疗的"三早"预防措施,以预防眼病的发展和恶化,防止复发和转变为慢性病等。对于致病因素不完全明确或致病因素经过长期作用而发生的慢性眼病,如白内障、青光眼、视网膜病、眼肿瘤、河盲等,特别应该以二级预防为重点。达到"三早"的三个关键措施为普及宣传眼病知识,提高眼科工作者的眼病诊断水平,开发实用、敏感的诊断技术。实践已证明开展对某些眼病的普查、高危人群的筛检、特定人群的定期健康检查等二级预防的有效措施。

3. **三级预防**(tertiary prevention) 三级预防又称为临床预防,主要是对已患病者进行及时治疗,防止恶化,预防并发症和致盲致残,促进恢复劳动和生活能力的预防措施。如白内障、角膜混浊、低视力的防治等。

眼科工作者的医疗活动不仅是治疗眼病,而且要做好二、三级预防工作,同时还应该积极参与一级预防活动,为控制或消灭眼病、增进健康而努力。

世界卫生组织西太平洋地区提出的 21 世纪健康新视野(new horizon in health)概念鼓励和帮助人们自己预防疾病和残疾,对影响健康的因素进行分析,预防不利因素,促进有利因素。根据三级预防的原则和危险因素的分类,新世纪预防眼科学将实现个人—家庭—社区三位一体的预防模式。在眼保健群体预防中,社区的参与是关键。社区是若干社会群体(家庭、氏族)或社会组织(机关、团体)聚集在某一地域里所形成的一个生活上相互关联的大集体,是宏观社会的缩影。WHO 认为,一个有代表性的社区人口大约为 10 万～30 万,面积为 5～50 km^2。在我国,城市社区通常是由企业、事业单位或机关、学校构成的功能社区和由居民家庭和居民生活区(包括企业、事业单位或机关、学校家属区)、街道、居(家)委会构成的生活社区两部分组成。农村社区一般指乡、镇、村。社区卫生服务(community-based health care,CHC)是人类社会为生存而开展的互助活动,是社区服务中的一种最基本、最普通的常用形式。根据社区居民的需求和世界各地的运行方式,社区卫生服务是由全科医生(general practitioner,GP)为主体的卫生组织或机构所从事的一种社区定向的卫生服务。眼保健与眼病预防是社区卫生服务的一个重要组成部分。可见,社区是实现世界卫生组织提出的"视觉2020,人人享有看见的权利"的主要阵地。

思 考 题

1. 什么叫初级眼保健,如何开展初级眼保健工作?
2. 如何在社区开展眼保健?
3. 如何预防眼病?
4. 试述视光学与眼保健的关系。

第二章 防盲与治盲

学习要点

1. 盲和低视力的概念。
2. 国内外的防盲现状。
3. 现阶段我国的防盲任务与措施。

盲(blindness)和视力损伤(vision impairment)不仅对患者造成巨大的痛苦和损失,而且还加重家庭和社会的负担,因此眼保健和防盲治盲工作具有重要意义。防盲治盲既是眼科学、眼视光学的重要组成部分,也是社会公共卫生事业的一部分。眼科医生所从事的工作是防盲复明。当然,防盲治盲工作还有其特定含义,它的研究对象是人群,包括对盲和视力损伤进行流行病学调查,对引起盲和视力损伤的主要眼病进行病因和防治方法的研究,对盲和视力损伤的防治进行规划、组织和实施等。面对"视觉2020,享有看见的权利"的宏伟目标,防盲治盲和视力损伤已成为全世界和我国主要的公共卫生课题之一。

第一节 盲和低视力的定义与分类

一、盲和低视力的定义

目前,对盲人的定义并不十分严格,不同国家、组织、行业制定的盲的标准并不一致。1999年WHO曾指出,盲人的定义是指因视力损伤不能独自行走的人,通常需要职业和(或)社会的扶持。由于各国社会经济状况不同,采用的盲和视力损伤的标准也有所不同。目前,一些国家采用下列标准:① 视力正常者:双眼中较差眼的视力≥0.3者;② 视力损伤者:双眼中较差眼的视力<0.3,但≥0.1者;③ 单眼盲者:双眼中较差眼的视力<0.1,较好眼的视力≥0.1者;④ 经济盲者:双眼中较好眼的视力<0.1者,但≥0.05者;⑤ 社会盲者:双眼中较好眼的视力<0.05者。

二、盲和视力损伤的分类

世界卫生组织(WHO)于1973年提出了盲和视力损伤的分类标准(表2-1),并鼓励所有国家的研究工作者和有关机构采用这一标准以便于眼的流行病学研究,防盲治盲工作的开展,特别是国际交流。这一标准将盲和视力损伤分为5级,规定一个人较好眼的最好矫正视力<0.05时为盲人,较好眼的最好矫正视力<0.3,但≥0.05时为低视力者。该标准还考虑到视野状况,指出不论中心视力是否损伤,如果以中央注视点为中心,视野半径≤10°,但>5°时为3级盲,视野半径≤5°时为4级盲。我国于1979年第二届全国眼科学术会议已决定采用这一标准。实际工作中,为了能全面地反映盲和视力损伤情况,又将盲和低视力分为双眼盲、单眼盲、双眼低视力和单眼低视力,如果一个人双眼最好矫正视力都<0.05,则为双眼盲;如果一个人双眼最好矫正视力都<0.3,但≥0.05时,则为双眼低视力。这与WHO标准是一致的。如果一个人只有一眼最好矫正视力<0.05,另眼≥0.05时,则称为单眼盲。如果一个人只有一眼最好矫正视力<0.3,但≥0.05时,另眼≥0.3时则称为单眼低视力。按这种规定,有些人同时符合单眼盲和单眼低视力的标准。在实际统计中,这些人将归于单眼盲中,而不纳入单眼低视力中。事实上,不少通过验光配镜能矫正提高视力的屈光不正患者在实际工作生活中并未配戴眼镜等。因此,目前有人提出了日常生活视力这一概念。<u>日常生活视力</u>是指受检者在日常的屈光状态下的视力,即受检者未经常配戴远用矫正眼镜时(不管其已经配镜与否),则为裸眼视力;受检者经常配戴远用矫正眼镜,则为戴镜后的视力。

表2-1 盲和视力损伤的分类(WHO,1973)

视力损伤		最好矫正视力	
类别	级别	较好眼	较差眼
低视力	1	<0.3	≥0.1
	2	<0.1	≥0.05(3 m指数)
盲	3	<0.05	≥0.02(1 m指数)
	4	<0.02	光感
	5	无光感	

第二节　国内外防盲治盲的历史与现状

一、世界防盲治盲的历史与现状

盲和视力损伤是世界范围内的严重公共卫生、社会和经济问题。不容乐观的盲情引起全社会和眼科工作者的重视。国际眼科会议曾倡议"今后召开任何眼科年会,首先要报告防盲治盲工作的情况"。目前估计全世界视力损伤的人群为1.8亿人。其中4 000万～4 500万是盲人。社会经济状况和可利用的健康和眼保健服务是影响盲患病率的主要因素(表2-2)。目前,全世界盲人患病率为0.7%(其中,经济状况和保健服务良好的社区盲人患病率为0.25%,比较良好的社区为0.5%,差的社区为0.75%,很差的社区为1.0%以上),全球每年新增加盲人100万。发展中国家的情况更为严重,全世界9/10的盲人生活在发展中国家。目前大约60%的盲人生活在非洲撒哈拉地区、中国和印度。由于人口增长和老龄化,世界盲人负担大幅度地增加。从1978年到1990年之间,世界盲人数增加了1 000万人。如果这种趋势不加以控制,到2020年盲人数又将增加一倍。

表2-2 全球盲发生情况比较

	经济和保健良好的社区	经济和保健差的社区
盲率	0.1%~0.4%	0.5%~1.5%
主要原因	年龄相关性黄斑变性	白内障
	青光眼	青光眼
	糖尿病	沙眼
	先天性眼病	河盲
	遗传性眼病	维生素A缺乏等儿童盲
原发部位	眼后段为主	眼前段为主
可避免率	20%	80%

全世界致盲的原因、盲人数及其构成与发展趋势见表2-3。在这些致盲眼病中，如果及时应用足够的知识和恰当的措施，有的就能预防或控制，例如沙眼和河盲；有的能成功地治疗而恢复视力，如白内障、角膜瘢痕等。

表2-3 世界盲人数及其构成与发展趋势(2000年)

病种	盲人数/百万	构成比/%	发展趋势
白内障	25.0	50	增加
青光眼	8.0	16	增加
沙眼及角膜瘢痕	5.0	10	减少
糖尿病性视网膜病变	3.0	6	增加
年龄相关性黄斑变性	2.0	4	增加
屈光不正	2.0	4	稳定
儿童盲	1.5	3	减少
外伤	1.0	2	稳定
河盲	0.5	1	减少
麻风性眼病	0.5	1	减少
其他	1.5	3	稳定

全世界盲的发病具有以下特点：① 不同经济地区的盲患病率明显不同。盲患病率在发达国家约为0.3%，而在发展中国家为0.6%以上。② 不同年龄人群中盲患病率明显不同，老年人群明显增高。发展中国家老年人群盲患病率增高更为明显。③ 低视力患病率约为盲患病率的2.9倍。如果不做好低视力患者的防治，盲人数将会急剧增加。④ 不同经济地区盲的主要原因明显不同，经济发达地区为老年性黄斑变性、糖尿病性视网膜病变等，而发展中国家以老年性白内障和感染性眼病为主。⑤ 白内障是全球第一位的致盲性眼病，《世界卫生组织报告》(1998年)全世界估计1 934万老年性白内障盲人，占所有盲人总数的43%。全球每年新发生白内障盲大约有500万。全球视力低于0.1的白内障患者有1亿，而视力低于0.3的白内障患者有3亿～4

亿。⑥ 由于世界人口的增长和寿命的延长，白内障、老年性黄斑变性、糖尿病性视网膜病变等所致的盲人数将继续增加。

实际上，全球80%的盲人是可以避免或预防的。WHO等国际组织和各国已为防盲治盲做了不少工作。WHO、一些国际非政府组织（包括6个创办成员，16个支援成员）联合于1999年2月发起"视觉2020，享有看见的权利"行动，目标是在2020年全球根治可避免盲。这次行动将通过：① 预防和控制疾病。② 培训人员。③ 加强现有的眼保健设施和机构。④ 采用适当和能负担得起的技术。⑤ 动员和开发资源用于防治盲人等措施，来解决可避免盲。目前已确定白内障、沙眼、河盲、儿童盲、屈光不正和低视力五个方面作为"视觉2020"行动的重点。具体目标是2020年每年完成3 200万例白内障手术，应用SAFE战略消灭致盲性沙眼，消灭盘尾丝虫病，控制儿童盲、散光、弱视。青光眼、糖尿病性视网膜病变将来也有可能成为"视觉2020"行动的重点。目前国际社会每年用于防盲的经费约为8 000万美元，如果要达到视觉2020消灭可避免盲的目标，至少要增加一倍的费用。

二、我国防盲治盲的历史与现状

我国曾是盲和视力损伤十分严重的国家之一。新中国成立之前，人民生活贫困，卫生条件极差，眼科医生仅有百余人，眼病非常普遍。新中国成立前和新中国成立初，我国以沙眼为主的传染性眼病、维生素A缺乏、外伤和青光眼是致盲的主要原因。其中，沙眼广泛流行，是致盲的首要原因，沙眼患病率高达50%～90%。新中国成立后，各级政府大力组织防治沙眼。在全国农业发展纲要28条中，沙眼被列为紧急防治的疾病之一。全国眼科医师响应政府号召，积极参与防治沙眼，使全国沙眼患病率和严重程度明显下降。"文化大革命"期间，全国防盲治盲工作受到干扰而中断。党的十一届三中全会以后又重新开展起来。1984年国家成立全国防盲指导组，统筹全国防盲治盲工作，制定了《全国防盲计划大纲》、《1991—2000年全国防盲和初级眼保健工作规划》。20世纪80年代，全国各地进行眼病流行病学调查，明确白内障为致盲主要原因。各地积极开展筛查和手术治疗白内障。全国残疾人联合会把白内障复明纳入工作范围，极大地推动了防盲治盲工作。1988年国务院批准实施的《中国残疾人事业五年工作纲要》将白内障手术复明列为抢救性的残疾人三项康复工作之一。1991年国务院批准的《中国残疾人事业"八五"计划纲要》中又明确规定了白内障复明任务。全国各省、自治区、直辖市也相继成立了防盲指导组，认真规划防盲治盲工作，建立和健全防盲治盲网络，根据各自实际情况，运用各种方式积极开展工作，眼科事业得到很大发展。许多地方除了诊治眼科常见病之外，还能开展先进和复杂的手术。1996年卫生部等国家部委发出通知，规定每年的6月6日为"全国爱眼日"。1999年，世界卫生组织发起"视觉2020，享有看见的权利"行动后，中国政府立刻向世界做出承诺，决定从2000年起通过4个五年计划来实施该行动。新世纪之初，卫生部又制定了《2003—2010年全国防盲规划》。

根据1980年以后我国各地陆续进行的盲和视力损伤流行病学调查，估计我国盲患病率为0.5%～0.6%，盲人数为670万人，双眼低视力患病率为0.99%，患者数为1 200万人。盲和低视力的患病率随年龄增加而明显增加，女性比男性高，农村地区比城市高。由于我国人口众多，老龄化的速度很快，如果不采取切实有效措施做好防盲治盲，我国的盲人数将会急剧增加。我国每年新增盲人约为45万，几乎每1 min有1例新盲人病例出现。现阶段，中国仍然是世界上盲人最多的一个国家,约占世界盲人总数的18%～20%。据2000年出版的《中国眼病调查数据统计分析报告》调查结果显示:在白内障、屈光眼肌、青光眼、角膜病及沙眼等9类眼疾构成比中白内障患者所占比例最高,为20.29%,其次为屈光眼肌13.27%、眼外伤9.48%、眼底病7.88%、青光眼4.45%。我国盲的主要原因依次为白内障(46.1%)、角膜病(15.4%)、沙眼(10.9%)、青光眼(8.8%)、视网膜脉络膜病(5.5%)、先天或遗传性眼病(5.1%)、视神经病(2.9%)、屈光不正(或)弱视(2.9%)和眼外伤(2.6%)。其中,半数以上盲和视力损伤是可以预防和可以治疗的。

2000年眼科现况调查数据显示:至2000年底全国医疗机构中能提供眼科医疗服务的机构有3 613个(除福建省),其中眼科专科医院87所;县以上(不含县)综合医院眼科940所;县医院眼科1 324所;眼病防治所23所;营利性眼科医疗机构84个。眼科编制床位40 608张,实际开放70 397张。眼科医生23 606人,其中约47%的眼科医生能做白内障手术。目前我国的防盲治盲工作也存在一些问题,主要是组织和领导工作有待于进一步加强。此外,我国虽然现已具有年开展50万例以上白内障手术的能力,但全国平均白内障手术率约为每年每百万人口400,与发达国家相比差距较大(每百万人口3 000～5 000)。因此,白内障盲人仍是我国严重的致盲问题。防盲治盲的实际需要和效率不高之间存在着矛盾,大规模白内障手术治疗的质量有待于进一步提高。当然,眼保健工作也需要更深入而广泛地开展。

第三节 我国眼保健与防盲工作的开展

一、眼保健与防盲的组织

我国政府和各级卫生、残联等有关部门十分重视防盲和残疾人康复工作,专门成立组织,领导我国的防盲治盲工作。目前,我国与防盲有关的组织有:卫生部全国防盲技术指导组、中华医学会眼科学分会防盲学组、"视觉第一中国行动"顾问委员会、中国残联全国白内障手术复明技术指导组等。近几十年来,世界卫生组织及其西太平洋区域组织、国际防盲协会等国际组织也为我国的防盲治盲做了大量富有成效的工作。此外,还有很多非政府的眼保健与防盲的组织关心和支持我国防盲工作。仅目前就有12个非政府组织与世界卫生组织和中国卫生部合作在我国的19个省支持和开展眼保健服务,这些组织包括友好基金会(中国)、亚洲防盲基金会(中国香港)、基督教国际盲人教会(德国)、展望(澳大利亚)、喜马拉雅眼保健基金会(荷兰)、Fre Hollows基金会(澳大利亚)、Helen Keller联合国际(美国)、国际狮子会(美国)、奥比斯国际(美国)、新加坡国家眼科中心(新加坡)、Seva基金会(美国)、西藏视觉项目(美国)等。

二、眼保健与防盲工作措施与成就

(一)已采取和正在采取的眼保健与防盲工作措施

1. 政府组织领导,规划协调发展　改革开放之初,我国政府就已十分重视防盲治盲工作。1984年由卫生部牵头成立全国防盲指导组,将防盲工作列入了国家工作项目。同时制定了《全国防盲计划大纲》《全国防盲先进县标准及申报评定方法》,轰轰烈烈地开展了以初级眼保健、白内障手术复明为中心的防盲治盲和全国防盲先进县建设。为进一步搞好盲的防治与康复工作,1988年我国专门成立了国务院全国残疾人工作协调委员会,民政部、卫生部、国家教育委员会(国家教委)、国家发展计划委员会、财政部、解放军总后勤部、中华全国妇女联合会、中国社会福利有奖募捐委员会(中募委)、国务院扶贫办公室、中国残疾人联合会(残联)等十个部门密切配合,共同开展眼保健防盲工作。

1988年以来,全国残疾人康复工作办公室相继制定了包括防盲治盲工作在内的《中国残疾人事业五年工作纲要》及残疾人事业的三个五年计划,每年专项拨款300余万元,将白内障手术复明列为抢救性的残疾人三项康复工作之一,明确规定了白内障复明手术和低视力康复的目标。1992年,卫生部、国家教委、中国残联联合下发了《1991—2000年全国防盲治盲和初级眼保健工作规划》,要求加强基层医疗预防保健网,提高初级眼保健服务覆盖率。1993年10月,我国政府专题召开了全国白内障手术复明暨防盲治盲工作总结表彰大会。1997年,卫生部、中国残疾人联合会与国际狮子会通过友好协商在我国合作开展"视觉第一中国行动"大型防盲治盲项目,使我国的防盲治盲工作又上了一个新台阶。1999年,世界卫生组织发起"视觉2020,享有看见的权利"行动后,中国政府高度重视,支持召开了国际防盲协会第6届全体大会,以"动员全世界各方面,同心协力,在2020年前根治可避免盲,达到人人享有看见的权利"。原国家主席江泽民在给大会的贺信中指出"防盲治盲,有效控制眼疾侵害,是人类在新世纪面临的挑战之一"。原卫生部部长张文康代表我国政府在"视觉2020行动"宣言上签字,并向世界做出承诺,决定从2000年起通过4个五年计划来实施该行动。2003年卫生部制定了《2003—2010年全国防盲规划》。可见,中国盲的防治与康复工作已正式纳入国家计划,与国家的社会经济协调发展。

2. 提高公众眼保健意识,动员全社会参与防盲治盲工作　中国把提高公众意识、动员全社会参与作为防盲治盲工作的百年大计。编制了防盲治盲科普知识系列丛书、音像制品、公益广告、农村张贴画及公交车载宣传画。并通过报刊、广播、电视普及眼保健知识,唤起防盲意识,增强自我保健能力。中国将每年的6月6日定为"全国爱眼日",通过国家领导人发表电视讲话,全国城乡举行报告会、座谈会,开展街头宣传、咨询、义诊等多种形式来宣传防盲治盲,数千万群众参与了这项声势浩大的活动,使防盲治盲的意识深入人心。

3. 健全眼保健网络,完善防盲工作体系　各级政府卫生行政主管部门和各级残联将防盲纳入工作日程,发挥政府的主导作用,加强领导和管理,认真组织实施国家防盲治盲和白内障康复计划。1984年全国防盲指导组成立后,相继在各省、自治区、直辖市及其所管辖地、市(州)、县成立了相应机构,形成了自上而下的防盲技术指导体系。在各级政府的领导下,依托城乡三级医疗预防保健网络,按照一网多用的原则,把防盲与初级卫生保健工作结合起来,在农村初步开展了以县医院眼科为指导中心、乡镇卫生院为枢纽、村卫生室为基础的防盲治盲网络,为开展防盲治盲工作奠定了组织基础。1988年,全国残疾人事业领导小组和全国残疾人三项康复工作办公室成立以后,各省、自治区、直辖市及其所辖地、市(州)、县也都成立了相应机构,制定了《全国残疾人三项康复工作实施方案》,并组织实施。由此形成了国家、省、地区(市)、县、乡、村六级眼保健组织,健全了防盲网络,构建了一个完整的防盲治盲工作体系。

4. 开发人力资源,培训防盲人员　为开发人力资源,解决防盲治盲技术力量不足的问题,卫生部、中国残联以及全国防盲指导组、中华医学会眼科学会防盲学组认真制定了国家防盲培训计划、编写教材,组织实施防盲培训并指导地方各级培训基地的工作。通过国家、省、市、县、乡防盲网络分别培训下一级机构的防盲与眼保健人员,培训对象包括各级眼科医师及护士、视光医师、验光师、技师、配镜技师、乡村医生、防盲项目行政管理人员及开业医生等。此外,国家还通过学历教育和毕业后的眼科继续教育、防盲学术会议、防盲专题培训班等途径培训防盲人员。"视觉第一中国行动"制定一系列培训措施,并对组织与管理、学员情况、培训基地(教室、录像观摩室、动物实验室)、课程安排、培训教材及临床实习等进行检查与评估。白内障手术复明医疗队也同时培训当地医务人员,提高他们的手术水平,传播防盲治盲知识,扩大防盲队伍。

5. 加强眼科基础建设,发展复明手术机构　县医院眼科是我国开展防盲治盲与康复工作的关键机构。长期以来,我国一直重视县医院眼科的建设。1984年和1987年卫生部两次全国防盲工作会议都提出建设县医院眼科是防盲治盲的主要内容。同时,卫生部及全国防盲指导组为县级眼科的机构、人员、任务、目标、管理及业务制定了标准。1997年"视觉第一中国行动"卫生部项目办依据条件、合理布局,择优选择尚没有眼科的县作为建立县医院眼科的项目县。统一配备设备,使其具有开展白内障囊外手术的能力。同时制定了《县医院眼科建设与验收标准》,规范了我国县医院眼科的建设。为生产价廉物美的人工晶状体,降低白内障复明手术费用,让更多的盲人重见光明,国家选择苏州医疗器械厂作为项目人工晶状体定点生产厂。

6. 开展眼病流行病学调查,建立眼病防治数据库　为掌握我国眼病流行病学的基础资料,更科学地开展防盲与白内障复明手术。1987年我国开展了包括眼病在内的第一次全国残疾人抽样调查。1997年"视觉第一中国行动"卫生部项目办制定了眼病调查实施细则,统一印制了《致盲与低视力眼病登记表》124万份,发至全国各级各类医院。以了解我国眼科患者的构成和主要眼病的分布。此外,全国各地开展了很多不同范围和方式的眼病流行病学调查研究。国务院全国残疾人工作协调委员会决定从2005年起正式启动包括眼病在内的第二次全国残疾人抽样调查。在眼病流行病学的基础上,我国拟建立由眼科技术资源数据库、眼疾病源数据库和白内障复明手术数据库三个子库组成的全国眼病防治数据库。

7. 施行复明手术,重点支援农村　我国各级政府始终把白内障复明手术作为防盲和残疾人康复的中心任务。1998年起,白内障手术复明被列为我国抢救性的残疾人三项康复工作之一。层层下达手术指标,使居住在城市、交通方便、经济发达地区和享受公费医疗的白内障患者先后接受了手术治疗。我国广大农村"老、少、边、穷"地区,特别是经济贫困的盲人患者缺乏就医条件。针对这一情况,中国政府采取了必要的特殊政策倾斜:① 对任务量大、经济落后地区增拨专项特困补助经费,保证防盲与白内障手术复明任务的完成。② 由卫生部、中国残联、总后卫生部联合组队向"老、少、边、穷"及经济技术落后地区组派白内障复明手术医疗队,为贫困患者实行减免手术费用,为当地医疗单位提供必要的器械和技术力量,各省也派出多批手术医疗队,以解决了部分地区患者就医难的问题。③ 在医疗技术力量较强、经济状况较好、病员相对较少地区与任务量大、技术条件差、经济状况落后、病员多及完成任务有困难的地区之间大力开展区域间协作,发挥先进地区优势,支援后进地区,互相配合,双向促进,共同完成任务。

8. 加强国际合作交流,启动大型防盲项目　我国政府积极开展国际交流,先后与世界卫生组织、国际防盲协会和国际狮子会等组织合作开展防盲和残疾人康复工作。1995年和1998年,世界卫生组织、中国卫生部、国际非政府防盲组织两次召开中国防盲协调会,专题研讨中国的防盲治盲工作。从1987年起,爱德基金会、德国克里斯朵夫防盲协会与中国合作,陆续在29个省开展了盲的预防、康复治疗、技术人员培训以及盲人教育、就业等工作。1992年,美国与甘肃合作,连续8年在农村免费实施白内障手术。1997年香港回归之际,特区政府向内地捐赠了健康快车,免费为内地老少边穷地区的白内障患者提供医疗服务。国际防盲协会主要成员之一的奥比斯,自 1982 年进入中国,1996 年开始与中国各省、自治区、直辖市开展长期合作项目,包括建立省级眼科培训中心、眼库、小儿眼科专科病房、小儿眼病防治中心及国际远程医疗和教学培训等。

1997 年,国际狮子会与中国合作开展了以预防保健和白内障复明为重点的"视觉第一中国行动"大型防盲治盲项目。经过五年的认真实施,一期项目规定的各项任务均超额完成,实现了白内障致盲人数的负增长,加强了中国防盲治盲工作的基础。目前正在实施二期项目,包括在我国设立无白内障障碍区等。

9. 制定防盲技术标准,确保复明手术质量　为提高防盲和白内障手术复明工作的质量,中国政府多次召开专题会议研究手术规范问题。先后制定了《白内障手术复明工作设中心(点)的要求》、《白内障手术规范及验收标准》、《后房型人工晶状体植入术的基本要求和验收标准》、《后房型人工晶状体植入手术要则》、《医疗队工作规范》等有关技术标准,并开展质量监督,定期检查、验收。各省、自治区、直辖市按要求进行自查验收,全国康复工作办公室会同全国防盲指导组组成联合检查组在全面自查的基础上再进行抽查验收以严格控制防盲和白内障手术复明工作的质量。

10. 开展公众眼保健教育,提高全民爱眼意识　为提高全民爱眼意识,卫生部成立了《眼保健及防盲治盲丛书》编委会,编写通俗实用的眼保健教育丛书。同时,印制科普资料,编印了《白内障术后须知》,发放给白内障手术患者;此外,为使农村医生掌握白内障的基本知识,提高工作效率,印发了《白内障筛查》工作手册。中国残联开展"爱护我们的眼睛"预防保健教育活动,通过阅读眼保健知识科普读本《爱护我们的眼睛》,观看眼保健电视系列专题讲座《珍爱光明》等活动,教育广大青少年儿童正确用眼、爱眼、护眼,掌握眼保健的基本知识和方法。公众宣传工作以建立宣传网络为重点,以增进社会理解、唤起各界积极参与为目标,突出宣传了该行动的宗旨、任务、组织,加强了与社会各界的沟通。

11. 创建全国防盲先进县,及时推广防盲经验　1988 年卫生部发布了"防盲先进县标准及申报评定方法"。要求全国各地按照防盲先进县 5 条标准,广泛开展创建全国防盲先进县活动,全面推动眼保健防盲治盲和白内障手术复明工作的开展。提高了政府部门和医务人员开展防盲治盲工作的积极性,及时推广防盲经验。

(二) 眼保健与防盲工作取得的成就

1. 形成了完整的中国防盲体系,涌现出一大批防盲先进县　自全国防盲指导组成立以来,各省、自治区、直辖市及其所管辖地、市(州)、县、乡、村成立了相应机构,形成了自上而下的防盲技术指导体系。全国不少县区按照"防盲先进县标准"开展创建工作,已有 105 个县被评为防盲先进县、3 个地区(市)被评为防盲先进地区(市),数以 5 000 万的群众受益。

2. 高质量超额完成白内障复明手术任务,我国实现了白内障盲人负增长　防盲治盲工作的开展使白内障年手术量从 1988 年前的每年 10 万例增加到 2004 年一年 58 万。据不完全统计,1998—2004 年,全国共完成 539 万例白内障复明手术。其中,1988—1996 年完成了 175 万例白内障手术(平均每年 19.4 万例),脱盲率为 98%,脱残疾为 89%;1997—2001 年完成了白内障手术 206 万例(平均每年 41.2 万例),实现了我国每年白内障手术数超过白内障盲发生数(40 万例/年)的历史性转变;2002—2004 年完成白内障手术了 158 万例(平均每年 51.2 万例)。

"视觉第一中国行动"共组派了约 400 批国家医疗队、省际对口医疗队和省内医疗队,足迹遍布31个省(自治区、直辖市)的1 700多个边远、贫困和技术力量薄弱的县,为近50万名贫困白内障患者施行了复明手术。西藏已启动实施"无白内障盲障碍区"。健康快车先后在中国内地的24个省、自治区免费为4.7万多名白内障患者实施了复明手术。

建立了人工晶状体定点生产线,年产20万只具有世界先进水平的人工晶状体,使国内人工晶状体售价大幅度下降(85元人民币/只),白内障复明手术人工晶状体植入率由过去的21.3%提高到了2004年的88.3%,极大地提高白内障复明手术效果。

3. 低视力康复工作有了重大突破　我国低视力康复工作起步晚,经历了1983—1990年的理念引入期、1991—1995年的开拓创新期和现在的发展壮大期。目前已使23万名低视力者直接受益,培训低视力儿童家长8万名,培训管理和技术人员3万余名,已在大中城市设立定点眼镜店,为低视力患者提供验光、配镜和助视器使用训练服务。低视力康复工作充实了残疾人康复事业的业务领域,丰富和发展了眼科医学,促进了助视器和低视力教学设备的开发和生产,为视光学领域和低视力特殊教育工作做出了贡献。

4. 发展了防盲机构,培养了眼保健人才　1997年以来仅"视觉第一中国行动"项目就培训了4 000名县级眼科医生和7 000名眼科辅助人员。目前我国眼科医生已有24 000余名,其中约47%的医生能开展白内障手术。在全国26个省的104个县医院新建了眼科,并配备了必需的设备和器械,全国能够开展白内障复明手术的医疗机构累计达到3 345个。基本形成了省、市、县眼科技术服务体系。为防盲治盲工作提供了医疗备件和技术资源保障,发挥着技术咨询、服务和指导作用。

5. 掌握了我国眼病流行病学状况,建立了眼病防治数据库　通过全国眼病流行病学调查,掌握了我国眼病流行病学状况。已完成的《中国眼病调查统计分析报告》,系统地报告了我国青光眼、白内障等眼疾的患病情况以及发生、发展和分布规律等,对眼疾发生的危险因素进行了较全面的流行病学研究。从1999年以来全国对完成的白内障复明手术情况,包括每例手术患者的姓名、年龄、住址、术式、术前视力、术后疗效、手术医院及医生等全部录入数据库。第二次全国视力残疾人调查工作正顺利进行。

6. 眼保健预防教育,普及了防盲治盲知识　卫生部《眼保健及防盲治盲丛书》编委会编写出版了《眼保健须知》、《白内障》等11册眼保健科普书籍。中国残联印制了数十万份白内障复明手术宣传材料。通过"全国爱眼日"、"全国助残日"、"世界视觉日"的眼保健宣传,使70%以上的人民群众初步了解了眼保健的基本方法,普及了防盲治盲知识。

7. 贫困盲人脱盲脱残,保障了残疾人的生存权利　复明手术改善了盲人的视功能,恢复了劳动力,使其走上了自食其力的生活道路,摆脱了贫困。这不仅解放了个人,也解放了家庭,促进了家庭和社会的安定团结。防盲治盲工作以最切实的行动响应了《关于残疾人的世界行动纲领》和《2000年人人享有卫生保健》的号召,维护了广大人民群众特别是贫困残疾人的权益,提高了他们的生存质量。

（三）取得眼保健与防盲工作成绩的经验

1. 政府高度重视、部门密切配合是开展防盲治盲和白内障复明工作的关键　由政府牵头,把防盲和白内障手术复明工作纳入国家发展的整体规划,将初级眼保健纳入初级卫生保健的目标和规划,是搞好防盲工作的关键。防盲工作是一项面广、量大的系统工程,在政府的领导下,有关部门的配合也是搞好防盲治盲工作的重要保证。卫生部、民政部、国家计委、财政部、国务院贫困地区经济开发领导小组、中募委、解放军总后勤部及中国残联等有关部门密切配合、筹措经费、发挥社会的整体功能,共同组织实施防盲工作,才能将防盲和白内障手术复明工作落实到实处。实践证明,因地制宜地宣传防盲治盲工作,从社会各方面筹集资金,可以解决部分贫困残疾人的医疗费用。搞好白内障手术复明工作仅靠卫生部、残联、民政以及政府部门是无法承担的,必须广泛动员全社会,最大限度地调动各有关方面的积极性,使这项工作融进各相关领域,纳入有关部门的工作日程,才能切实做好防盲治盲和白内障康复工作。

2. 采取社会化的工作方针,人人参与是搞好防盲治盲和白内障复明工作的重要条件 我国的防盲治盲工作一开始就贯彻了社会化的工作方针。20世纪50年代中国曾大力开展"群防群治"活动。工厂、机关、学校、农村都积极行动起来,采取"消、杀、灭"等多种手段,有效地控制了沙眼的传播与发生。在白内障手术复明工作中,进一步贯彻了社会化的工作方针,这是工作取得成绩的重要经验之一。城市眼科医务人员走出医院深入基层开展工作。民政、残联等部门要与基层卫生部门密切配合,开展白内障患者的摸底调查工作,并组织患者到各级手术中心(点)实施手术,为白内障复明手术做好前期准备工作。总之,群众拥护,人人参与是搞好防盲治盲和白内障复明工作的重要条件。初级眼保健纳入社区卫生服务内容势在必行。社区服务不仅注重眼病患者,更应关注尚无眼疾的人,通过宣传教育,人人均能掌握眼睛卫生知识,从而真正实现人人享有眼卫生保健。

3. 目标责任制的科学化管理,保障了防盲治盲和白内障复明工作的开展 各级残疾人康复工作办公室实行规划目标责任制的管理办法,按省、自治区、直辖市人口比例下达任务指标,各地又按此方式逐级下达到地、县两级。在组织实施过程中,各级康复工作办公室按规定的任务指标核拨经费,调配技术力量,统计汇总,并以完成本地总任务量的百分率排列名次。以量化的办法对工作进行检查和评价是控制质量的有效方式。在白内障手术复明中心(点)工作状况的考核、患者术后疗效的评估过程中,将各种因素通过"记分"和"百分率"反映,使工作得到了直观、科学的评价;及时地掌握了情况、找出了问题原因,指导工作实施。在组织实施过程中,实行岗位责任制,对工作人员明确职责定期考核。防盲工作的科学化管理,使工作目标明确,任务具体,便于操作和评价。杜绝了互相推诿的不良作风,加强了各级人员的责任心,提高了工作效率。保障了防盲治盲和白内障复明工作的顺利开展。

4. 重视并发挥眼科专业技术人员的作用是搞好防盲治盲和白内障复明工作的前提 我国广大眼科医务人员是我国防盲治盲工作重要的技术骨干力量。他们兢兢业业、任劳任怨,以良好的医疗技术和高尚的人道主义精神为我国的眼卫生保健事业贡献着青春和才华。我国防盲治盲工作取得的巨大成就,与他们的积极作用分不开的。以经验丰富的眼科专家为主体的全国防盲指导组成立以后,开展了大量工作:规划了全国防盲工作的战略目标,制定了防盲先进县标准及申报评定办法。研讨了开展防盲宣教、初级眼保健、技术培训问题,并积极参与了白内障手术复明工作的检查和验收。地方各级防盲指导组和广大眼科技术人员主要从事大量基层工作,他们长年坚守临床岗位,为眼病患者解除痛苦,深入到农村和落后地区向群众宣传防盲知识、防治眼病,和民政、残联人员走乡串户摸底调查,在防盲治盲工作中发挥了不可磨灭的作用。

5. 改革开放,对外合作交流,促进了防盲治盲和白内障复明工作的发展 我国政府与众多国际政府和非政府防盲组织合作,在资金和技术等多方面得到了国外组织的支持,促进了我国的防盲治盲和白内障复明工作高速度、高水平的开展。同时建立了国际组织与中国政府之间沟通、合作的桥梁,增进了世界各国人民的友谊,传播了人类友爱,为世界各国开展国际防盲合作项目树立了典范。

三、21 世纪我国的防盲规划

世界卫生组织在1999年发起的"视觉2020,享有看见的权利"行动,在2020年全球根治可避免盲。为响应世界卫生组织发起的这一行动,进一步搞好我国的眼保健与防盲工作,卫生部及全国防盲技术指导组于2002年底制定了2003—2010年全国防盲规划(以下简称全国防盲规划)。该规划总目标是到2010年底全国70%的县、乡、村和80%的省、地、市针对本辖区可避免盲症问题建立初级保健眼保健网;全国经治盲人数占应治盲人数的70%;年开展白内障手术能力不低于100万,平均全国年白内障手术率达百万人口750例。

(一) 全国防盲工作的具体任务

1. 2003—2004年开展全国盲人和严重视力损伤的流行病学抽样调查,摸清我国盲人和视力损伤人群发病规律,提出减少我国盲症和视力损伤人群的预防措施,为决策部门提供政策依据。

2. 至2010年底要培训10万名基层医务人员掌握常见眼病的防治知识,使百姓能得到方便、适宜、价廉、及时及就近的眼保健服务。

3. 至2010年底全国每一个乡要有一名乡村医生接受过常见眼病防治知识的培训,向本乡群众提供初级眼保健服务,并建立眼病筛查制度。

4. 至2010年底全国每一个社区卫生服务机构至少要有一名医务人员接受过常见眼病防治知识的培训,向本社区人群提供初级眼保健服务,并建立眼病筛查制度。

5. 至2010年底全国2/3省、地(市)、县建立防盲治盲信息网络,利用各种途径收集、整理、汇总、分析本省、地(市)、县的防盲治盲资料,及时反馈给同级卫生行政部门。

6. 从2003年1月1日起全国停止施行单纯性白内障摘除术,每个三级综合医院和眼科专科医院除日常的眼科业务外,每年要为特困白内障适应证患者免费施行囊外摘除+人工晶状体植入术不低于20例。

7. 在活动性沙眼高发区推广WHO新的沙眼分级系统和新的矫正倒睫手术,实施SAFE战略。

8. 从2003年起各省要把白内障、屈光不正、青光眼、角膜病、沙眼的防治工作有计划地纳入每年开展的文化科技卫生"三下乡"活动。

9. 从2003年起每年的"爱眼日"活动除围绕主题开展活动外,要把为贫困地区开展白内障手术作为一项硬指标来完成。

10. 至2010年底健康快车为贫困地区开展白内障手术年手术量不低于10 000例。

11. 从2003年起拥有扶贫复明车和光明行动车的省每辆车每年为贫困地区开展白内障年手术量不低于2 000例。

12. 从2003年起"视觉第一中国行动"受援的县医院眼科要主动承担本县防盲治盲的任务,开展白内障年手术量要在上一年的基础上递增10%。

13. 至2006年全国预防常见眼病知识的知晓率城市达80%,农村达60%;使经治盲人占现有可治盲人的70%。

14. 至2005年"爱护我们的眼睛"眼保健知识科普读本全部纳入全国中小学健康教育活动课内容。

(二) 开展防盲工作的具体措施

1. 继续完善工作体系，努力实现视觉2020行动规划　各级卫生行政主管部门要将人人享有看见的权力作为公共卫生的基本任务来对待，防盲治盲的资源统筹安排、资源互补共享，尤其在加强农村卫生具体工作中要把它作为落实"中共中央国务院关于加强农村卫生工作的决定"中提出的"解决农民因病致贫、因病返贫"的有效措施来实施，切实将防盲治盲纳入工作日程，发挥政府的主导作用，吸引和营造国内外援助防盲工作的良好氛围。根据全国的防盲规划和本省眼病防治的规律制定本省的防盲规划并认真组织实施。全国防盲技术指导组要增强服务意识，充分发挥技术咨询、服务和指导的作用；各级防盲机构要争取同级政府从人力、物力、财力上予以支持，要将防盲工作的重点放在农村，为解决农民的脱贫问题做点实事；各市、县卫生行政部门要创造条件紧紧依托城乡三级医疗预防保健网络，按照一网多用的原则，把防盲与农村卫生服务网络建设结合起来，尤其是服务人口50万以上的县和视中项目援建的县医院眼科所在地的卫生行政部门要积极创建防盲先进县，要建立和完善以县医院眼科为指导中心、乡镇卫生院为枢纽、村卫生室为基础的防盲治盲网络，为辖区内的人群提供服务。

2. 加大卫生支农和扶贫力度，防盲工作向农村倾斜　各省级卫生行政部门要把防盲治盲纳入本地区卫生支农工作长期进行的内容之一，作为解决本地区农民脱贫的一项主要措施，做到有计划、有指标、有落实、有监督、有评价。2010年前主要结合"三下乡"、"爱眼日"活动、视觉第一中国行动、扶贫复明车、健康快车等项目有计划地组织医德好、业务精的眼科技术骨干深入到农村和边远地区开展白内障手术，指导基层医务人员掌握患者的术后护理、疗效观察、效果反馈等技能，同时传授常见眼病的防治知识。城市大中型医疗机构卫生支农中开展的"一帮一"活动要增加防盲内容，城市医疗机构要帮助援助的县医院眼科开展常见眼病的防治工作，要帮助县医院培养眼科实用型人才，尤其要将常见眼病的防治知识传授给他们，切实教会他们相关的技能，使他（她）们能独立开展工作，其所需的各项费用应纳入有支援的医疗机构或医院财务的其他费用科目。全国每一名眼科医务人员除专研本专业外，要树立减少盲症有我一份责任的服务意识，每年至少要安排10天时间走进社区、走进农村宣传防盲治盲的知识。

3. 建立防盲治盲工作评价体系使"视觉2020行动"更扎实　为保证本规划的顺利实施，各地要根据此规划和本省的规划，制定各项任务的评价指标，做好每年度所辖地区防盲工作的自查和评估工作；各省级防盲指导组每年至少一次对省内防盲工作情况进行检查指导并完成评估报告，每年的2月底前将上一年的资料汇总报全国防盲技术指导组；全国防盲技术指导组每年至少一次对全国的防盲工作情况进行抽查并完成评估报告，同时将各省上一年度的资料汇总后与评估报告一并报卫生部。

4. 积极与非政府组织合作，携手减少可避免盲症　一些参加"视觉2020"的非政府发展组织正积极为实现到2020年在全世界消灭可避免盲症这一共同目标而与世界卫生组织协同工作。已有十几个非政府组织在我国19个省支持眼病服务项目。为使这些项目实施顺利，受援省卫生行政部门要充分利用好这些境外资源，合理使用，避免浪费；在注重引进资金、引进技术、引进设备的同时创造宽松的合作环境;在追求最大化效益的同时注重医疗安全;要建立联系人制度,使各个非政府组织在中国的援助项目更有活力;同时每年度要将执行情况给予援助的非政府组织书面小结,便于项目的延续和拓展。

思 考 题

1. 盲和低视力的定义?
2. 国内外的主要致盲眼病有哪些?
3. 我国眼保健与防盲工作取得了哪些成就?
4. 视光技术人员如何参与眼保健与防盲工作?

第三章 眼病流行病学

学习要点

1. 掌握眼病流行病学的研究方法。
2. 掌握眼病流行病学的研究内容。
3. 掌握我国常见致盲性眼病的流行病学的特点。

眼病流行病学是将经典流行病学和临床流行病学与眼科学结合,解决眼科学中面临的问题。许多眼病可导致视觉残疾,使患者劳动能力丧失,生存质量降低。通过眼病流行病学研究,可寻找眼病的发生和流行的规律;发现眼病危险因素和病因;评价预防、保健、防治的效果。在本章中,将介绍眼病流行病学的研究内容与方法以及常见眼病的流行病学。

第一节 眼病流行病学的研究内容和方法

眼病流行病学的研究范围广泛,包括眼病的发生和流行的规律、危险因素、病因、预防及防治等内容。在眼病流行病学的研究过程中,因为研究对象为人,许多因素不在研究者的控制之下。因此,采用科学的研究方法非常重要。

一、研究内容

1. **研究人群的眼健康状况** 流行病学主要是通过观察、记录、调查和整理每个人的具体情况并加以汇总,得出反映眼健康状况的指标,如视力、视野、结膜情况等。研究人群眼健康状况的意义在于评价现行眼保健措施的效果,为卫生管理部门制定眼保健政策提供依据,同时,也为眼科正常值的设定提供参考依据。

2. **研究特定人群的特殊眼健康问题** 根据某些眼病在一定年龄组多发的特点,研究这些眼病的患病特点和流行规律,对于保障这些人群的眼健康有重要意义。

3. **研究眼病病因学** 目前,仍有许多眼病的病因不清楚,利用流行病学的研究方法,可以确定特定眼病的病因或危险因素。对于某些眼病的发生来说,往往有一些值得注意的危险因素,眼病流行病学在确定危险因素方面可发挥独到之处。

4. **研究环境因素对眼健康的影响** 人类生活的环境中,各种因素不可避免地作用于人体。

这些因素中有的可以促进健康,有的则影响到包括眼健康在内的人体健康,使某些人易患某些眼病。研究与人类眼健康有关的环境因素的作用,可以提出和发扬有利因素,避免和减少不利因素的措施,以提高这些人群的眼健康水平。

5. 研究眼科医疗服务的需求和利用　用眼病流行病学的研究方法,通过调查人群的眼健康状况和一定时间内主要眼病的患病率、发病率和严重程度,可间接了解人们对眼科医疗服务的需求量。进一步调查一定时间内因疾病或损伤去眼科医院、综合医院眼科和其他医疗机构的眼科就医率,可直接了解人们对眼科门诊医疗服务的需求量。调查一定数量的人群中一年因眼病或损伤去眼科医院和综合医院眼科住院的人次数,即可算出这些人群的眼科年住院率,也就是眼科住院医疗服务的需求量。同时根据所调查的眼科医疗机构的医疗资源,调查其利用情况。

6. 评价现行的眼病防治　综合运用流行病学、生物统计和社会医学的方法,针对当地流行的主要眼病,研究不同防治方法产生的不同防治效果,从而提出改进意见,促进防治水平的提高。

7. 研究初级眼保健和防盲治盲的方法学　眼病流行病学是初级眼保健和防盲治盲工作的理论基础,也是这两项工作的重要方法学。在初级眼保健和防盲治盲工作开展以前,公共卫生眼科学工作者就应研究、设计和制定出技术方案,包括怎样发现患者、统一标准、流行病学调查以及盲人普查、统计方法、随访方法和效果评价等。

二、研究方法

眼病流行病学研究方法上充分运用了临床眼科学、卫生学、社会医学的研究方法。眼病流行病学研究方法在公共卫生眼科学研究中主要应用在以下几方面:① 明确居民中眼病的患病情况、主要眼病的分布以及在社区中致盲和视力损伤的危险因素。② 提供实用的眼病分类学。③ 确定某些眼病的易感人群或称高危人群,以便制定相应的防治措施。④ 评价人群的眼健康状况和防盲治盲规划。⑤ 从公共卫生学的角度协助选择眼病的诊断和防治措施。⑥ 选择适宜的眼病检测方法。

眼病流行病学研究分为描述性研究和分析性研究两大类。

1. 描述性研究　描述性研究是研究眼病在一定人群中发生数量和分布特点,主要分为以下几类:

(1) 病例报告　报告某一和某一系列具体情况病例的研究。

(2) 眼病发生的流行病学描述　根据个体特征、地区和时间收集眼病在人群中发生和分布的资料。

(3) 描述性横断面研究或社区普查　主要提供某一时点或某一时段的眼病发病率。

2. 分析性研究

(1) 观察性研究　包括分析性横断面研究、病例对照研究和队列研究。分析性横断面研究是在某一时点对人群的一个样本,同时测量眼病和暴露因素,了解它们之间的相互联系。病例对照研究是比较研究组与一组或几组对照组的过去或现在的暴露危险因素,从中分析危险因素与发病间的联系及联系程度,以便确定病因,是"从果到因"的研究,属于回顾性观察性研究,可形成新的假设。队列研究是比较一组具有危险因素的暴露组和另一组无这种危险因素暴露的对照组,经过一定时间后某种特定的疾病的发生情况,属于前瞻性研究。

(2) 实验性研究　这类研究中所研究的某一危险因素的暴露程度被研究者所控制,在注意不违反医学伦理道德的前提下,可以应用实验研究的方法进行临床研究,称为临床试验。

第二节 常见致盲性眼病的流行病学

盲与低视力是全世界严重公共卫生、社会和经济问题。常见的主要致盲眼病为白内障、角膜病、沙眼、青光眼、视网膜疾病、先天性眼病及眼外伤等。

一、白内障

白内障(cataract)是目前全世界第一位的致盲眼病。造成白内障的原因很多,如:先天性因素、老年退行性改变、局部营养障碍、外伤、内分泌和代谢因素,以及物理和化学因素损害等。其中最常见的原因是老年退行性病变,这一因素主要引起老年性白内障。

随着世界人口的增长和老龄化人口比例的不断提高,人均寿命不断增加,未来几十年内老年性白内障的患病率将继续增长。目前根据 WHO 白内障盲(cataract blindness)的诊断标准(指双眼因为白内障而视力低于 0.05 的患者)估计,截止到 2000 年为止,全球约有 0.25 亿白内障盲患者,另外还有至少 1.1 亿患者因严重白内障造成视力低于 0.1。如果以目前状况推测,到 2025 年全世界将有 4 000 万人左右因白内障而失明。全世界因白内障失明的患者有 85% 来自亚洲和非洲大陆的发展中国家,12% 来自南美和中东地区,只有很少量来自西方发达国家。而且北美、欧洲和日本等经济发达国家和地区白内障致盲者只占总人口比例的 0.03%,非洲则比上述国家和地区高出 30 倍,达到 0.71%,亚洲地区为 0.42%。

在我国由于传染性眼病如沙眼等逐渐得到控制,老年性白内障的患病人数相应地随人均寿命延长而增多,已成为我国致盲的首要原因。我国 50 岁以上人群已占到总人口数的 18%,而且未来 10 年中还会继续上升的趋势,每年新增的白内障盲人比现在更多。保守估计,全国现有 300 万左右的白内障盲人需要进行复明手术,此外,每年还有 40 多万新增的白内障盲人。由于全球对白内障没有统一的诊断标准,因此很难将目前各地的白内障流行病学资料进行相互比较。1997 年我国对北京、上海、广州、成都、西安、沈阳 6 个地区 60 岁以上老年人白内障患病情况进行了调查,发现城乡白内障患病率分别为 47.5% 和 46.0%。虽然目前对于老年性白内障的诊断已不存在大问题,但白内障既往的诊断率远远低于现患率。这是因为一些老年人认为人老眼花是自然规律,患有白内障而不去医院就诊。在我国前往医院就诊的患者一般为视力已经严重下降者,如果加上那些视力尚在 0.3 以上者,我国白内障患者总数会更多。

目前手术是治疗白内障盲目唯一有效的手段。对于诊断明确的白内障患者,在视力还未明显损伤之前就进行白内障手术,可以大幅降低致盲率。白内障的手术量每年在逐步增加,但是在发展中国家每年的手术量尚不足以抵消因白内障致盲的新增的病例数,即患病率仍在持续增长。预计到 2020 年时,全球白内障盲的患者将比 2000 年时增加一倍。目前"视觉 2020"行动中对于白内障的防治目标是:将 1999 年全球白内障手术量的 700 万例增加至 2010 年的 1 200 万例,至 2020 年达到 3 200 万例。

目前有关白内障危险因素的研究很多,但是确切病因还未发现。最主要的危险因素来自年龄的增长导致的晶状体纤维的退行性改变,影响白内障的患病率和发病率的因素主要有以下几种:

1. 年龄　晶状体混浊的主要危险因素是年龄增长。来自北京市顺义区的老年性白内障患病率调查显示：40～49岁年龄组为0.40%，50～59岁为6.83%，60～69岁为25.79%，70～79岁为59.95%，随年龄增加老年性白内障的患病率明显上升。显而易见，白内障盲的患病率也是随年龄增加而增加。白内障在不同种族的发病年龄也不尽相同，欧美地区一般为60～70岁之间，亚洲，尤其是中国则从40岁就开始发生，以50～60岁之间者居多。这意味着由于发病早增加了患白内障人口数量。

2. 性别　多项研究结果显示女性患白内障的危险性稍大于男性，老年性白内障患病率女：男约为1.38:1。一些学者认为女性只是患皮质性白内障的危险因素高于男性。

3. 国家和地区　在亚洲、非洲和加勒比等经济不发达地区白内障是致盲的首要原因，而在其他经济发达地区，虽然同样发病率高，但是由于就诊率和手术率高，白内障并不是致盲的首要原因。在我国，每年限于医疗条件和眼科医生数量及经济等其他原因，接受手术患者的比例仅占需要手术人数的50%以下。这些人中很多年龄在50岁以下，仅仅由于白内障就造成了劳动力的丧失。

4. 紫外线辐射　已经证实晶状体混浊与长期暴露于紫外线有关。比较日照时间不同的白内障患病率研究发现：日照时间长白内障患病率明显增高，提示日照时间长、紫外线辐射量大是白内障发病的危险因素。从目前的流行病学资料来看，日光照射可能在皮质性和后囊膜下白内障的发生中起到一定作用。

5. 地域和海拔高度　老年性白内障的患病率存在地域间的差别，南方和高原地带明显高于北方和低海拔地区，比如在印度和我国的西藏地区患病率就高于其他地区。白内障患病率在中国南部低纬度地区，尤其高原地带（如西藏1.04%），明显高于北方高纬度地区（如黑龙江0.26%）。比较研究不同海拔高度40岁以上人群的白内障患病率发现：海拔高白内障患病率明显增高，这明显提示白内障形成与地理纬度和海拔高度有关。

6. 其他因素　糖尿病是白内障发生的危险因素，葡萄糖或半乳糖在醛糖还原酶的作用下可生成糖醇，使晶状体呈高渗状态，导致晶状体纤维肿胀，形成混浊。流行病学研究表明吸烟、腹泻、营养不良、微量元素缺乏及青光眼等与白内障的形成有关。另外，人口的一般状况也与其有一定相关，如在受教育程度较低、农村居民和身高体重较低者容易发生白内障。

二、角膜病

角膜病（corneal disease）是我国常见的致盲原因之一。角膜病的原因有炎症、外伤、先天性异常、变性和营养不良及肿瘤等。其中角膜炎症所占比例最大，病因有以下三类：感染性、内源性和局部炎症的蔓延。其中又以感染性角膜炎（溃疡）最为多见，原因在于角膜所在位置极易受外伤，而受损的角膜容易发生病原微生物侵入和感染。

在角膜感染中，过去以沙眼感染的角膜并发症居首位，但随着抗生素开发与应用的进展和医疗卫生水平的提高，目前沙眼和细菌性角膜炎都已经大为减少，最多见的是单纯疱疹病毒感染所致的角膜炎症。此病病程长且容易复发，且迄今尚无理想药物。应当注意的是，由于植物性角膜上皮外伤导致的真菌性角膜感染有增加趋势。此外，角膜异物取出后和配戴角膜接触镜的患者也容易发生角膜溃疡。现在随着准分子激光技术带来的屈光性角膜手术的广泛开展，其并发症问题也需要我们重视。

我国目前因为单眼和双眼角膜病致盲的盲人约有100多万，占眼科致盲眼病的第二位，角膜盲的患者约占全国盲人总数的1/4。流行病学调查资料显示角膜病的发病年龄以0~9岁儿童（占23.48%）和20~59岁青壮年（占46.91%）为多，男性高于女性（2∶1），乡村（82.92%）高于城市（17.08%）。由此可见，角膜病的患者中80%以上为农民，且青壮年男性和儿童的患病率明显高于女性和老年人，这也使角膜病成为严重影响我国农村生产劳动力的眼病。角膜盲一般需要行角膜移植手术才能重见光明，其治疗要比白内障困难，因此将来角膜盲的比例可能会有所上升。

三、青光眼

青光眼（glaucoma）是一组进行性损害视神经功能和结构的复杂眼病，由于其致盲的不可逆性，不仅造成了患者本身的巨大痛苦，而且造成社会经济的重大损失和劳动力人口的丧失。据世界卫生组织的报告，全球范围内致盲原因中青光眼排在第三位。随着白内障复明手术和角膜移植手术的开展，已使白内障和角膜病造成的盲人数大为减少，因此青光眼有成为最主要致盲眼病的趋势。

综合目前流行病学的调查结果，全球各类人群中青光眼的总患病率约在0.21%~1.7%之间。在我国，超过50岁的人群中青光眼的患病率约为1%~2%。据此估计全国目前大约有520万青光眼患者，其中青光眼盲目者大约55万人，而这些巨大的数字尚未将50岁以下患青光眼者统计在内。胡铮等对北京市顺义区流行病学研究显示，总人群中各类青光眼的总患病率为0.6%，40岁以上人群为1.68%。原发性青光眼是各类青光眼中最主要的类型，其患病率约为1%，全球40岁以上人群的患病率约为2%。

各类青光眼在人群中并非随机分布，不同地区、不同人群各类青光眼的分布不同，不同纬度地区的发病率不尽相同。总的来说南方相对少，而北方相对多；男性开角型者多见，而女性以闭角型者较多。黑人患青光眼的发病率要高于其他各人种，爱斯基摩人原发性闭角型青光眼发病率最高，约为白种人群的20~40倍，亚洲黄种人以闭角型青光眼多见，而西方国家的患病类型主要是开角型。

过去曾认为原发性闭角型青光眼远远多于开角型青光眼，并认为此分布亚洲人尤其明显，但随着青光眼诊断水平的提高和在高危人群中广泛开展筛查，发现亚洲人闭角型青光眼的发病率并不比开角型多，最新的流行病学调查显示，城市中二者的发病率相差并不太大。但将全球各地区人口作为一个整体来看，原发性闭角型青光眼发病率仍居各种类型青光眼首位。胡铮等研究显示：我国40岁以上人群中原发性闭角型青光眼患病率为1.37%，比白种人高14倍；我国藏族40岁以上人群原发性闭角型青光眼患病率仅为0.15%，明显低于汉族40岁以上人群该类青光眼的患病率。不同人种间除了原发性闭角型青光眼患病率不同，其临床类型也各有特点：白种人以急性闭角型青光眼发作多见，亚洲地区主要人群中慢性闭角型青光眼占大多数。目前，原发性闭角型青光眼导致的视力损害和盲目率不但与不同种族间临床类型相关，更取决于该地区医疗卫生条件的差别，西方发达国家视力损害和盲目率明显低于亚洲和非洲经济落后的地区。我国北京顺义区的调查显示原发性闭角型青光眼中双眼盲目率为1.8%，单眼盲目率为26.3%。我国广东斗门县农村50岁以上中老年原发性闭角型青光眼患病率为1.0%，男性中为0.8%、女性中为1.2%。在50~59岁、60~69岁和70~98岁年龄组中分别为0.4%、0.8%和1.6%，在浅前房人群中为5.9%。

原发性开角型青光眼是一种发病率低、病程进展缓慢的疾病,致盲率相对高。慢性开角型青光眼的发病机制目前尚不清楚,对其流行病学资料的收集困难要大于原发性闭角型青光眼。但眼病流行病学调查还是发现了一些因素与开角型青光眼的发生有关,如:高眼压症、种族、青光眼家族史、高度近视眼、高血压、糖尿病、甲状腺病、动脉硬化和血管痉挛等。以人群为基础的患病率调查发现黑人原发性开角型青光眼在各种族中最高,约为白人的3~4倍,而亚洲人和爱斯基摩人的患病率要远低于黑种人和白种人,白种人中原发性开角型青光眼有患病率随年龄增加而明显增加的趋势。研究显示:20世纪90年代美国原发性开角型青光眼患病率分别为1.3%和2.1%;意大利为1.4%。2000年Dandona等报道印度青光眼的患病率为1.62%。2002年有研究报道新加坡华人原发性开角型青光眼患病率为1.6%。新加坡与我国报道的原发性开角型青光眼患病率的结果接近。2004年对北京农村及城市特定人群原发性开角型青光眼的患病率调查显示:北京地区40岁以上农村和城市男性人群中原发性开角型青光眼的患病率分别为1.97%和2.07%;女性人群中原发性开角型青光眼的患病率分别为1.04%和1.42%;原发性开角型青光眼的患病率随年龄增长呈上升趋势。

另外,近几年随着社会经济和卫生水平的发展,我国青光眼流行病学的情况已发生某些变化。例如,青少年近视发病率的提高使这一代人的眼球解剖结构特征发生改变,可能会改变原发性闭角和开角型青光眼的比例;对原发性开角型青光眼诊断水平和检出率的提高也影响到两种原发性青光眼的比例;社会人口结构变化,老龄人口增多,必将影响我国的青光眼流行病学;对青光眼诊断和治疗水平的提高使其致盲率有下降趋势。

四、沙眼

沙眼(trachoma)是由沙眼衣原体感染所致的一种慢性传染性结膜角膜炎。最初源于埃及,后流传于中东和欧洲,现今广泛流行于世界各地,特别是亚洲各国及太平洋诸岛及南美各国。沙眼是世界上最常见的可预防的致盲原因。

沙眼衣原体由我国汤非凡、张晓楼等于1955年用鸡胚培养的方法在世界上首次分离出来。导致沙眼的衣原体主要为A、B、C或Ba抗原型。潜伏期5~14天,平均7天。多发于儿童及少年时期,急性期男女发病率相似,严重瘢痕期沙眼女性的发病率较男性高2~3倍。瘢痕性沙眼是衣原体感染的长期后遗症,它是致盲的主要原因。

全球约有5亿人患有沙眼,其中1.46亿人为需要治疗活动性沙眼,600万人为盲和视力损伤。沙眼衣原体感染为美国最常见的感染性疾病,每年有400万~500万病例发生,由于其严重的后遗症,每年花费可达40亿。据WHO统计,每年有9 200万新的沙眼衣原体感染病例发生。发展中国家其发生率也呈逐年上升趋势。在世界上缺少住房、水和卫生设施等疾病需要的社会经济不发达国家和地区沙眼为常见致盲病。目前主要在非洲、地中海、东南亚和西太平洋地区的49个国家流行。如冈比亚、坦桑尼亚和埃及的儿童患病率为30%~64%。新中国成立前沙眼曾是我国致盲的主要原因,发病率高而且合并症亦多。据我国1980年上海、北京、广东和黑龙江等省市的调查,沙眼患病率为10.56%~52.63%。1987年在全国双眼盲与低视力者分层随机抽样调查中,沙眼在导致盲及低视力的眼病中位于第三位,占10.87%。随着人民生活水平的提高,医疗卫生条件的改善,沙眼衣原体相关的眼疾病发生率明显降低。目前沙眼的流行正迅速减少,病情也较轻,儿童期虽然发病,但成年人已很少发现瘢痕和倒睫。但是,沙眼在我国致盲原因中所占的重要地位尚不容忽视,特别在缺乏公共卫生服务的边远和贫困地区,沙眼发病情况仍较严重。

沙眼衣原体常附在患者眼的分泌物中,与此分泌物接触,即有可能造成沙眼传播感染。沙眼的传播与环境卫生不良、居住拥挤、通风不良、尘埃、营养欠佳及医疗条件差等因素密切相关。沙眼的感染率与年龄呈显著负相关,影响感染率的环境因子包括:居住于农村,非石膏墙壁,泥地,缺乏管道用水,缺乏坑厕及居所存在动物。沙眼传播的流行病学因素有:① 机体对沙眼衣原体免疫力低下,而且持续时间短,易于形成沙眼衣原体的重复感染。原发感染使结膜组织对沙眼衣原体致敏,再次感染时,引起迟发超敏反应。重复感染和反复发作可以加重病情。② 沙眼大多在贫穷、居住过分拥挤、卫生条件差的地区传播。居住过分拥挤往往增加相互间的接触传染。③ 各人卫生习惯如不良的卫生和洗脸习惯也是引起沙眼衣原体感染的重要因素。用手揉眼,共用毛巾、手帕等是危险的传播途径。④ 用水量的限制也是沙眼发病的重要因素。在有大量可用水的地区,沙眼感染率较低。⑤ 环境卫生较差时嗜眼家蝇很多。嗜眼家蝇在炎热和不洁净的环境下繁殖较快,可在人的脸上产卵并喜爱吸食眼和鼻的分泌物。在沙眼流行的地区经常可以看到儿童脸上的嗜眼家蝇。⑥ 灰尘直接刺激眼并加重沙眼的炎症反应。

五、眼外伤

外环境中的机械性、物理性和化学性等因素直接作用于眼部,造成眼组织器质性和功能性的损害,可统称为眼外伤(ocular trauma)。由于眼的位置暴露,结构极为精细脆弱,无论平时或战时,眼外伤都很多见,而且往往造成视力障碍、失明甚至眼球丧失。因此,预防和正确处理外伤,对于保护和挽救视力具有重要的临床和社会意义。

眼外伤是单眼致盲的主要原因,也是双眼视力损伤的原因之一。眼外伤主要包括钝挫伤、穿通伤、眼内异物和化学伤。我国每年发生眼外伤约500万到1 200万例,占眼科住院患者总数的16%~35%。1997—1999年全国眼病调查中发现,在所调查的10种眼病患者中,眼外伤所占比例为9.44%,仅次于白内障和屈光不正。其中高峰年龄组为20~40岁之间,男性患者所占比例(75.56%)远高于女性。钝挫伤发生比例最高(46.33%),其次是穿通伤(14.73%)。孙群林等人对开放性眼球损伤的眼外伤患者进行了临床流行病学观察,显示1990—2000年住院眼外伤患者1 087例(1 233只眼),其中开放性眼球损伤109例(109只眼),开放性眼球损伤发生率8.92%,16~45岁年龄组占59.62%,0~7岁年龄组发生率13.76%,男女比例为8.06:1,受伤职业中工人(包括建筑工地的临时工和乡镇企业工人)明显多于其他行业。2002年厦门741例眼外伤住院患者回顾性分析结果,眼外伤患者仍以穿通伤为主,约占61.5%,其中有异物穿通伤约占36.5%,性别以男性为主,年龄分布以青年组为主,职业以工人为主。

眼外伤并发症的发生率为68.6%,其中外伤性白内障发生率最高,其次为继发性青光眼、继发性虹膜睫状体炎、玻璃体积血、玻璃体视网膜纤维增殖性病变等。

在美国,每年约有100万人因外伤导致视力损害,其中75%为单眼致盲。每年大约有5万人的视力因外伤而受到严重威胁。在非洲,外伤也是造成单眼盲的主要原因。年轻人和儿童是眼外伤的好发人群。在战乱的国家地雷所致眼外伤是盲的主要原因。在柬埔寨以医院为基础的调查中,外伤是盲的第四大原因,占双眼盲的4%。

眼外伤致伤原因主要是工农业生产及学生、儿童娱乐与玩耍时所造成的意外性损伤。在我国因放鞭炮引起的眼外伤致盲十分常见。儿童眼外伤多是由于监护不利,监护人缺乏一般医学常识,有意识地把鞭炮、一次性注射器当玩具,任由孩子玩耍,导致人为因素而引起的眼外伤。在农村农业性眼外伤相当常见。年轻人工作时意外受伤,主要与缺乏安全设施、违章操作及自我保护意识较差有关。工人由于工作的环境中,较多地接触化学品,遇到飞、溅、撞击物,因此,眼内异物、化学伤较多。此外,糖皮质激素的滥用也是导致角膜溃疡的常见原因,糖皮质激素的应用,可能会损伤正常眼组织和延误严重外伤和眼病的治疗时机。

六、糖尿病性视网膜病变

糖尿病性视网膜病变(diabetic retinopathy, DR)是糖尿病(diabetes mellitus, DM)微血管并发症中最重要的病变之一。在糖尿病性视网膜病变早期,眼部症状不明显,随病程发展,会出现不同程度的视力障碍、视物变形、眼前黑影飘动及视野缺损等症状,最终发展至失明。

糖尿病是临床常见疾病,西欧国家发病率平均为2%,美国人高达6%,我国40岁以上者约为3%。糖尿病视网膜病变是糖尿病患者一种具有特异性改变的眼底病变,发病率为30%~60%,目前其发病机制尚不十分明确。在发达国家,糖尿病视网膜病变是成年人致盲最重要的原因之一。随着人们生活水平提高和饮食结构的改变,糖尿病患者有增多、趋于年轻化,糖尿病性视网膜病变的发生率也相应有增高趋势。

糖尿病性视网膜病变发生的相关危险因素包括以下几个方面:

1. 病程 病程与糖尿病视网膜病变的发病率呈明显正相关。病程越长糖尿病视网膜病变的发病率越高。病程<5年其发病率为14.7%,病程5~9年发病率为31.4%,病程9~15年发病率为59.4%,病程≥15年发病率为69.2%。DR的发病率随糖尿病病程的增长而明显增加,说明糖尿病病程是DR发生发展的一个重要影响因素。

2. 糖化血红蛋白 糖化血红蛋白是目前研究得较为透彻的非酶糖化产物,糖化血红蛋白的检测特异性较高,在临床上已广泛用于观察病情及调整治疗。临床研究证实DR患者有视网膜组织缺氧,而糖化血红蛋白对氧的亲和力高于正常的血红蛋白,使氧不能在组织中扩散,因而糖尿病患者糖化血红蛋白升高时组织缺氧加重,视网膜组织容易发生病变,说明当糖化血红蛋白水平升高到一定程度时,DR发病率明显增高。

3. 蛋白尿 糖尿病患者蛋白尿的出现提示发生广泛微血管病变,不仅预示了糖尿病肾病的发生,同时亦表明其他微血管病变的出现。国内实验研究表明,当尿清蛋白排泄率>30 μg/min时,全部伴有DR,尿清蛋白的水平与DR的严重程度一致,且不受血糖浓度高低的影响。因而经常进行尿清蛋白排泄率的检测,可以预测DR的发生,以便早期控制、早期治疗。

4. 高血压 研究显示高血压的糖尿病患者比无高血压的糖尿病患者更容易发生糖尿病视网膜病变,并且高血压对糖尿病视网膜病变有促进作用。

七、年龄相关性黄斑变性

年龄相关性黄斑变性(age-related macular degeneration, AMD)又称老年性黄斑变性,是与年龄相关致盲的重要眼病之一。AMD是欧美等发达国家的65岁以上人群首要致盲原因。AMD发病率与年龄密切相关,年龄越大发病率越高。据国外资料统计,52~64岁发病率为1.6%,65~74岁为11%,75~85岁为27.9%。在美国,45~64岁人群中患病率为9%,65~74岁为10%,

75岁以上人口中30%患有此病。在英国,AMD在过去40年里患病率增长了40%。在我国由于人口趋于老龄化,自然人群中发病率近2%;40～49岁、50～59岁、60～69岁及70岁患病率分别为0.87%、5.05%、7.77%及15.33%。

临床上将此病分为萎缩性(干性)和渗出性(湿性)两种类型。干性型表现为缓慢下降或视物变形。湿性型常表现为眼突然发生视力障碍,另一眼正常或处于病变早期,几年后也发生同样病变。随着病程的进展,严重者可导致失明。湿性型出血严重者可有视网膜前出血,甚至形成玻璃体出血。

AMD病因尚不清楚,一般认为慢性光损伤、免疫及炎症为主要致病因素,尤其是近年来对光毒害作用的研究发现光损害有累加效应,除了使色素上皮基底膜增生,还可刺激视网膜产生过氧化物自由基,使色素上皮细胞变性及功能减退。这些因素导致黄斑区色素上皮、Bruch膜及脉络膜毛细血管病理改变及视网膜下脉络膜新生血管形成。研究显示AMD与阳光暴露、吸烟、虹膜色素、心血管疾病、饮食、种族、遗传倾向性、性别及远视等危险因素有关。

1. 食物 研究表明过多摄入饱和脂肪和胆固醇与早期AMD的发生相关,经常摄入鱼类可降低发生晚期AMD的可能性,摄入较多胆固醇则显著增加患有AMD的危险性,食物中脂肪摄入的数量与类型可能与AMD有关。

2. 锌 研究证明细胞内锌的缺乏与视细胞的死亡有关,与AMD的发生有关。摄入一定量的锌对早期AMD有保护作用。

3. 吸烟 研究显示吸烟增加AMD发生的危险性,虽然吸烟与AMD早期症状无明显关系,但吸烟增加发生晚期AMD发生可能性。与不吸烟者相比,当前吸烟者和曾经吸烟者中发生晚期AMD的危险性分别增加了3.6倍和3.2倍。研究还显示现在吸烟是危险因素,过去吸烟同样也是高危因素。

4. 高血压 研究证实高血压以及是否使用降压药与新生血管性AMD发生相关,而与非新生血管性AMD缺乏正相关结果。

5. 黄斑色素 研究显示AMD的两个危险的因素(年龄及对侧眼的AMD的进展)都与黄斑色素的减少有关,提示AMD的发生与黄斑色素的相对缺乏有关;补充叶黄素(lutein)与玉米黄素(zeaxanthin)能延缓、逆转或改变AMD病程,也提示黄斑色素是AMD发生的重要因素。

6. 遗传 有关单卵双胎AMD患者的研究结果提示遗传因素在AMD发生有一定作用。研究显示大约1/4 AMD是由遗传因素决定的,遗传的易感性在疾病的发作中起到关键的决定性因素。近年来越来越多的研究结果说明:迄今为止在所有AMD相关危险因素中基因构成是最重要的危险因素之一。

八、遗传性眼病

眼遗传病与全身性遗传病有眼部表现者均属眼科遗传病(heretic ocular disease)范畴。由于遗传学家及眼科专家们的重视,随着遗传学各种研究技术的进步,眼科遗传病发现的病种也越来越多。据统计,眼的单基因或多基因病已达215种,有眼部表现的染色体病有70多种,而全身其他系统遗传病有眼部表现者有323种,共约608种。近年来全国各地进行了覆盖面达70余万人的眼遗传病普查,报道了各种眼遗传病5 000余家系。对先天性红绿色盲、高度近视眼、视网膜色素变性等主要常见眼遗传病100余种的遗传规律已基本明确。此外,还报道了100余种与眼有关的全身遗传病。

遗传性眼病按遗传方式和遗传物质的关系,可分为单基因遗传病和多基因遗传病。前者多属罕见病,在人群的发病率较低如先天性无虹膜、视网膜色素变性、高度近视和先天性青光眼等等;后者的发病与环境因素密切相关,这类病往往是多发病,如单纯近视、共同性斜视、原发性开角型青光眼等。我国近年来调查资料表明,单基因遗传病患者约占人口的4%,而多基因遗传病则更多见,如近视在学生中(人群)的发病率达20%~30%。

眼科基因遗传病已占我国人口的1/4左右,应引起我们重视。遗传性眼病类型之多,数量之大,在此无法一一列举。以下提及几类较常见的眼科疾病。

先天性白内障即为较常见的眼病之一,在我国群体发病率为0.05%。约26%~51%的先天性白内障是由遗传决定的,8.3%~25%的患者有家族史。据Vogt等在双生子中做发病情况的调查,老年性白内障也与遗传有关,其类型(核性或皮质性)亦由遗传因素决定。

视网膜色素变性是最常见的遗传性致盲眼病之一,据我国的调查资料其群体患病率为1:3 784,在欧美统计为1:300~700。其为一组进行性视网膜色素上皮和光感受器受损的单基因遗传病,具有高度的遗传异质性。按我国费氏应用遗传分离分析结果为:常染色体显性(AD)13.3%,常染色体隐性遗传(AR)占67.3%,散发型占16.7%,X隐性遗传(XR)占2.7%。

先天性色觉异常是由于色觉基因的异常或缺失所致的一类常见的人类遗传病。红色盲、红色弱、绿色盲、绿色弱、蓝锥单色视属X连锁隐性遗传。编码红绿感光色素的红绿基因已分离并且定位于Xq28。蓝色盲和蓝色弱可能属染色体显性遗传。全色盲可能属染色体隐性遗传。全色弱的遗传方式不清楚。先天性色觉异常中,绿色弱最常见,依次为绿色盲和红色盲,红色弱较少,蓝色盲和蓝色弱及全色盲极少。汉族人中,红和绿色觉异常的发生率:男性约为5%,女性约为0.7%;而白种人男性约为8%,女性约为0.4%;黑种人和红种人男性约为1%~2%,女性约为0.1%。

视网膜母细胞瘤是婴幼儿最常见的眼内恶性肿瘤。国外研究报告15 000~23 000例活婴中可能发生1例,国内研究报告20 000~25 000例活婴中可能发生1例。视网膜母细胞瘤约有1/3为遗传型,平均发病时间为10个月,且多为双侧性;另外2/3为非遗传型,平均发病时间为18个月,多为单侧发病。在所有的病例中约20%~25%为双侧性。视网膜母细胞瘤的患者有阳性家族史,属常染色体显性遗传,外显率为85%~95%,约1%~5%的视网膜母细胞瘤患者可有染色体畸变,主要为13号染色体长臂1区4带缺失(13q14)。由于诊疗技术提高,存活率增加,将致病基因传给下代的概率也增加了。

先天性静止性夜盲,又称特发性夜盲。最多见为常染色体显性遗传,基因定位于Xp11,较少为常染色体隐性和性连锁隐性遗传。先天性静止性夜盲常伴高度近视,此型除暗适应障碍外,明适应功能也有障碍。

少年性黄斑变性,即Stargardt病。一般在6~20岁起病,男女均可见,常为双侧性,视力进行性下降,主要为常染色体隐性遗传。亲代常有近亲通婚史,同胞中可有人发病。少数病例为隐性遗传或性连锁遗传。

卵黄样黄斑变性,亦名Best病。本病多发病于4~12岁,已有较多的家系报道,均为常染色体显性遗传。表现度不一,有些病例可无明显眼底改变,仅有眼电图异常,表现为不规则的显性遗传,病变基因定位于11q13。

第三节　其他眼病的流行病学

屈光不正、葡萄膜炎、斜视与弱视及职业性眼病等是临床常见眼病,也可以导致视力低下,影响患者的生活质量。研究这些眼病的流行病学,对其预防与保健有重要指导作用。

一、屈光不正

屈光不正(ametropia)即用调节功能的静息眼,不能把正向投向眼球的平行光束聚焦于视网膜上。人眼屈光状态的分布情况和种族、地区、职业、年龄等因素有关。一般认为欧美各国远视状态的眼较多。中国、日本、东南亚等地,则近视状态的眼较多。以人类种族而言,一般认为黑种人和白种人发生近视的较少,而犹太人和黄种人则近视发生率较高。

屈光不正作为视力损伤的原因之一,其患病情况及其严重性一直被人们所忽视。澳大利亚等国的统计资料表明,屈光不正在盲和低视力的原因中各占1/4和1/2,其中未矫正的屈光不正占视力损伤的53%,占"法律盲"(即最好矫正视力低于0.05)的24%。1987年全国双眼盲与低视力者分层随机抽样调查显示,在导致盲及低视力的眼病中,屈光不正及弱视占9.73%。目前在中国和尼泊尔等国家,已经认识到屈光不正的重要性,除了检查最好矫正视力外,还检查日常生活视力。最好矫正视力是在充分利用屈光矫正工具,例如眼镜、角膜接触镜等后所拥有的视力,它和日常生活视力不同。日常生活视力是指人在日常屈光状态下的功能性视力。事实上很多需要矫正视力的人,他们的日常活动所具有的视力实际上是没有或没有充分矫正下的视力。

屈光不正可以分为三类:近视、远视、散光。

(一) 近视

近视(myopia)是屈光不正的主要类型,近视患者的数目在近10年来一直稳定增加,根据世界卫生组织的报告,全球有20%的儿童需要佩戴眼镜,这个比例在一些国家更高。近视的危险因素主要有以下几个方面:

1. 地域因素　世界各地的近视患病率相差很大。西方人近视患病率较低,美国40岁以上的白人患病率为28.1%,黑人患病率为19.4%。瑞典12岁以上的青少年有50%患近视,而18岁的青少年患近视的人数超过了70%。英国有1 200万人近视,其中50万人是高度近视。在非洲的学生中,屈光不正也是导致低视力的明显原因之一。亚洲地区近视是一个相当严重的公共卫生问题,而且正在年轻化。在日本,据估计在17岁以上青少年中2/3患有近视。流行病调查显示,城市近视率普遍要高于农村,发达国家要高于不发达国家。2000年中国眼病调查数据统计分析报告显示,屈光眼肌病的构成比为13.27%,为我国第二种常见的眼病。目前青少年近视的发病情况呈现出早、深、高的特点,即发病年龄愈来愈早,近视度数愈来愈深,发病率则愈来愈高,而且这一趋势有增无减,前景不容乐观。有关资料表明,目前我国近视患者约有2.6亿人,其中学生达5 000万人。在校中小学生视力不良率达36.9%,近视率为33.6%;高中学生63.8%患有近视。2001年6月至2001年9月,对深圳市2 376名(4 752眼)中小学生用随机整群抽样方法进行视力普查,普查结果显示中小学生视力低于正常者超过半数以上,其中近视眼为60.88%。

2. 年龄　近视眼患病率随着年龄增长渐渐增加,并且随着学龄增高近视程度有加深趋势。新加坡7岁儿童中近视眼的患病率为20%,大学毕业的学生中则为70%。我国以往的统计资料显示近视眼患病率4~6岁为1.5%,7~12岁为17.3%,13~15岁为29.4%,16~18岁为37.9%。

3. 遗传 研究近视显示和遗传有关。伦敦托马斯医院孪生子研究和遗传流行病学科的研究人员调查了500多对英国的孪生子后发现,父母视力不好孩子也往往需要戴眼镜。85%的近视和远视是遗传的,散光患者中则有一半是由于基因遗传所致。研究显示低度近视眼为多因子遗传,高度近视眼为单因子遗传;单纯性近视眼及少数病理性近视眼多为常染色体显性遗传,大多数病理性近视眼为隐性遗传。

4. 环境 环境在决定一个人是否发生近视中起着重要作用。青少年近视眼发生率的升高与视环境不良、用眼负担过重和用眼不卫生有关。研究显示近年来学生的患病率增高,可能与生活习惯改变有关,如室内活动时间延长,尤其是电视机、游戏机、电脑的普及,加上学业紧张,看书姿势不正确,使视觉负担加重,从而导致视距移近有关。其中,视近负荷是发生单纯性近视眼最重要的原因,过近用眼及看近时间过长可导致近视发生。研究发现:阅读时间长的学生近视眼患病率明显高于阅读时间短的学生;阅读及近距离工作时间越多,近视眼发展越快;阅读距离越近,近视眼进展也越快。

5. 其他因素 营养结构失调,相关维生素的缺乏,甚至环境污染也是近视发病的一个原因。大量研究表明营养不良也可能是引起近视的重要原因之一。有研究表明素食者近视眼的患病率高,高糖、高蛋白及某些微量因素缺乏和近视眼的形成可能有关。

（二）远视

远视(hypermetropia)是人类常见的屈光不正之一。欧美各国远视眼较多,中国、日本、东南亚等亚洲国家的近视眼较多。国外有人检查了4 800名学龄儿童,其中5岁儿童中91%患有远视,16岁的少年约48%是远视。远视眼中,度数较高和有明显屈光参差者,由于得不到早期矫治,常发生弱视;远视性屈光不正也是引起视疲劳的主要原因。因此从保护视力、防治弱视及消除妨碍学习和工作的视疲劳来说,重视远视性屈光不正更有其积极的意义。远视眼主要因为眼的总屈光力与眼轴长度不相协调所引起。如果眼的屈光力在正常范围而眼轴偏短,或眼轴长度在正常范围而眼的屈光力偏低,或以上两种情况兼有,均可出现远视。远视分类不一,一般分为轴性和屈光性两大类;也可分为单纯性(配合性)和病理性(因子性)两大类;通常临床上按屈光性质类别分为单性远视(无散光)和复性远视(远视散光)两种。

（三）散光

眼球在不同子午线上屈光不同,形成两条焦线和最小弥散斑的屈光状态称为散光。散光可由角膜或晶状体产生。散光(astigmatism)多合并远视或近视。远视和近视的度数愈高,合并散光者愈多。Duke-Elder统计结果为:复性远视散光27.00%,单纯性远视散光13.72%,混合散光11.30%,单纯近视散光9.62%,复性近视散光38.37%。散光度数的分布变化较大,大多数低于1.0~1.25 D(约占85%)。在此限度以上的发病率急剧下降;并在非病理性的散光眼中,顺例散光超过6.0 D、反例散光超过2.5 D者较为少见。较高度数的散光自然也有,甚至可以高达18~20 D,但都合并角膜创伤及角膜圆锥等。

二、葡萄膜炎

葡萄膜炎(uveitis)是一类由多种原因引起的葡萄膜的炎症,为常见的眼科疾病。葡萄膜炎多发生于青壮年,常累及双眼,反复发作,并可产生一些严重的并发症和后遗症。近年来,由于采用有效的预防和治疗措施,某些类型的葡萄膜炎如结核和梅毒型葡萄膜炎已明显减少。影响葡萄膜炎的患病率和发病率的因素主要有以下几种:

(一) 地域和种族

葡萄膜炎具有地理分布的特点,有些类型的葡萄膜炎有明显的地域差异性。在我国与风湿性疾病有关的葡萄膜炎和结核性葡萄膜炎等多见;在欧美国家,弓形虫性葡萄膜炎、拟组织胞浆病性葡萄膜炎较多见;钩端螺旋体性葡萄膜炎在我国南方和日本多见。在我国和日本以Vogt-小柳原田病多见;中国由弓形虫引起的葡萄膜炎少见,而欧洲和美国多见;远东、中东及地中海沿岸国家Behcet病多见;非洲盘尾丝虫病所引发的葡萄膜炎多见;欧洲和北美洲鸟枪弹样脉络膜视网膜病变多见。在西方国家报道中强直性脊椎炎伴发的葡萄膜炎占葡萄膜炎总数的5.6%~6.12%,在急性前葡萄膜炎中占8.15%~30.8%。强直性脊椎炎在不同种族患病率有很大不同,北美印第安人的患病率最高,达93/1 000;在西非、南非和日本人中强直性脊椎炎的患病率低。我国流行病学研究显示强直性脊椎炎的患病率为0.11%~0.26%,估计我国患者约为300万人。强直性脊椎炎伴发的葡萄膜炎是我国常见的葡萄膜炎类型之一,在我国最近报道的1 214例葡萄膜炎患者中,占到8.24%。

(二) 性别

有关此病的性别差异,大多报道认为女性多于男性,尤其在慢性前葡萄膜炎的患者中,女性占绝对优势;在合并幼年型慢性关节炎的慢性前葡萄膜炎患者中,女性是男性的两倍。女性易患幼年型关节炎伴发的葡萄膜炎、慢性特发性葡萄膜炎、系统性红斑狼疮所伴发的葡萄膜炎等葡萄膜炎类型。但在合并脊椎炎的急性非肉芽肿性前葡萄膜炎的患者中,男性则占绝对优势。在Kanski等报道的46例患者中,男性患者有43例,高达93.5%。根据流行病学统计,男性易患交感性眼炎、强直性脊椎炎所伴发的葡萄膜炎、Eales病、Posner-Schlossman综合征等葡萄膜炎类型。如强直性脊椎炎所伴发的葡萄膜炎,男性患者远多于女性患者,据报道男性患者占75%~90%,最近有学者对44例强直性脊椎炎患者的资料进行分析,发现男性患者占93.2%,女性患者仅占6.8%。

(三) 年龄

少年儿童易发生幼年型慢性关节炎所伴发的葡萄膜炎、眼弓蛔虫病和视网膜母细胞瘤所引起的伪装综合征以及先天性感染所引起的葡萄膜炎。幼年性慢性关节炎及其伴发的葡萄膜炎是少年儿童的一种常见而又重要的致盲眼病。此病可发生于16岁以下人群的任何年龄,但多发生于1~3岁。其发病率据估计约为(10~28.7)/10万,患病率约为(65~148)/10万。有学者总结2 890葡萄膜炎患者中发生少年儿童葡萄膜炎者占5%,15岁以下占同期人口的20%。由此可见,少年儿童葡萄膜炎的发生率较成人为低。近期对1 214例葡萄膜炎患者的资料进行统计分析,发现16岁以下有86例,占7.1%。青壮年易发生特发性葡萄膜炎,如强直性脊椎炎所伴发的葡萄膜炎、Behcet病性葡萄膜炎、Vogt-小柳原田病、Eales病和急性视网膜坏死综合征。而老年人易发眼内淋巴瘤所致的伪装综合征、恶性肿瘤眼内转移所致的伪装综合征和特发性中间葡萄膜炎等。

(四) 解剖因素

不同解剖部位发生的葡萄膜炎流行病学特征也不同。

1. 前葡萄膜炎　前葡萄膜炎是葡萄膜炎中最常见的一种类型。据国外统计,约占葡萄膜炎的一半以上;在郑曰中等报道的354例患者中前葡萄膜炎患者占46.4%;在我国最近统计的1 214例葡萄膜炎患者中,前葡萄膜炎患者占44.98%。

2. 中间类型葡萄膜炎 在整个葡萄膜炎中所占比例为0.1%~15.3%。多数作者报道占8%以上。中间类型葡萄膜炎的发病率和患病率,目前仅见一篇报道。对法国Savoy地区323 675个居民进行调查,发现中间类型葡萄膜炎的发病率为1.4/10万,患病率为5.9/10万。中间类型葡萄膜炎虽可发生于任何年龄,但多发生于少年儿童和青壮年,男女比例相似,但也有报道男性多于女性。此病发病未见种族差异,此病多发生于较寒冷的季节。中间类型葡萄膜炎多为双侧,双眼受累者占63%~93%,双眼病变严重程度往往不同步。

3. 后葡萄膜炎 根据病因和相关疾病,可分为两大类:一类为感染性,另一类为非感染性。在感染性后葡萄膜炎中,20世纪初曾作为主要病因的结核和梅毒目前已不多见,但随着人类免疫缺陷病毒感染人数的增多,结核作为一种机会感染又重新得到人们的重视,并且,机会感染如巨细胞病毒所引起的视网膜炎也日益增多。随着免疫抑制剂在一些特定人群中的运用,真菌性眼内炎也时有发生。我国眼弓形虫病与欧美国家相比发生率非常低。在非感染性后葡萄膜炎中,Behcet病性葡萄膜炎和Vogt-小柳原田病是我国常见的两种类型。

Vogt-小柳原田病在世界各地均有发生,但多发生于色素较多的人种,常发生于亚洲人、西班牙人、印第安人和黑人。在中国和日本,Vogt-小柳原田病是常见的葡萄膜炎类型之一,我国发病率占葡萄膜炎患者总数的16.1%,日本Vogt-小柳原田病发病率高达6.5/100万,患病率为15.5/100万。Vogt-小柳原田病可发生于任何年龄,但常见于20~50岁,尤以20~40岁发病最多。一般认为女性发病多于男性。

Behcet病性葡萄膜炎在世界各地也均有发生,但多发生在远东,中东和地中海沿岸的一些国家。在日本其患病率达(8.3~10)/10万,在土耳其其患病率高达(80~300)/10万。我国发病率占葡萄膜炎患者总数的18%。伊朗、以色列、科威特、沙特阿拉伯等国家也是Behcet病的高发区。Behcet病可发生于任何年龄,但常见于20~45岁的青壮年。男性患者居多,但也有报道女性患者多于男性患者。

弓形虫感染是世界上最常见的动物传染病之一,其造成的眼组织损害典型表现为视网膜脉络膜炎。据估计,全世界至少有5亿感染者。美国有50%以上的成人曾受过感染;南美洲人群中血清阳性率达42%~83%;法国高达90%。在10~19岁人群中感染率为5%~30%;而50岁以上的人群中患病率达70%。由弓形虫引起的葡萄膜炎已成为欧美一些国家最常见的后葡萄膜炎之一,据报道约占80%,在我国和日本却相当少见。此病虽可发生于任何年龄,但多发于20~30岁,男女比例相似。

人类免疫缺陷病毒(HIV)可引起获得性免疫缺陷综合征(AIDS)。随着宿主抵抗力的降低,引起机会性感染、肿瘤以及多种眼部病变。据2003年11月卫生部有关人士透露,目前我国有HIV感染者约84万人,居亚洲第二,世界第14位,在感染者中发病人数为8万人。此种状况应引起我们的高度重视。嗜人T淋巴细胞病毒Ⅰ型及其所致的葡萄膜炎主要表现为肉芽肿性中间葡萄膜炎、全葡萄膜炎、虹膜炎和视网膜血管炎。在日本,据统计此种病毒所引起的葡萄膜炎已成为一个不可忽视的类型。日本高发区的Miyata眼科医院血清流行病学调查显示,868例葡萄膜炎患者中,HTLV-Ⅰ阳性患者占23%。在国内,HTLV-Ⅰ感染已有报道,但尚未见HTLV-Ⅰ所致葡萄膜炎的报道。

三、斜视与弱视

斜视(strabismus)是指中枢管制失调,眼外肌力量不平衡,两眼不能同时注视目标,视轴呈分离状态,其中一眼注视目标,另一眼偏离目标,称为斜视。斜视如果不及时矫正会造成单眼视力残疾或失明。斜视弱视及屈光不正是儿童发育期的常见病,通常为先天性,其中4%发生于儿童,我国儿童斜视的发病率为1%。英国诺丁汉大学的研究人员进行的一项研究证实,出生体重低的幼儿发生斜视的危险性较高。他们对572名年龄在10~12岁之间,出生体重均低于1 700 g的儿童进行了调查。结果发现,在这些儿童中有20%患有斜视,而相比之下在169名出生体重正常的儿童中斜视的发生率只有3%。

根据斜视发生的原因可分为原发性斜视和继发性斜视。

1. 原发性斜视 原发性斜视多无明显原因在儿童期即发生,具有遗传性,同一家庭的几个孩子可以在几个月或几岁以内相继发育成斜视。斜视眼传入的视觉冲动时常被抑制,使功能长期被抑制而形成弱视。

2. 继发性斜视 继发性斜视可继发于:① 单眼或双眼直接或间接的眼外伤。如儿童时期外伤导致角膜瘢痕或白内障,是形成继发性斜视常见原因。② 脑神经麻痹。主要包括有头部外伤、颅内肿块、糖尿病、血管性疾病、高血压等。③ 高度屈光不正未能及时配戴适宜的眼镜片。可发生于一眼或双眼,此种斜视在远视、近视及散光的患者均可发生,尤其以远视性质的屈光不正的儿童多见。

弱视(amblyopia)是儿童常见病,其特征是眼部无明显器质性病变,以功能性因素为主的视力低于0.9,且不能矫正。弱视的主要原因包括斜视、屈光参差、高度屈光不正及形觉剥夺。弱视患者双眼视觉发育紊乱,不仅单眼或双眼矫正视力低于正常,而且没有完善的立体视,甚至形成立体视盲。

据估计,在全国3亿多儿童当中,就有1 000多万的弱视儿童,且近几年来发病率有逐渐上升的趋势。研究表明人类视觉发育的关键时期在3岁以前,婴幼儿视网膜上若无清晰物像刺激,视能发育则会延缓、停止,形成弱视。因此,在3岁以前判断婴幼儿的屈光状态是否正常非常重要。目前,国内外学者一致强调应对儿童早期进行弱视的筛查和监测,并强调弱视的筛查工作不能仅针对3岁以上会说话的儿童,而应从1~2岁,甚至6个月的婴幼儿做起。岳以英等对1 033例2~6岁儿童进行视力检查发现,视力为1.0者的检出率在3岁儿童中为61.3%,在4岁儿童中为73.5%,在5岁儿童中为80.4%,在6岁儿童中为95.6%,进一步证实了全国小儿眼科学组在制定弱视定义的同时强调年龄因素的必要性。美国政府重视婴幼儿和儿童的弱视筛查工作,规定对出生至3个月、6个月至1岁、3岁和5岁的婴幼儿和儿童应进行视力检查,以达到筛查弱视的目的。瑞典政府已经建立了完善的弱视筛查和随访体系。我国目前尚无相关的法律和法规,眼科工作者和儿童保健工作者开展的儿童视力检查和弱视筛查大多从3岁儿童开始,婴幼儿的视力检查和弱视筛查工作尚属空白。广泛开展年龄1岁以下儿童的视力筛查工作并建立严格的随访体系,将有效降低3岁以上儿童的弱视发病率。

四、职业性眼病

劳动生产过程中存在多种职业危害因素,可引发多种眼部疾病。人们在生产劳动过程中,因生产工艺、劳动操作或生产环境中的有害因素引起的眼病称为职业性眼病。我国常见职业性有害因素包括：气体或蒸气、烟雾、粉尘、高温与热辐射、电离辐射及不良照明条件等；引起中毒性职业眼病的常见有害物质有：铅、汞、砷、锑、铊等金属及其化合物，以及三硝基甲苯、二硫化碳、甲醇、四氯化碳、氧化炭、氯、氰化物等化学物质；酸、碱可引起化学烧伤；热气浪、电焊和钢花可导致热烧伤。传统意义上的职业性眼病有眼部热烧伤、化学性眼灼伤、化学物质（如铅、汞、砷、锰、苯、甲醇及三硝基甲苯等）中毒。随着人类涉及领域的不断扩展，职业性眼病的种类也不断增加，如紫外线、红外线等非电离辐射性光损伤、电离辐射性光损伤、核爆炸所致的光损伤、激光对眼部的损害、应激性光损伤、微波对眼的损害等。因此，对职业性眼病进行流行病学分析有着指导预防和治疗的重要意义。

在农业、军事、生活中能引起化学灼伤的物质约有 25 000 余种。根据全国 30 个省市主要医疗机构统计资料，引起化学灼伤的化学物质有 180 余种，其中有机化学物质 110 余种，无机化学物质 70 余种。引起眼灼伤的化学物质可分为液体、固体、粉尘、烟雾或蒸气，其中液体占 31%，固体占 17%，化学烟雾占 52%。随着化学工业的发展，化学性眼灼伤有逐年增多的趋势，眼化学性灼伤占眼外伤的 10% 左右，占整个工业危害的 5%～20%。

除机械性眼外伤外，对视功能影响较大且较常见的是职业暴露所致白内障。据文献报道，能影响晶状体的职业有害因素，已公认的有萘、高强度微波辐射、放射线等。我国广东和广西等地区调查显示，白内障发病率室外工作者明显高于室内工作者。

在太阳光下和高海拔地区作业的工作者，受紫外线辐射的强度大，易引起晶状体、玻璃体、视网膜的损伤以及增加翼状胬肉的发生率。我国翼状胬肉发生率的调查表明北方高于南方，沿海高于内地，发病率为 0.1%～27%，渔民发病率可高达 46%，电焊工翼状胬肉的发病率亦高。

由于电子计算机和电视机的普及，人们经常长时间紧张地观察屏幕，观察者自觉视力模糊，易产生视力疲劳，还可发生暂时性近视。广州职业病防治所对 328 例视频终端作业者进行职业史、既往史、工作情况、工作环境，特别是眼部自觉症状等问卷调查并统计分析，发现 89.63% 的人有不同程度的视疲劳症状，其中患有慢性结膜炎者症状较重，近视眼视疲劳症状较明显，多数近视程度不断发展，还有新出现近视者。据报道，约 50% 的电脑工作者存在视力疲劳，进而降低全身健康状态，降低生产效率，甚至导致事故率上升。因此，这一问题日益受到重视。长时间近距离注视电视机和计算机荧光屏的人会出现眼部干涩、视物模糊、眼疲劳、眼球胀痛、头痛等症状，通常称为电脑终端诱发的视疲劳或称电脑终端综合征（visual or video display terminal syndrome，VDT 综合征）。VDT 综合征除了上述眼部表现外，还可出现泪液的质和量发生变化、泪膜破坏时间缩短、调节功能减退、空间对比敏感度下降和立体视觉功能降低。

五、急性结膜炎

急性结膜炎（acute conjunctivitis）是由细菌或病毒所致的一种急性流行性结膜炎症。此病传染性较强，可散发感染，也可流行于学校、工厂等集体生活场所。该病多发生于春夏季节，是最常见的感染性眼病。多见于成年人，小儿较少，婴幼儿一般不患此病，即使感染，症状亦轻。发病急，潜伏期 1～3 日，两眼同时或相隔 1～2 日发病。发病 3～4 日达到高潮，以后逐渐减轻。1992—2002 年深圳市福田区研究结果显示：2002 年急性结膜炎暴发流行，当年报告疫情 709 例，发病率达 83.98/10 万，其余各年为散发或无疫情报告。本病为接触传染，主要传染途径为患眼－水－健眼，或患眼－手或物－健眼。接触患者眼睛或上呼吸道的分泌物、受污染的手指、衣服和其他物品，包括与别人共用眼部化妆用品和眼科药物，均可能传染病菌。结膜仍然发炎的患者都会传播结膜炎。绝大多数人对本病有普遍的易感性，感染后形成的免疫力时间很短，故易导致重复感染。

急性出血性结膜炎亦称流行性出血性结膜炎，是由70型肠道病毒（偶由24型柯萨奇病毒）引起的一种暴发流行的自限性眼部传染病，传染性极强，潜伏期最短约2～3 h，一般为12～24 h。1969年首次在非洲加纳、尼日利亚暴发流行。1971年在我国首次暴发流行。世界各洲和大部分岛屿都多次发生过此病流行。多发于夏秋季节，常迅速蔓延流行，为丙类传染病。目前，本病在国内外都有小范围的流行。

思 考 题

1. 白内障发病的危险因素主要有哪些？
2. 根据沙眼发病的危险因素，对其防治有哪些提示？
3. 我国葡萄膜炎发病存在哪些特点？
4. 目前职业性眼病流行病学有哪些特征？

第四章 眼病调查

学习要点

1. 掌握眼病现况调查的目的和方法。
2. 熟悉常见眼病现况调查的步骤和注意事项。

眼病调查对眼科临床具有重要意义。通过眼病调查可以了解眼病在人群中的发生、发展和分布规律以及与该病有关的相关因素等,并可以早期发现可疑患者,达到早期干扰与治疗的目的。随着眼科学的发展,对眼病的防治研究越来越引起人们的重视。开展眼病的防治工作,就必须掌握科学的眼病调查方法,正确地采集、整理和分析通过对某种眼病的调查所获得的资料,并根据统计学分析结果做出判断和评价,最后得出可信的结论。眼病调查可以提供某种眼病的病因线索,指导进一步研究的方向和途径,并能确定眼科医生服务的重点,为合理地制定疾病的防治、保健措施提供科学的依据。伴随着国民经济的发展,人民生活水平的提高和老龄人口的增长,眼科疾病在人群中的发生、发展情况也发生了明显变化,新世纪眼病调查就显得更加迫切。

第一节 眼病现况调查

眼病现况调查(prevalence survey)也称为眼病横断面研究(cross sectional study),是指按照预先设计的要求,在某一时间点或短时间内,通过普查、筛查或抽样调查的方法,对某一特定人群中的某种眼病或眼部健康状况和有关因素进行调查,从而描述该眼病或眼部健康状况的分布及其与相关因素的关系。在流行病学研究方法上,如果仅仅研究特定人群在某一时间断面的疾病信息,属于描述性研究(descriptive study);如果在前者的基础上,还测量了暴露因素,描述了疾病和暴露因素之间的关系,则属于分析性研究。

一、眼病现况调查的优点和研究的范围

眼病现况调查既可弥补常规报告资料的不足,也可以较快速地取得结果。它适用于暴露因素不容易发生变化的研究和暴露因素后期累积作用的观察,主要用于研究病程长、发病频率高的疾病。如 Baltimore 眼科研究所比较了所在地区东部居民中黑人和白人发生原发性开角型青光眼的情况,就是以人口为基础的现况调查。

所谓<u>暴露因素</u>简称为<u>暴露</u>(exposure)，是指接触到的某种因素或具有某种特征的研究因素，它代表一切可能与疾病危险有关的、研究者感兴趣的因素。它既可以是遗传因素，也可以是环境因素，如物理因素、化学因素和心理因素等；既可以是外源性的暴露，也可以是内源性的暴露，如研究视网膜母细胞瘤的病因时，遗传就是内源性的暴露因素。而在先天性白内障病因研究方面，母亲在妊娠最初三个月的病毒感染就是外源性的暴露因素。在眼病调查中，不仅要重视可以增加眼病发病危险的暴露因素，也要重视能降低眼病危险的那些因素。

二、眼病现况调查的目的

1. 寻找与眼病相关的因素，提供眼病的病因线索　确定某种或某些因素与眼病的联系，从而建立病因假设，为病因学研究提供线索，以供流行病学研究。如 Klein 等 1984 年对糖尿病视网膜病变进行了流行病学研究：在人群中进行随机抽样，检查每一个患者，确定糖尿病人群中各种类型视网膜病变的发病情况及相关的危险因素，例如高血压、高血糖可能与严重的视网膜病变有关，从而寻找到严重视网膜病变的相关因素——高血压、高血糖。眼病现况调查虽可了解这种相关性，但不能完全确定因果关系，即相关因素可能是致病的，但也可能是该病的结果或与该病共存的因素。

2. 描述眼病的分布特征　描述眼病的在不同地区、不同时间和不同人群的分布现象，即三间分布，进一步分析某种眼病的人群特征，与哪些环境因素、防病措施的质量等因素有关。如国内有关全国不同地区、某一时间段的 50 岁以上人群的白内障现况调查中，张士元对 1987—1997 年期间全国白内障流行病学调查资料进行分析，描述了我国白内障患病率为 5.99%；1997 年许京京等调查了广东省斗门县 50 岁以上人群白内障患病率为 20.93%。这些调查就是基于描述眼病的分布特征的现况调查。

3. 评价眼病的防治效果、进行眼病监测　定期在某一人群中进行眼病现况调查，收集暴露因素与眼病有关的资料，评价或考核某些疾病防治措施的效果，同时进行疾病的监测，也对医疗卫生的质量给出评价。

4. 早期发现、早期诊断和早期预防眼病　利用普查或筛查等手段，监测高危人群，达到早发现、早诊断和早预防眼病的目的。

三、眼病现况调查的步骤

（一）确立调查的目的

在准备进行眼病的现况调查时，首先应确立该调查的目的，是要描述该眼病的三间分布，还是要找出与该眼病有关危险因素的线索；是要评价眼病防治措施的效果，还是要进行疾病的早期预防。这是眼病现况调查的第一步，也是非常关键的一步，它对眼病现况调查的各个步骤都起到决定性的作用。

（二）选择研究对象

研究对象要根据研究目的进行选择。如果研究目的是为了确定某种或某些相关因素与疾病的关系，就要选择暴露人群，即与暴露因素有接触的人群；如果是为了确定该病的三间分布，则要选择有代表性的人群；如果是为了早期预防某病，可以选择高危人群；如果是为了评价眼病防治措施的效果，要选择已经接受了该防治措施的人群。

（三）确定研究方法

研究方法的确定要以研究目的为依据。例如要调查某种眼病的患病率,可以选择抽样调查;如果要早期预防或早期发现某种眼病,则可以选择其高危人群进行普查。确定研究方法类型时,除了要依据研究目的外,还要考虑现有的人力、物力和财力。

（四）确定研究变量

研究变量也要根据调查的目的来确定,具体包括人口学资料,如姓名、性别、年龄、职业、民族、文化程度、住址以及相关因素变量,相关因素变量主要是指某些可能与调查疾病相关的特征,如遗传、用药史、家族史、全身疾病史等。疾病指标包括发病、伤残、生活质量、疾病负担等。

（五）制定统计调查表

研究变量确定后,须制定调查表来体现。调查表,也称为问卷(questionaire),是流行病学研究的主要工具,其设计好坏,直接关系到调查研究的质量与水平,因此调查表起着举足轻重的作用。

调查表分三个部分,一般性项目、调查研究项目和调查者的项目。一般性项目是人口学的基本资料,包括姓名、性别、年龄、职业、民族、文化程度、住址等,调查研究项目包括所研究的眼病指标和相关因素变量。调查者的项目包括调查者、调查日期,有助于明确责任、利于查询。调查表没有固定的格式,目前普遍采用的调查表格式是把拟收集的数据项目构成一系列的问题,以适应于整理和分析资料的要求。

设计调查表应遵循以下原则:

1. 调查项目不应缺项。
2. 语言表达要具体、清晰、易懂,避免使用专业术语。
3. 尽量选用客观指标来调查研究对象,如客观体征。
4. 调查项目编排顺序应遵循先易后难,容易回答的问题放在前面,不要遗漏可能的答案。对于将用计算机处理的调查表,应在每项数据后留出编码用的方框,以便于编码输机。

（六）资料收集

1. 掌握有关背景资料和研究动态　只有充分地了解该调查的背景资料,该问题现有的知识水平,国内外进展现状,才能阐明该研究的科学性、创新性、先进性和可行性,才能评估其社会效益和经济效益。通常来讲,掌握背景资料有三种途径:① 查阅相关资料。这是最主要的途径;② 自己经验的总结;③ 向有关专家请教。这项工作应当贯穿于整个研究过程中,它是一个十分重要的环节。

2. 眼病测量　在进行眼病现况调查时,应尽量采用简单易行的技术和灵敏度高的方法。并要注意检验结果中的假阳性,特别在患病率较低的疾病进行现况调查时尤为重要。一些检测手段在临床上诊断疾病的准确性极高,但在人群中通过现况调查研究发现患者与在医院中诊断患者是不同性质的两件事。

对被调查的疾病必须首先建立严格的诊断标准,标准要有利于不同地区的比较。调查表、体检表或一些特殊检查常需要联合应用。应尽可能确定疾病首次症状发作的时间。但有时,由于疾病是逐渐发生而难于确定发作时间,直到现况调查时才知道疾病存在。如慢性单纯性青光眼,由于患者没有明显的不适症状,常常是在体检时偶然被发现。

对有恶化期或缓解期的疾病,重要的是询问症状或体征轻微的人过去是否曾有过症状。如原发性急性闭角型青光眼的先兆期患者,当患者在某些诱发因素存在时,可能会出现一过性的虹视、眼痛或视物模糊,休息后这些症状消失。由于眼部的不适症状不明显患者往往不会引起重视。虽然调查者不能只根据这些症状确定他们是否患病,但可以考虑他们患病的可能性,以供分析时将他们分开分析。

3. 暴露因素测量　暴露因素即我们所要研究的因素。它必须有明确的定义和测量尺度。应尽量采用定量或半定量尺度和客观的指标。如用调查表、记录、实验室检查、体检和其他手段来测量暴露。知道暴露于这些因素多长时间,什么时候暴露很重要。例如调查者常想知道糖尿病患者是否病程越长,糖尿病性视网膜病变患病率越高;糖尿病患者是否发病年龄越早,糖尿病性视网膜病变患病率越高;伴有高血压的糖尿病患者是否糖尿病性视网膜病变患病率更高;有家族史的原发性开角型青光眼是否患病率更高等问题。

4. 确定测量变量的方法　调查变量的收集手段有询问、信访、电话调查等,检查项目的测量手段有体检、实验室检查等。如要调查原发性闭角型青光眼是否有家族史,常通过询问病史和对有关调查者的体检来确定。

5. 培训调查员　对调查员的最基本要求是实事求是的科学工作态度和高度的责任心。调查员要有一定的文化水平,但是并非医学水平越高的人越适于做调查工作。调查员在调查过程中应避免掺入自己的假设和看法,避免诱导性地提问题而产生信息上的偏倚。对调查员应进行严格的培训和考核再上岗。

(七) 资料分析

1. 常用的分析指标　常用的分析指标有患病率、发病率和死亡率。患病率(prevalence rate)是横断面研究的最基本的分析指标。有时,某些诊断时间明确的慢性病或有明显症状、短时间不会死亡的疾病也可以计算发病率(morbidity rate)或死亡率(mortality rate),另外,两次重复现况调查也可计算发病率。

(1) 患病率　患病率也称为现患率、流行率。它是指在特定时间内,一定人群中某种疾病新旧病例数所占比例。它用于病程长的慢性眼病的流行病学研究,可提供有价值的信息。影响患病率的因素有很多,但发病率和病程对其影响最大。如果某种眼病病程长,则该眼病患病率高;如果某种眼病的诊断水平提高,则该病的发病率高,患病率也因此升高。患病率的资料应与发病率、存活率、治愈率等资料结合起来综合分析,最终得出正确结论。

(2) 发病率　发病率是指一定时间内,特定人群中某种疾病新病例出现的频率。它适用于死亡率极低或不致死的疾病的流行病学研究。用它来描述疾病的分布、寻找发病因素、提出病因假设和评价防治措施等。发病率也受一些因素影响,如诊断水平、报告制度等。

2. 分析方法

(1) 描述分布　将眼病的现况调查资料按不同的人口学特征和时间、地区、某种生活习惯等方面加以整理,并计算眼病的发病率、患病率等,以观察疾病在不同的人群、时间、地区上的分布特征,此即疾病的三间分布。

(2) 关联分析　可以运用统计分析(单因素分析或多因素分析)、逻辑分析及运用专业知识的推理分析等方法对影响疾病分布的因素及可疑因素与疾病的关联性进行分析。

(八) 结果解释

一般先应说明样本的代表性、应答率等情况,然后评价分析调查中有无人为因素造成的偏倚及其来源、大小、方向和调整方法,最后归纳疾病分布规律的正确性及提供病因线索。

为了保证现况调查的质量,必须采取质量控制措施。样本选取必须随机化;应答率一般应高于80%～90%;进行预调查;统一培训调查员;调查或检查方法标准化且前后一致;控制偏倚;调查后复检(一般复检10%),进行多次一致性检验等。

四、现况调查的种类

现况调查包括普查、筛检、抽样调查。

(一) 普查(census)

现况调查若是为了早期诊断、治疗患者,在特定时间、特定范围内对某种眼病进行全面调查称为普查。特定时间应该较短,可以是某一时点,也可以是几天或1～2周,大规模的普查亦可以是2～3个月内完成,但常较少见。特定范围可以是某居委会的全体居民,也可以是某一地区某年龄组或从事某职业的人群中的每一个人。如2004年徐亮等对北京农村及城市特定人群原发性开角型青光眼的患病率进行了调查,结果发现北京地区40岁以上农村和城市男性人群中原发性开角型青光眼的患病率分别为1.97%和2.07%;女性人群中原发性开角型青光眼的患病率分别为1.04%和1.42%。原发性开角型青光眼的患病率随年龄增长呈上升趋势。

1. 普查的目的

(1) 了解一个人群中某种眼病或流行因素的分布情况、人群的健康水平或为了制订某一生理、生化指标的参考值。如调查某人群中盲和低视力的患病率、某种抗体的水平、儿童的视力等。

(2) 早期发现、早期诊断、早期治疗某些疾病,如对35岁以上人群进行眼压、房角、眼底和视力的检查,以早期发现、早期诊断青光眼,并能获得早期治疗。

2. 原则

(1) 明确普查的主要目的是早期发现病例并及时给予治疗,如通过普查早期发现青光眼患者,给予及时的干预治疗。

(2) 普查的疾病最好是患病率比较高的,如沙眼、屈光不正等眼病。

(3) 诊断标准应选择灵敏度和特异度均较高、且现场操作技术简便的检测方法。如应用手持裂隙灯显微镜、TONO-PEN眼压计、手持电脑验光仪等。

(4) 有足够的人力、物资和设备以发现眼病病例和及时治疗。

3. 优点

(1) 普查能够发现该人群中的全部病例并及时给予干预治疗。

(2) 能够较全面地描述普查地区人群某病的流行特点。

(3) 一次调查可观察多个因素和眼病的关系。

(4) 通过普查和卫生宣教,可以提高群众对某种眼病的防治知识。

4. 局限性

(1) 普查不适用于患病率很低和现场诊断技术比较复杂的疾病。

(2) 由于普查对象多,调查时间短,常难免漏查,无应答比例也较高。

(3) 普查的质量不易控制。

(二) 抽样调查

如果现况调查的目的是为了查明眼病的现患情况或当前某种眼病的流行强度,即可用抽样方法进行调查,即抽样调查。它是指遵循随机化的原则,从研究人群总体中抽取部分有代表性的样本进行调查,用这部分抽取样本的调查结果,推算出该人群总体某眼病的患病率或某些特征的情况。这是一种以局部估计总体的调查方法,也是眼科常用的调查方法之一。例如1987年我国对全国残疾人抽样调查。

1. **抽样调查的基本原理** 抽样必须遵循随机化的原则,即研究的样本由总体中抽取,每个单位被抽中的机会均等。抽取的样本必须足够大,这样才能获得有代表性的样本,并通过样本信息来推断总体。在现况调查中,常用单纯随机抽样、系统抽样、分层抽样、整群抽样和多级抽样的方法。

2. **抽样调查的目的** 抽样调查可用于揭示疾病的分布规律、研究影响因素、考核防治效果及调查的质量控制等。

3. **抽样调查的优点** 抽样调查具有节省人力、物力和时间,调查精度高等优点,在流行病学调查中占有很重要的地位,是最常用的方法。

4. **在抽样调查中必须注意的问题** 样本大小的问题是抽样调查中需要特别注意的问题。预计样本大小主要取决于:① 对研究结果精确性高低的要求,精确性要求高,允许误差小,则样本必须要大;② 预计的患病率高,则样本可少些;③ 评价的指标是计数资料还是计量资料,计数资料要求样本量要大。在抽样调查中要选择适当的样本大小,样本过大或过小都不适宜。

5. **抽样调查的局限性** 抽样调查的设计、实施与资料分析较复杂,存在抽样误差和偏倚,不适用于变异过大的资料和发病率过低的疾病等。

第二节　眼病筛查

一、筛查的概念

筛查(screening)是指通过快速的检查或其他措施,在一组人群中,从表面无病的人群中去发现那些未被识别的患者或有缺陷的人。筛查是描述性研究的一个组成部分,也是疾病预防的重要手段之一。通过筛查所获得的信息,有助于了解某些疾病的人群分布,确定一些疾病的发生情况或自然病程。它不是诊断试验,仅是一项粗略检查,对筛查被识别的患者或有缺陷的人,还必须进一步进行检查才能确诊,并对确诊患者采取必要的治疗措施。通过筛查,为许多慢性病提供了早期诊断的可能,同时可发现人群中大量未诊断的患者,对他们进行早期干预治疗,可以提高疾病的治愈率。如一些眼病在出现临床症状和体征之前,眼组织已发生了病理改变,到临床症状和体征出现后,眼组织的病理改变以及对视功能的损害已很明显。如能在眼病的早期及时发现并给予及时治疗,将避免视功能的严重损害,提高治愈率,达到疾病的一级预防和二级预防。

二、筛查的分类

根据筛查对象的范围可将筛查分为整群筛查和选择筛查。整群筛查的对象为整个规定人群,而选择筛查为整个人群中的一部分,如高危人群。

根据筛查方法的数量,可将筛查分为用一种方法的单项筛查和用多种方法的多项筛查。

三、筛查的原则和条件

1. 所筛查的眼病必须是该地区当前最严重的公共卫生问题之一，如对糖尿病性视网膜病变、白内障的筛查等。
2. 所筛查疾病的自然史应当已经明确。近年来筛查较多地应用于及时发现某病的高危人群，以减缓发病。如筛查高眼压患者以预防青光眼。
3. 筛查的地区应有一定的卫生资源，并要与提高医疗保健服务工作质量结合起来。对筛查的评价指标既要有效又要有显著的经济效益。
4. 被筛查的眼病患者应无明显的症状，但罹患可以确诊和治疗的眼病。
5. 筛查的方法要简单，灵敏度高，对检查者无创伤，且价廉，可以被大范围人群所接受。

但某些情况下不适宜筛查：如被筛查眼病发生频率很低时，如虹膜角膜内皮综合征等眼病；如果进行筛查将给患者或高危人群带来很大的精神压力时；某些目前尚无有效治疗方法的眼病等均不适宜筛查。

四、筛查方法的选择

筛查方法应符合效率高和经济的原则。效率高指筛查的方法灵敏度、特异度、预测值高。在制定筛查方案时要根据实际情况，一般选用简便易行的方法（如眼底检查）进行初筛，然后再采用准确性好但较复杂的方法（如眼底照相等）进行复筛。要保证筛查的可疑患者准确无误不被误诊或漏诊。筛查检测方法应在保证可行性的前提下，提高其科学性。

综上所述，筛查是一项基础性研究方法，是眼病预防的重要手段，对早期发现、早期诊断眼病具有重要作用。

第三节　几种常见眼病的调查方法

一、白内障患病率及手术状况的调查

（一）白内障患病率调查

1. 白内障患病率调查的意义　白内障是我国第一位的致盲眼病，根据我国1987年在全国范围内对双眼盲与低视力者进行的流行病学分层随机抽样调查研究结果，盲人中41.06%为白内障所致，是导致盲及低视力的最主要眼病，特别是年龄≥60岁者。根据盲及低视力患病率及白内障在致残眼病构成中所占百分比推算，12余亿人口中双眼视力<0.3的白内障患者应为500多万人。随着人口老龄化，白内障将不断增加，据估计每年新发生白内障的患者有200万。因此，白内障复明是我国防盲治盲工作的重点，白内障流行病学研究是眼科医师关注的课题。白内障患病率的调查有助我们估计它对人们健康危害的程度，研究它的流行因素，为我们制定卫生保健服务计划提供依据。积极开展白内障的病因和治疗研究，对于防盲治盲具有重要意义。

2. 白内障患病率的概念和影响因素　白内障患病率又称白内障现患率，是指在特定时间内，一定人群中白内障新旧病例数所占的比例，即：

$$白内障患病率 = \frac{特定时间内某人群中白内障新旧病例数}{特定时间内观察人口数} \times k$$

$k = 100\%$ 或 1 000/千,10 000/万

影响白内障患病率的因素很多,主要有发病率和病程。白内障患病率降低既可以是由于白内障治疗手段的改进使患者的病程缩短,导致白内障患病率的降低;也可能是白内障发病率的下降。此外,还必须统一白内障的诊断标准,在对有关资料进行分析比较时,首先要了解它的诊断标准。在白内障患病率调查研究计划中,必须根据本次调查研究的目的,在保证足够样本量和人力、物力、财力所能达到的情况下,制定出调查标准,尽力做到合理、实用。白内障早期形态多种多样,为了调查和统计分析,Chylack 等 1988 年发表了晶状体混浊记录和比较的分级方法——LOCS-Ⅱ系统。

3. 我国白内障患病率的研究现状　我国地域辽阔、人口众多。白内障的患病率可以因地理环境、经济发展状况及医疗卫生条件的不同而不同。我国在 20 世纪 70 年代以前没有较大样本量的白内障患病率调查资料,并且调查时所采用的诊断标准也不一致,所以没有具有代表性的可供比较的白内障患病率调查资料。目前,我国人口的预期寿命已超过 70 岁,年龄≥60 岁的老年人有 13 700 万,因此,白内障的患病率也将随着人口老龄化的增加而增高。

综合国内有关白内障患病率的研究表明:白内障患病率在中国南部低纬度地区,尤其是高原地带(如西藏 1.04%),明显高于北方高纬度地区(如黑龙江 0.26%)。对海拔高度和日照时间不同的地区年龄≥40 岁的人群的白内障患病率比较研究发现:海拔高、日照时间长地区的白内障患病率明显增高,即日照时间长、紫外线辐射量大是白内障发病的危险因素,同时不同地区白内障的盲情也存在差异。此外,根据 1987 年全国调查结果的统计分析证实:年龄和性别与白内障的患病率有明显的关系,其中年龄在 50～89 岁之间的双眼视力<0.3 的白内障患者占白内障患者的 93.1%。胡铮等的调查显示:晶状体混浊并导致视力<0.7 者,男性白内障的患病率为 5.05%,女性白内障的患病率为 6.78%。亦有报道白内障的发病与腹泻、饮食、药物、吸烟和糖尿病等有一定关系。

4. 白内障患病率调查的步骤

(1) 确定白内障患病率调查的目的　描述白内障的三间分布,找出与该病有关的危险因素,评价白内障防治的效果。

(2) 选择调查的目标人群　由于白内障与年龄有一定关系,因此,可以选择 40 岁以上或 50 岁以上的人群作为调查的目标人群。在描述三间分布的调查时,要选择不同地区的 40 岁以上或 50 岁以上的人群作为调查的目标人群。在研究白内障的相关因素时,可选择海拔高度和日照时间不同的地区人群作为调查的目标人群。

(3) 确定样本量　样本量的确定需考虑以下几个因素:① 预期患病率:预期患病率高,所需样本量就小;预期患病率低,所需样本量就大。② 评价资料的种类是计量资料还是计数资料,前者需要的样本量小,而后者需要的样本量大。③ 对结果精确度的要求:精确度高,样本量就要大,精确度低,样本量则小。

回顾我国白内障患病率的有关资料,不同年龄、不同性别、不同地区、不同诊断标准的白内障患病率是不同的。如以晶状体混浊和视力<0.7 为标准,白内障的患病率为 5.99%来计算,根据

公式：$n=Z^2(P)(1-P)/B^2$，其中 n 为样本量，P 为预期患病率，B 为允许误差。在95%可信限时 $Z=1.96$。如果对结果的精确度要求在95%可信区间内误差不超过20%，则调查白内障所需样本量至少约为1 500人。

（4）确定研究方法　在对白内障患病率的调查时，可选择整群随机抽样的方法。抽样人群要符合"以人群为基础"的要求。可以将所抽样人群以人口数相接近的原则，划分为几个基本抽样单位，再将这些基本抽样单位按照一定次序进行排列，最后应用单纯随机抽样的方法，从排序的基本抽样单位中再抽取几个基本抽样单位作为调查点。

（5）确定研究变量　除确定人口学资料外，白内障的调查还要检查视力、包括最佳矫正视力；裂隙灯检查外眼和晶状体，包括晶状体混浊的类型、前房深度；眼压测量；眼底检查，对部分受检者还要进行散瞳眼底检查等；对于年老、行动不便等不能来检查站接受检查者，可携带家庭视力表、手持裂隙灯及手持眼底镜等进行入户检查。此外，还要了解受检者日照时间、接受手术的情况、术后的并发症、术后的矫正视力；家族史、用药史、全身疾病史等。

（6）制定调查表　根据上述研究变量制定调查表。

（7）培训工作人员和现场工作　在正式调查前，应进行了至少1周的工作人员培训和预试验。统一检查方法、检查仪器及白内障的诊断标准；熟悉统计表的填写；熟悉仪器的使用。预试验的资料不包括在正式调查的结果之中。现场调查人员至少有一名主治医师负责审核诊断是否正确。

（8）质量控制　在对白内障患病率的现况调查中，应在研究工作中进行多次一致性检验，由两组调查队同时对同一批受检者进行检查，了解两组检查结果的差异是否在可以接受的范围内。多次一致性检验可以相隔1～2周进行一次。

（9）资料处理和分析　每天现场工作结束后，由专人负责处理资料，了解各调查的受检率。资料统计可以采用STATA5.0版或SPSS10.0软件完成。

（二）白内障手术状况的调查

白内障在全世界致盲眼病中居首位，也是我国当前防盲的重点。Chylack估计全世界患老年性白内障并明显影响视力的人数达3 000万～4 500万人。Taylor的研究表明：目前未得到手术治疗的白内障患者数达2 000万人，而且每年还将有200万新发生的白内障患者，预计到2020年需要接受白内障手术的患者将有显著增加。许京京等调查了广东省斗门县50岁以上人群白内障患病率和白内障手术负荷量，以双眼视力<0.1者为白内障手术负荷量，白内障手术负荷量为3.86%。李志清等对天津蓟县桑梓村40岁及以上人群白内障患病率和白内障手术负荷量进行调查，结果白内障手术负荷量为2.03%。目前农村白内障盲人及待手术者的数量仍是眼科面临的严峻挑战，增加高质量白内障复明手术是防盲治盲的首要任务。

在对白内障手术状况的调查中，应选择规范化的白内障手术，统一术前、术中和术后的管理，并及时记录手术日期、手术要有记录、还要记录术前视功能（视觉定位、辨色能力）、术后裸眼视力、出院矫正视力、复查时视力和矫正视力、术中及术后并发症和眼底情况等。

最后汇总统计。

二、青光眼患病率的调查

随着眼科诊断和治疗手段的不断提高和发展，使得白内障、角膜病等可治愈性致盲眼病均可

第三节 几种常见眼病的调查方法

获得比较有效的治疗。而不可治愈性致盲眼病,如青光眼、视神经和视网膜变性疾病的防治就更加重要。

1. 青光眼患病率调查的意义　青光眼是我国主要致盲眼病之一,在临床上,它引起的视功能损害是不可逆的,而青光眼又难于预防。因此,早期发现、早期诊断、合理而规范地治疗青光眼,尽可能地保持青光眼患者的有用视功能,对于预防青光眼盲具有重要意义。人群中有关青光眼患病率的调查可以帮助我们估计青光眼对人们健康危害的程度,研究它的流行因素,为我们制定卫生保健服务计划提供依据;而人群中筛查青光眼患者也是早期发现该病的重要手段。积极开展青光眼的病因、诊断和治疗研究,对于预防青光眼盲具有重要意义。

2. 青光眼患病率的概念和影响因素　所谓青光眼的患病率也称为青光眼的流行率,是指在特定时间内,一定人群中青光眼新旧病例数所占的比例。发病率和病程对患病率有一定影响,而诊断手段又可以影响发病率,例如,随着原发性开角型青光眼诊断手段的进步,使该病可以较早地被发现,因此,导致该病的发病率增高,相应地,其患病率也升高。因此,患病率的资料应与发病率、治愈率等资料结合起来综合分析,最终得出正确结论。

3. 我国青光眼患病率研究的现状　早在 20 世纪 80 年代,我国某些地区有关青光眼患病率的调查就有报道,如 1985 年胡铮等北京市顺义县眼病调查中显示:≥50 岁人群中,原发性青光眼的患病率为 2.05%,其中原发性闭角型青光眼患病率为 2%,原发性开角型青光眼的患病率 0.05%。1989 年他们又对该县 10 414 人(其中 40 岁以上 3 147 人)再次调查,结果表明:40 岁以上人群原发性闭角型青光眼的患病率为 1.37%,原发性开角型青光眼的患病率为 0.4%;2002 年赵家良等也对该县 50 岁及以上人群中青光眼的患病率和正常眼压进行了调查,并采取整群随机抽样的方法,结果:青光眼的患病率为 2.07%,其中原发性闭角型青光眼患病率为 1.66%,原发性开角型青光眼的患病率为 0.29%,两者患病率之比为 5.7∶1;继发性青光眼的患病率为 0.21%;同时发现各类青光眼的患病率均随年龄增长而增加;64% 的青光眼患者的视功能有一定程度的损伤。在中国南部地区的青光眼流行病学调查中,以广州斗门县农村中老年人群原发性闭角型青光眼流行病调查为例,对 50 岁以上的 5 342 人进行了流行病学调查,50 岁以上原发性闭角型青光眼患病率为 1.0%,男性为 0.8%、女性为 1.2%。在 50～59、60～69 和 70～98 岁年龄组分别为 0.4%、0.8% 和 1.6%,浅前房人群中为 5.9%。

综上所述,目前我国原发性闭角型青光眼的患病率有所下降,而原发性开角型青光眼的患病率有所提高,标志着我国原发性青光眼的构成比的变化;北方地区原发性闭角型青光眼的患病率高于南方地区;各类青光眼的患病率均随年龄增长而增加。

4. 国外青光眼患病率研究的现状　原发性闭角型青光眼是亚洲人群最常见的青光眼类型。Foster 等对 1 000 名蒙古人的调查显示:蒙古 40 岁以上原发性闭角型青光眼的患病率为 1.4%,是原发开角型青光眼的 3 倍,60 岁以上人群的发病率为 2.1%。1988—1989 年在日本全国 7 个地区进行了青光眼流行病学调查,在对 40 岁以上的 8 126 名受检者的调查中,原发性开角型青光眼的发病率为 0.58%,原发性闭角型青光眼的发病率为 0.34%,其中原发性闭角型青光眼的发病率明显低于中国国内的调查结果。中国人群和日本人群眼球的基本结构相似,产生以上结果的原因可能是:① 调查的方法学上的差异;② 在日本激光的应用比较广泛;③ 日本的白内障摘除手术一般较早。20 世纪 90 年代美国的两项研究报道的原发性开角型青光眼患病率分别为 1.3% 和 2.1%;意大利为 1.4%;2000 年 Dandona 等报道印度青光眼的患病率为 1.62%;2002 年

Foster 等报道新加坡华人原发性开角型青光眼患病率为 1.6%。其中新加坡、印度与我国徐亮等报道的原发性开角型青光眼患病率的结果接近。

5. 青光眼患病率调查的步骤

（1）确定青光眼患病率调查的目的　描述青光眼的三间分布，找出与该病有关的危险因素，评价青光眼防治的效果。

（2）选择调查的目标人群　由于青光眼的发病与年龄有一定关系，因此可以选择 40 岁以上的人群作为调查的目标人群。在描述三间分布的调查时，要选择不同地区的 40 岁以上的人群作为调查的目标人群。在研究青光眼的相关因素时，可选择不同种族、不同地区的人群作为调查的目标人群。

（3）确定样本量　我国青光眼患病率的有关资料显示，不同年龄、不同性别、不同地区、不同诊断标准的青光眼患病率是不同的。如以 40 岁以上北方男性原发性开角型青光眼的患病率为 1.97% 来计算，根据公式：$n = Z^2(P)(1-P)/B^2$，如果对结果的精确度要求在 95% 可信区间下误差不超过 20%，则调查男性原发性开角型青光眼的患病率所需样本量至少约为 4 780 人。

（4）确定研究方法　在对青光眼患病率的调查时，可选择整群随机抽样的方法。抽样要求、原则和方法同白内障患病率的调查。

（5）确定研究变量　除确定人口学资料外，青光眼的调查还要检查日常生活视力，如果日常生活视力 <0.7，还要检查小孔视力；裂隙灯检查外眼和眼前段，测量前房深度和眼压；检查眼底等；此外还要了解受检者青光眼发作史、家族史、用药史、全身疾病史等。对于浅前房的受检者，应进行前房角镜检查；发现前房角窄，再进行暗室俯卧试验。

（6）制定调查表　根据上述研究变量制定调查表。

（7）培训工作人员和现场工作　在正式调查前，应进行了至少 1 周的工作人员培训和预试验。统一检查方法、检查仪器及青光眼的诊断标准；熟悉统计表的填写；熟悉眼压计、前房角镜的使用、熟悉前房深度的测定等。预试验的资料不包括在正式调查的结果之中。现场调查人员至少有一名主治医师负责审核诊断是否正确。

（8）质量控制　在对青光眼患病率的现况调查中，应在研究工作中进行多次一致性检验，可以相隔 1~2 周进行一次。

（9）资料处理和分析　每天现场工作结束后，由专人负责处理资料，了解各调查的受检率。资料统计可以采用 STATA5.0 版或 SPSS10.0 软件完成。

由于目前我们还不能完全解释原发性青光眼的致病危险因素和发病机制，因此，能够早期发现和早期治疗该病尤为重要。中国是多民族的国家，不同地区和不同民族之间，青光眼的患病率和相关的危险因素都可能存在差异。在不同地域和不同民族开展青光眼的流行病调查对该病的诊断和治疗具有重要意义，并有助于进一步明确青光眼的发病机制。因此，在全国范围内进行多中心的青光眼流行病学调查是十分必要的。

三、屈光不正患病率的调查

（一）屈光不正患病率调查的意义

屈光不正是我国青少年健康的重要问题，其患病率的增高引起社会的广泛关注。早在 1982 年，国家教委、卫生部就要求把近视眼的防治列为科研机构和医学院校重点科技课题之一。国际近视眼研究基金会也多次举行国际性近视眼学术会议,对近视眼的防治进行研究。因此对屈光不正患病率的调查,特别是近视眼患病率的调查可以描述屈光不正在不同时间、不同地区的人群中的分布及发病的变化趋势,并可反映屈光不正与年龄、性别、民族和社会状况的关系,同时还可以反映防治屈光不正的有效性。

(二)屈光不正的患病率

屈光不正的患病率是表示在一特定调查时间所查人群中屈光不正患者总数的绝对值,可以百分数、千分数或万分数表示,即:

$$\text{屈光不正患病率} = \frac{\text{特定时间内某人群中屈光不正新旧病例数}}{\text{特定时间内观察人口数}} \times k$$

$k = 100\%$ 或 $1\,000/$千,$10\,000/$万

屈光不正患病率也包括了近视眼、远视眼和散光眼的患病率,可以分别在特定时间内,对某人群进行调查。如近视眼患病率是指某一特定时间内人群中存在近视眼病例数所占的比例。在进行屈光不正的调查时,要特别注意固定条件、规范方法,才能对患病情况作出有效研究设计及对结果准确分析。准确的近视眼患病率应当根据阿托品散瞳验光结果、静态屈光(睫状肌麻痹)≥ 0.25,普查率要$\geq 90\%$而确定,这是合理、有效地进行其他研究的基础。

(三)我国屈光不正患病率的研究现状

1. 近视眼的患病率 我国是近视眼的高发国家,据估计患病率约占人口总数的$10\% \sim 40\%$。日本、美国等国家也是近视眼的多发国家。有报道1937年日本小学生的近视眼患病率为32%,中学生为37%,到1975年中学生的近视眼患病率高达$60\% \sim 70\%$。我国台湾地区的近视眼患病率的分层随机调查显示:6岁时近视眼患病率为5%,12岁时为$30\% \sim 35\%$,15岁时达$60\% \sim 70\%$。1983年徐宝萃调查的结果:小学生近视眼患病率为11.07%,初中生为19.31%,高中生为38.4%。郭秉宽1983年的研究结果表明:近视眼总患病率为30.9%,低度近视为15.0%,中度近视为8.94%,高度近视为6.99%。2002年王应等对我国报道的近视眼患病率的综合分析证实:以$7 \sim 18$岁年龄段即中小学生为主,近5年报道的我国近视眼患病率最低的为山东临沂——24.33%,最高的为浙江温州为53.8%。学龄前儿童近视眼患病率随年龄增加而增多。近年近视眼患病率有明显增多的趋势。所有研究均发现近视眼的患病率与性别、年龄、受教育程度、遗传因素、环境因素和微量元素等有关。

2. 远视眼与散光眼的患病率 Fan DS等对中国学龄前儿童散光的发病率进行了研究,结果:规则性散光占53%,平均柱镜为$-0.65D$;儿童随着散光的增加,近视发展增加更明显,轴长也有明显的增长。

(四)屈光不正患病率调查的步骤

1. 确定屈光不正患病率调查的目的 描述屈光不正在不同种族、文化背景条件下的患病率,找出与该病有关的危险因素,确立开展眼保健的方法,评价屈光不正防治的效果。

2. 选择调查的目标人群 以人群为基础,避免以特殊人群为基础,如在校学生。应按不同年龄段调查受检者,如学龄前儿童、小学生、中学生、大学生、不同年龄段的成人等。在研究屈光不正的相关因素时,可选择不同种族、不同文化背景、不同地区的人群作为调查的目标人群。

3. 确定样本量 据我国屈光不正患病率调查的有关资料显示,不同年龄、不同性别、不同地区、不同文化背景、不同诊断标准的屈光不正患病率是不同的。如以近视眼总的患病率为30.9%

来计算，对结果的精确度要求在95%可信区间内误差不超过20%，则调查近视眼的患病率所需样本量至少约为215人。

4. 确定研究方法　在对屈光不正患病率的调查时，可选择整群随机抽样的方法。抽样要求、原则和方法同白内障患病率的调查。

5. 确定研究变量　除确定人口学资料外，屈光不正的调查还要检查视力，包括未矫正视力和最好矫正视力；对戴眼镜的受检者还要检查镜片度数、散光轴位；检查眼位；裂隙灯检查外眼和眼前段，检查屈光介质和眼底；滴用睫状肌麻痹剂后进行验光检查，包括主观验光、视网膜检影、电脑验光仪的自动验光等。此外，还要了解受检者家族史等。

6. 制定调查表　根据上述研究变量制定调查表。

7. 培训工作人员和现场工作　在正式调查前，应至少进行1周的工作人员培训和预试验。统一检查方法、检查仪器及各种屈光不正的诊断标准；熟悉统计表的填写；熟悉主观验光、视网膜检影、电脑验光仪的自动验光等方法、熟悉眼位的检查等。预试验的资料不包括在正式调查的结果之中。至少有一名主治医师在现场负责审核诊断是否正确。

8. 质量控制　在对屈光不正患病率的现况调查中，应多次在研究工作中进行一致性检验，可1～2周进行一次。

9. 资料处理和分析　每天现场工作结束后，由专人负责处理资料，了解各调查的受检率。资料统计可以采用 STATA5.0 或 SPSS10.0 软件完成。

四、盲和低视力患病率的调查

1. 盲和低视力患病率调查的意义　据世界卫生组织估计，全世界盲人数约4 000万～5 000万人，而低视力是盲人数的3倍，约为1.35亿～1.4亿。我国有盲人560万，而低视力患者约750万，每年新出现的盲人有45万，低视力患者约135万。预计到2020年我国视力残疾人数将达到5 000余万。因此，视力损害是全球性的严重的公共卫生问题。因此，通过对盲和低视力患病率的调查，可以了解盲和低视力在不同时间、不同地区的人群中的分布及发病的变化趋势，并可反映盲和低视力的相关因素，同时还可以反映防治盲和低视力的有效性，这对防盲治盲工作具有重要意义。

2. 盲和低视力患病率的概念　盲和低视力的患病率是表示在一特定调查时间所查人群中盲和低视力患者总数的绝对值。

由于盲和低视力均属视力残疾，因此国内外有关低视力的流行病学研究中都将盲和低视力一起统计。在流行病学调查中盲和低视力必须有统一的标准。1987年我国全国视力残疾的抽样调查的标准基本上与 WHO 标准一致，但为便于调查员掌握，略有修改，见表4-1。

表4-1　我国残疾人抽样调查视力残疾的标准

类别	级别	最佳矫正视力（双眼中的好眼）
盲	一级盲	小于0.02～光感，或视野半径小于5°
	二级盲	小于0.05～0.02，或视野半径小于10°
低视力	一级低视力	小于0.1～0.05
	二级低视力	小于0.3～0.1

3. 国内外盲和低视力患病率研究的现状　1987年我国在全国范围内对视力残疾者进行了流行病学分层随机抽样调查,调查人数1 579 316人,结果:盲人为6 826人,患病率0.43%;低视力患者9 097人,患病率0.58%。视力残疾患病率为1.01%。目前全国有13亿人口,以此数据计算,盲约为560万,低视力患者约为750万,视力残疾约为1 310万患者。

调查的盲人中41.06%为白内障所致;低视力患者中49.38%为白内障所致。导致视力残疾的眼病依次为:白内障46.07%,角膜病11.44%,沙眼10.12%,屈光不正及弱视9.73%,脉络膜视网膜病变5.89%,青光眼5.11%。

在此项抽样调查中,60岁以上老年人约14万,老年盲人4 853人,盲的患病率为3.46%;低视力患者6 045人,低视力患病率为4.31;视力残疾患病率为7.77%。导致年龄≥60岁者视力残疾的眼病依次为:白内障60.11%,沙眼10.84%,角膜病9.42%,青光眼5.74%,脉络膜视网膜病变4.35%,屈光不正/弱视为4.34%,其他为5.87%。

双眼致盲率为0.43%,主要致盲眼病为白内障41.06%,角膜病15.38%,沙眼10.87%,青光眼8.80%,脉络膜视网膜病变5.54%,先天/遗传眼病5.07%,视神经病2.90%,屈光不正/弱视2.93%,眼外伤2.56%等。

由于白内障是导致视力残疾的首要原因,因此"全国防盲规划"和"视觉第一中国行动"中,首先要解决的就是白内障致盲的问题。

国外有关盲和低视力患病率的研究,资料较少,而且由于盲和低视力的病因相似,常常将盲和低视力的资料相互参考。1999年Wolffsohn等报道了澳大利亚墨尔本一低视力门诊对低视力患者主要病因的分析结果:大于60岁的低视力患者的主要病因是年龄相关性黄斑变性;而30~59岁低视力患者的主要病因是青光眼、糖尿病视网膜病变;30岁以下为黄斑部营养障碍和视神经萎缩。有报道:美国40岁以上患者的低视力患病率为1.3%~1.9%,蒙古低视力患病率为8.1%,埃及为2.1%。

综上所述,盲和低视力是全球性的、严重的公共卫生问题,无论是在发展中国家,还是在发达国家。在病因学方面,我国白内障是第一位可治愈致盲眼病,是我国防盲的重点。但以日常生活视力来衡量,造成低视力的第一位病因为屈光不正,因此屈光不正也是我们今后防盲治盲的主要工作。

4. 盲和低视力患病率调查的步骤

(1) 确定盲和低视力患病率调查的目的　描述盲和低视力的三间分布,找出与该病有关的危险因素,评价盲和低视力防治的效果。

(2) 选择调查的目标人群　在描述三间分布和研究盲和低视力的相关因素时,可选择不同种族、不同地区的人群作为调查的目标人群。

(3) 确定样本量　我国盲和低视力患病率的有关资料显示,不同年龄、不同性别、不同地区、不同诊断标准的盲和低视力患病率是不同的。如以盲的患病率为0.43%、低视力的患病率0.58%来计算,根据公式:$n = Z^2(P)(1-P)/B^2$,如果对结果的精确度要求在95%可信区间内误差不超过20%,则调查盲和低视力的患病率所需样本量分别约为1 330人和1 550人。

(4) 确定研究方法　在对盲和低视力患病率的进行调查时,可选择分层随机抽样的方法。

(5) 确定研究变量　除确定人口学资料外,盲和低视力的调查还要检查日常生活视力,如果日常生活视力<0.7,还要检查小孔视力;裂隙灯检查外眼和眼前段;检查眼底等;此外还要了解

受检者家族史、用药史、全身疾病史等。

（6）制定调查表　根据上述研究变量制定调查表。

（7）培训工作人员和现场工作　在正式调查前,应至少进行1周的工作人员培训和预试验。统一检查方法、检查仪器及盲和低视力的诊断标准;熟悉统计表的填写;熟悉检查设备的使用等。预试验的资料不包括在正式调查的结果之中。现场调查人员至少有一名主治医师负责审核诊断是否正确。

（8）质量控制　在对盲和低视力患病率的现况调查中,应在研究工作中多次进行一致性检验,可1～2周进行一次。

（9）资料处理和分析　每天现场工作结束后,由专人负责处理资料,了解各调查的受检率。资料统计可以采用STATA5.0或SPSS10.0软件完成。

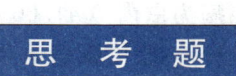

1. 何为暴露因素？原发性开角型青光眼的暴露因素有哪些？
2. 眼病现况调查的步骤是什么？
3. 如何设计我国学龄儿童近视眼患病率的调查？

第五章　正常人群的眼保健

学习要点

1. 了解影响正常人眼健康的主要因素,包括环境因素、行为生活方式、医疗卫生服务、生物遗传因素四大类。
2. 掌握不同年龄段眼的特点及各年龄段的眼保健要点。
3. 熟悉特殊人群的眼健康状况及其眼保健。

第一节　影响人类眼健康的主要因素

眼作为一个重要的感觉器官,其健康状况会受到许多因素的影响。影响人类眼部健康的主要因素可以归纳为环境因素、行为生活方式、医疗卫生服务、遗传因素四大类。通常环境因素对眼健康起主要影响,其次是行为生活方式、医疗卫生服务,遗传因素所占的比重较小,但一经发病,常致不可逆的终生伤残。具体的眼部疾病受各因素的影响有差异,有些眼病如感染、外伤等基本是环境因素决定的;原发性视网膜色素变性、先天性红绿色盲等疾病基本是由遗传因素决定的;单纯近视则受环境因素、行为生活方式、医疗卫生服务、遗传因素的综合影响。

一、环境因素

环境是指以人为主体的外部世界,是地球表面的物质和现象与人类发生相互作用的各种自然及社会要素构成的统一体,是人类生存发展的物质基础,也是与人类健康密切相关的重要条件。环境包括生活环境、生产环境和社会环境。环境因素一般概括为物理性因素、化学性因素、生物性因素及社会心理性因素四大类型。

(一)物理性因素

物理因素包括如气温、气湿、气压、声波、电击、振动、粉尘、辐射(电离辐射、非电离辐射)等,在自然状态下一般对人体无害,甚至还是人体正常生理活动的必要条件,只有超过一定强度和(或)接触时间过长时,才会对机体产生危害。

过低的气湿加大眼表的泪液蒸发,可导致干眼症;潜水病因气压变化形成的空气栓子可导致视网膜血管阻塞;热烧伤可致角膜、巩膜、结膜的组织坏死;电击可致白内障;工业机器的运转、生活中的斗殴或意外碰撞、战争中的火器伤、交通事故、体育运动等机械力都可能损伤眼部,导致眼球穿通伤、钝挫伤。

环境中天然及人工污染的放射性物质(如宇宙射线、核爆炸、核工业及建筑材料中的放射性物质)产生的 X 射线、γ 射线等属于电离辐射,具有波长短、频率高、辐射能量高的特点。如果对人体形成照射,可致蛋白分子链、DNA 和 RNA 链断裂及生物酶破坏。小剂量长期照射可引起晶状体混浊导致白内障等,同时也是物理性致畸因素之一。红外线、可见光、紫外线、微波、激光等则属于非电离辐射,具有波长长、频率低、辐射能量低的特点,但也能够损害人体组织。小于 300 nm 波长的紫外线可致皮肤红斑效应,造成起疱、脱皮及致癌;250～320 nm 波长的紫外线可引致电光性眼炎。红外辐射可致眼睑皮肤灼伤、角膜损伤、白内障(炉前工)、视网膜脉络膜损伤(如日食性视网膜炎)。随着大量医用激光的使用,由激光造成的损害也不少见。红外激光可致角膜灼伤;紫外激光(<40 nm)及近红外激光(1 400 nm)可致白内障;激光束(>500 nm)损伤视网膜色素上皮层造成视网膜充血、水肿、脱离、穿孔、中心盲点和瘢痕形成,视力下降;长期低剂量激光束可影响色觉。

(二)化学性因素

天然存在的无机化学物质是构成机体的主要物质。有些元素在生物体内含量很少,但不可缺少,称为微量元素。很多化学元素在正常情况下对机体无害,过量或低剂量长时期接触时才会产生有害作用。

环境中常见的化学因素包括金属和非金属等无机化合物;煤、石油等燃烧产生的硫氧化合物、氮氧化合物、碳氧化合物、碳氢化合物等;生产过程中的原料中间体或废弃物(废水、废渣、废气,"三废");农药;食品添加剂及以粉尘形态出现的无机和有机物质。这些环境中的有毒化学物(毒物)可导致机体功能性或器质性改变,并产生相应的症状和体征。根据病变发展的速度及作用特点可分为急性毒作用、慢性毒作用和慢性特殊毒作用。

1. 急性毒作用　指机体一次性大剂量接触或在 24 h 内多次接触一种环境化学物质所引起的快速而剧烈的急性中毒效应。中毒效应的程度与化学物的毒性和剂量有关,有的在瞬间即产生中毒症状甚至死亡,有的可在接触致死剂量后的几天才出现明显的中毒症状或死亡。工业乙醇中因含较高浓度的甲醇,饮用由工业乙醇勾兑的假酒可引起急性中毒而致盲,甚至致死。

2. 慢性毒作用　指环境化学物质在人或动物生命周期的大部分时间或终生作用于机体所引起的损害。表现为缓慢、细微、耐受性甚至波及后代的慢性毒作用。病程大多经历数年至数十年,如长期吸用旱烟或烟斗导致的烟中毒性弱视。

3. 慢性特殊毒作用　又称致畸作用。目前已经确认对人类有致畸作用的化学物质有:多环芳香碳氢化合物、亚硝基化合物、烷基和苯类化合物、农药、重金属(如铅、砷、镉、汞)等。这些致畸剂除了会干扰正常的细胞分裂过程、抑制胎儿发育之外,还会对胎儿的大脑以及面部器官的发育造成影响。

(三)生物性因素

生物圈中的生命物质都是相互依存、相互制约的。生物本身在造福人类的同时,也会给人类健康带来一定威胁。病毒、衣原体、细菌、真菌、原虫、寄生虫等致病性生物可致感染性眼病,如单纯疱疹病毒性角膜炎、沙眼、细菌性角膜炎、真菌性角膜炎、棘阿米巴角膜炎等。风疹病毒、疱疹病毒、巨细胞病毒、弓形虫原虫、梅毒螺旋体等病原微生物感染母体后,通过胎盘传播给胎儿,可引起各种眼部畸变。此外,空气中存在致敏的花粉、生物性粉尘(动物羽毛等)可致过敏性结膜炎。

（四）社会心理性因素

社会因素一般包括社会制度、社会文化、社会经济水平，它影响人们的收入和开支、营养状况、居住条件、接受知识和受教育的机会等，因而也必然会影响到健康水平的提高和疾病的发生、发展及转归。此外，年龄、性别、风俗习惯、宗教信仰、职业和婚姻状况等都属于社会因素范畴。许多眼病中如年龄相关性白内障、青少年单纯性近视眼等都具有明显的社会因素。

心理因素指个体的内在情绪（兴奋、抑制、焦虑、恐惧、愤怒、悲伤等心理紧张）及对周围环境和事物的态度和观念。

心理紧张本是人适应环境的一种正常反应，但如果强度过大、时间过久都会使人的心理活动失去平衡，可致神经、内分泌功能及精神的异常。如精神紧张导致的免疫力下降，可诱发病毒性角膜炎、带状疱疹病毒性眼病。

由于社会环境的变动与个体的心理和躯体的健康相互影响，因而常称为社会-心理因素。

二、行为生活方式

包括用眼方式、营养、嗜好、性生活、体育锻炼等。

1. 用眼方式　普及教育使几乎所有的人在眼发育阶段都要经历繁重的近距离的学习；电脑的普及让人们花费更多的时间呆在狭小的空间面对电脑屏幕；城市的建筑使人群的视线更局限，且更多的人进入写字楼工作；就连飞行员也因雷达等高科技设备的出现，用眼方式从"视远为主"改为"视近为主"。这些用眼方式的改变对人眼产生了极大的影响，统计资料表明：近视眼的发病率明显呈逐年增高的趋势，干眼症在视频终端使用人群中的出现率几乎达到100%。

2. 营养　饥饿、素食者、婴儿喂养不当、盲目的忌口、慢性消化系统疾病等均可造成营养的缺乏。由维生素A缺乏而导致的角膜病变及夜盲在发展中国家比较常见。

3. 嗜好　长期饮酒使一些必要的营养素缺乏，尤其是维生素B族的缺乏，导致慢性球后视神经炎。长期吸旱烟所致的烟中毒性弱视也属于慢性视神经病变。

4. 性生活　有资料表明中心性浆液性视网膜脉络膜病变与中年男性不当性生活相关。

5. 体育运动　适合于个体特征的运动对健康是有益的，但是剧烈的、过度的运动往往造成损伤。在从事跳水、拳击等对头部产生强烈振动的运动人群中，视网膜脱离更为常见。

三、医疗卫生服务

社会上医疗卫生设施的分配情况、医疗卫生制度的制定与落实情况、医疗资源的利用情况都会对人群健康产生影响。与发达国家比较，国内眼视光学发展水平相对落后；与眼科内部其他方向的发展现状比较，眼视光学发展相对落后；国内各地区无论是在设施还是在人员配备方面，眼视光学发展都很不均衡；只有少数几个城市拥有较好的眼视光设施与人员配备，可以提供较好的服务，大多数地区眼视光学服务水平仅仅限于单眼的屈光检查与处理。有统计资料表明农村儿童弱视的早期诊断比例、白内障复明人数比例明显低于城镇。分级医疗制度未能落实，社区医疗保健单位未能承担相应的工作等，这类情况对于人群保健是非常不利的。

四、遗传因素

遗传因素可造成眼的先天性缺陷或伤残。目前，已知的眼遗传性疾病有600余种。自1980

年召开中国遗传学会第 1 届眼科遗传学学术会议起,近年来全国各地已组织进行了覆盖面达 70 余万人的眼遗传病普查,报道了各种眼遗传病 5 000 余家系。对先天性红绿色盲、高度近视眼、视网膜色素变性等常见的 100 余种眼遗传病的遗传规律已基本明确。此外,还报道了 100 余种与眼有关的全身遗传病。

1. 染色体遗传病　指由染色体数量的改变或结构的异常所造成的疾病,以综合征的形式出现,常表现为多种畸形与病变。在眼部有表现的该类遗传病,目前报道已近 100 种左右,如先天性小眼球,无虹膜和视网膜母细胞瘤等。

2. 单基因遗传病　指由一对等位基因受累所引起的疾病。目前报道的该类眼病有 205 种以上。其中,常染色体显性遗传(AD)有 127 种,如先天性上睑下垂、结节状角膜营养不良和先天性晶状体脱位等;常染色体隐性遗传(AR)有 58 种以上,如大部分的视网膜色素变性、高度近视和先天性青光眼等;X 性连锁隐性遗传(XR)20 余种,如先天性红绿色盲等;X 性连锁显性遗传(XR)较为少见,如部分原发性眼球震颤等。

3. 多基因遗传病　指由 2 对或 2 对以上的基因受累所引起的疾病。该类眼病与环境因素有关,如单纯性近视,原发性开角型青光眼等。其特点为亲属患病率高于群体患病率,受亲属等级、病情轻重以及患病人数等因素影响。

随着分子生物学技术的发展,眼遗传病的研究也进入分子水平。目前已将视网膜母细胞瘤(RB)的 *Rb1* 基因定位于 13q14.2～14.3。ADRP 中 *RP1* 基因和 XRRP 中 *RP2*、*RP3* 基因突变均可引起视网膜色素变性(RP)。绿色盲主要是绿色素基因缺失所致。无脉络膜症患者基因组中包含有缺失、重排和重复等各种改变。

基于对影响健康的社会心理因素的认识,现代医学模式已由生物医学模式转变为生物-心理-社会医学模式。所以要保持和促进每个人的眼部健康,以提高某一人群的眼健康水平,眼保健人员需要做到以下工作:治疗眼病,帮助建立正确的视觉心理状态,关注患者所处的社会环境,获得个人、家庭和社会的全面合作,而最重要的环节是教育个人,能执行自我眼保健和遵守眼公共卫生。

第二节　正常人群的眼健康教育

通过对正常人群的眼健康教育,可以改变个人不良的眼卫生行为,人人实行自我眼保健,以达到眼健康的目的。眼跟人体其他器官一样,都随着年龄的增长而经历生长、发育、衰退的过程。并且不同年龄阶段眼的主要致病因素有明显差别。因此,不同年龄阶段眼的健康教育各有其特殊性。本节主要参照 WHO 建议的年龄划分标准,结合眼的生长发育特点,将正常人群的眼健康教育分为:新生儿期(出生至产后 28 天)、婴幼儿期(出生 28 天～3 岁)、儿童期(4～14 岁)、青少年期(15～44 岁)、中年期(45～59 岁)及老年期(60 岁及以上)六个阶段分别进行介绍。

一、新生儿期的眼保健

新生儿期通常指从胎儿娩出、脐带结扎后至满 28 天这一阶段。

(一)新生儿期眼的特点

新生儿从母亲子宫的羊水环境来到外界的空气环境,眼从无菌的羊水中暴露在复杂的空气中,角膜处于相对干燥的状态,为了保证角膜的透明性,使其不受到伤害,泪腺开始分泌泪液来保护角膜。胎儿在分娩过程中,产道的细菌可感染胎儿的眼,使有些新生儿出生后眼部出现分泌物,这种表现属于正常的新生儿自我防护反应。由于出生前胎儿的头是朝下的,因此,正常新生儿出生后眼睑常有些浮肿,但1周左右会自行消退。

新生儿期的眼致病因素主要有早产、产伤和产后眼部感染。

1. 早产　早产儿(胎周在37周以下)由于器官发育不全,常会出现呼吸衰竭等现象,临床上常规给予高压力高浓度氧治疗,以提高患儿的存活率,但可引发早产儿视网膜病变。尤其是体重低于1 000 g的早产儿,其发病率达100%。这是由于早产儿的视网膜血管发育不全,当氧中毒后使视网膜血管异常扩张及新生血管形成,晶状体后纤维增生,进而导致视网膜脱离等一系列的眼病理改变,最终导致失明。据世界卫生组织统计,早产儿视网膜病变已成为高收入国家儿童致盲的首位原因。

2. 产伤　当产程延长或借助于器械分娩时常可造成眼部损伤。即使是正常分娩,也有20%～25%发生不同程度的眼部损伤,而产程延长、难产或借助器械分娩造成眼部损伤的发生率高达40%～50%。眼部产伤以角膜混浊和眼内出血最为常见。

3. 产道感染　以阴道分娩的方式出生的新生儿,若母亲患有淋病、尖锐湿疣、生殖器疱疹等性传播疾病,易发生产道感染,导致新生儿眼炎。

(二) 新生儿的眼保健

1. 预防产伤　尽量不用器械助产,防止或减少视网膜出血、眼外肌损伤等其他视觉系统部位的产伤。

2. 正确处理早产儿　对于早产儿、低体重儿、缺氧及吸氧时间较长的新生儿,必要时需在出生后半月至3个月内定期散瞳查眼底,及时发现早产儿视网膜病,做到尽早诊治以防并发症的发生。所有产科医生都应该按照国家早产儿安全用氧指导(《早产儿治疗用氧和视网膜病变防治指南》2004年4月卫生部)进行氧疗,预防视网膜病变。

3. 预防产道感染　新生儿出生后常规使用0.25%的氯霉素眼药水、1%四环素眼膏或1%硝酸银溶液滴眼可预防结膜炎,每日滴眼1～3次,每次1滴,防治产道感染性眼病。如确诊产妇有淋病,需全身应用青霉素;对其新生儿应进行严密观察,如发生了结膜炎,也需全身或局部应用青霉素。所有的助产士、护士和医生都应学会如何正确应用这类药物以防止新生儿眼炎和角膜病变致盲。

4. 注意清洁卫生　与产妇及新生儿有密切接触的手及用具应注意清洁卫生。不要用脏手擦拭孩子的眼,新生儿要使用专用毛巾和脸盆,毛巾要晾晒,脸盆使用前应清洗干净。

5. 提供良好的视觉环境　需要提供良好的适宜眼发育的视觉环境。新生儿出生后,应开始接受适宜的光、色刺激。缺乏适宜的光线,如新生儿乃至婴儿阶段长时间呆在阴暗的房间或由于先天性白内障等原因使眼被长期遮盖,视网膜的黄斑得不到光的刺激,可导致形觉剥夺性弱视。但过强的光刺激如照相时强烈的闪光是有害的,可引起视网膜的损伤。一般育婴室内宜采用柔和的弱光,25 W的白炽灯泡或15 W的日光灯比较合适,灯光不要直接照射新生儿的眼。

6. 开展新生儿眼病筛查　新生儿眼病筛查的意义在于尽早发现眼的先天异常。通过对新生儿双眼的仔细观察来了解其眼健康状况,包括观察眼的大小、外形、位置、运动、色泽及注视反应等。眼睁开时两眼应对称,瞳孔等大,对光反应良好,眼底清晰可见。若发现眼球增大,需要考虑先天性青光眼的可能性。若以直接检眼镜检查时红光反应消失或散射,应考虑白内障或玻璃体混浊。发生在新生儿的巩膜出血及视乳头附近的线状出血是常见的,多在数日后自行吸收。新生儿的视力可以通过观察其光刺激反应及注视反应来评价,新生儿已经有了光觉,如用手电光突然照射新生儿的眼,可引起皱眉、闭眼反应;如果在睡眠状态,光刺激可引起身体扭动,甚至觉醒。新生儿已开始出现短暂的原始注视,能在约 20 cm 的距离调节视力和两眼的协调力,且最喜欢看人脸和红颜色,可以使用红色球评价新生儿的视力。如用直径 10 cm 的红球,在距离眼 20 cm 处,水平方向移动,观察新生儿追视红球的反应。

二、婴幼儿的眼保健

(一) 婴幼儿眼的特点

人眼的发育具有发育早、生长快、变化大的特点。人眼是已知的人体生长发育最快的器官之一,与人脑组织的发育速度相近。

除外胚胎发育期,婴幼儿时期的眼生长最快,此期主要完成眼的结构发育,尤其是眼前节的发育。具体表现为:① 眼球轴长在 2 岁内即经历一个快速生长期,短期内可增加 4~5 mm,基本接近成人水平。而其后的 4~13 岁为慢速生长期,眼球矢状径总增加量平均仅 1 mm,此后变化极小。② 眼球体积从出生到成熟增长约 3 倍,其中 70% 是在 4 岁之内完成的。③ 角膜在出生时直径约 10 mm,出生后 1~2 年即达成人大小(接近 12 mm)。出生时角膜较平,各径的弯曲度几乎一致;其后经过多年的发展演变,至青少年期垂直向角膜弯曲度增加,出现顺规散光;年长时角膜又有变平趋势,出现逆规散光。④ 眼前房在初生时较深,随后由于晶状体逐渐增大,前房亦逐渐变浅,平均变浅 0.5 mm。小儿前房角位于巩膜突及 Schlemm 管之后(相当于小梁的后部),然后逐渐向后扩展到小梁之后(虹膜大环的部位),2~4 岁时达到最后的房角宽度。⑤ 晶状体在出生后继续增长,此期晶状体较成人的圆。到青春期,晶状体赤道径增长较快;青春期后,两径增长的速度接近。随着年龄的增长,晶状体的屈光指数也会增加。⑥ 新生儿葡萄膜细胞较成人为多,2~3 岁时才达到成人的情况。睫状肌的子午线肌在出生时已发育完好,而斜肌则继续发育到 5 岁。瞳孔开大肌也要到 5 岁时才发育完全,因此婴幼儿的开大肌作用不足,此时瞳孔较小。⑦ 新生儿眼底色素的分布尚不具备成人的特征,呈"椒盐状"眼底,视网膜的视细胞和眼底色素需继续发育,到婴儿 6 个月眼底形态结构逐渐发育完成。出生时黄斑部的分化明显落后于视网膜的其他部位,生后 4 个月时黄斑中心凹方发育完全,在眼底镜下可见中心凹反光。⑧ 足月新生儿无泪液分泌,直到 3~4 岁时泪腺才发育完全。而眼眶的发育会一直延续到青春期,因此,如在早期将眼球摘除,会影响眼眶的正常发育。

功能发育表现在反射与视觉功能的建立上。新生儿已具备微弱的固视反射,但只对强刺激有瞬息的反应。婴儿在 5~6 周时会出现一定程度的共轭反射。7~8 周时出现保护性瞬目反射,即有物体突然出现在眼前时会闭目躲避。到 2~3 个月时表现为有注视能力,可用眼追随一个移动的目标。4~5 个月时可识别物体的形状、颜色、认识母亲。6 个月时集合完全建立,此时才能真正双眼注视,可以跟随目标转动。1~1 岁半时可有不完全集合功能,即随着眼前一个目标由远而近,双眼可随之向中间旋转。1 岁末时矫正融合反射充分发挥作用。2 岁视力可达 0.5,3 岁时可达 0.7,4 岁可达 0.8,5 岁时大多能达到 1.0。

婴幼儿阶段是眼发育的关键时期,同时小儿体格及身体各方面技能均未发育完全,对外界不良因素的抵抗能力低,又无良好的自我表达能力,父母难以及时发现其异常。此期眼的危险因素主要包括:① 眼位的异常。婴儿期(1个月至1岁)如在婴儿的床栏上方悬挂玩具,逗引婴儿追着看,可诱使婴儿双眼较长时间地向鼻侧旋转,眼外肌发育不协调,可能导致内斜视。幼儿期(1～3岁)的眼多处于远视状态,此期的角膜和晶状体屈光力大,睫状肌收缩力强,小儿想看清物体,就需要更多的调节力,眼球向内或向外旋转过度,就会发生内斜视或外斜视。尤其是高度远视眼的幼儿,易发生调节性内斜视。② 视力异常。婴幼儿期是小儿视觉发育最敏感的时期,此期若由于各种原因无法使视觉细胞获得充分刺激,则易发展为弱视。包括形觉剥夺性(遮盖性)弱视、斜视性弱视、屈光不正性弱视、屈光参差性弱视。③ 眼内异物与眼外伤。由于婴儿的瞬目反射尚不健全且大部分时间在睡觉,眼内有异物也难于发现,若继发感染,可能造成严重后果。幼儿的活动范围随着年龄的增长越来越大,并在此期间学会了奔跑,可因跌伤、碰撞或硬物击中或刺入眼组织而造成机械性眼外伤,化学伤、烫伤、热灼伤、辐射损伤则可引起非机械性眼外伤。此外,还常见幼儿自己的指甲或有棱角的玩具对眼造成伤害。④ 急性传染病。婴幼儿抵抗力差,而此时与外界的接触机会在增加,因此,易患多种急性传染病。一些全身的传染病可累及眼部。如麻疹早期常伴有轻度的卡他性结膜炎,患麻疹的病儿如果护理不当和发生消化不良,可引起多种维生素缺乏,并发角膜软化甚至溃疡、穿孔,形成全眼球炎,严重损害视力。细菌性痢疾也可因营养不良致维生素 A 缺乏导致角膜软化。小儿患中毒性菌痢者,可出现视网膜小动脉高度痉挛及视神经炎,引起皮质性盲而致双眼完全失明。白喉杆菌的毒素会损伤神经系统而发生眼肌麻痹和调节功能障碍。因此,小儿白喉病可发生眼肌麻痹和麻痹性斜视。白喉性结膜炎则可形成大量的瘢痕组织,从而导致眼球粘连和内翻倒睫。

(二) 婴幼儿的眼保健

婴幼儿眼保健工作的重点在于早期监测儿童的视力发育。

1. 视力监测　3岁以前婴幼儿的视力处于发育的动态变化中,但是婴幼儿的理解能力还未达到视力表需要的水平,无法简便有效地检测视力,所以观察婴幼儿眼的一些反应情况非常重要。通常需要指导家长细心观察眼的结构和功能,观察婴幼儿光刺激反应及注视反应可以评价很小的婴幼儿的视功能,此外,还包括观察有无多泪、多分泌物等情况。特别注意单眼功能异常时,常为健眼所掩盖,定期的眼部检查可能获得早期诊断。有眼病家族史者,1周岁前一定要接受眼科医生检查,以便及时发现有害因素,及时矫正。对于2周岁以下的婴幼儿,虽无法用视力表检测,但可采用其他较成熟、实用的视功能检查法,如视动眼震仪适用婴幼儿,选择注视检测卡适用1岁以下婴幼儿。此外,还可通过交替遮盖双眼和观察眼位运动来评价视觉功能。点状视力检测仪适用于1.5～5岁的幼儿,图形视力卡适用于2～3岁幼儿,条栅视力卡适用于3～5岁幼儿。此外,电生理及眼图像筛分仪等方法,均可对小儿进行视力、屈光及眼位等的客观测定,同时观察眼部有无其他器质性病变。

2. 注意常见眼病的预防　此期是视网膜上的图像和大脑建立联系的重要阶段,因此,一定要注意观察,尽早发现视力、眼位异常,以便及早进行光学矫正,防止弱视的发生。加强家长的安全与监护意识,学会运用一些基本而简单有效的防护措施进行眼内异物与眼外伤的预防。如刮风天气带婴儿外出,应在小儿脸上蒙上纱巾;打扫卫生时将小儿抱开,以免灰尘或清洁工具上的小毛刺进入婴儿眼内;经常给婴幼儿剪指甲;选购玩具应注意选择橡皮球、布娃娃、塑料动物等柔软、圆钝、无伤害性的玩具,以防止异物损伤;使用强酸、强碱等洗涤剂时,要让幼儿避开,以免液体溅到孩子眼中;一旦发生化学物溅入眼中的情况,应立即用清水彻底清洗,并及时送医院进一步处理。此外,婴幼儿患有严重的全身性急性传染病、慢性消耗性疾病或消化系统疾病时,家长应密切注意小儿眼部有无异常表现,以免疏忽而延误眼病的诊治。

3. 注意饮食营养 营养平衡对婴幼儿的正常发育有重要作用,而眼对全身营养状况的变化很敏感,营养素缺乏或营养不均衡会直接影响眼的发育和视觉功能的发育,引起眼部疾病。家长应了解营养素与眼发育的密切关系,正确调整婴幼儿的饮食,纠正挑食、偏食的不良习惯,促进眼的正常发育。常见的与眼发育有密切关系的营养素包括:① 维生素 A,可促进和维持机体上皮组织的生长及正常功能,保证角膜的结构正常,并参与视杆细胞感光物质视紫红质的合成,是暗视觉的重要组成成分,当幼儿体内缺乏维生素 A 时,不仅会造成角膜干燥、软化、溃疡,还会发生夜盲;② 维生素 B_1,当维生素 B_1 缺乏时,除表现有心脏、消化系统功能异常外,在眼部可发生眼干燥、视力模糊、结膜充血,严重时出现视神经炎、双眼睑下垂、瞳孔扩大等表现,还会加重近视程度;③ 维生素 B_2,当发生维生素 B_2 缺乏时,在眼部可出现畏光、流泪、眼烧灼感等不适,还会引起结膜炎、睑缘炎、虹膜炎,角膜呈云翳样混浊;④ 钙,当幼儿缺钙时,眼球壁弹力减低,眼球内部的压力会使眼轴拉长,特别在近距离看书、看电视时,用眼过度会助长近视的发生与发展。

鉴于上述几种维生素及钙与婴幼儿眼有密切关系,父母应重视儿童的营养平衡,注意添加含有丰富营养的食物。对不用母乳喂养的孩子和早产儿,尤其要注意给予含有丰富维生素 A 的食物,如牛奶、蛋黄、动物肝、鱼肝油及新鲜蔬菜水果等。维生素 B_1 在粗粮、麦麸、豆类及动物内脏中含量丰富。维生素 B_2 在牛奶、蛋黄、肝、黄豆等食物中含量较高。钙在牛奶、黄豆、虾壳中含量较高,而钙的吸收需要维生素 D 的参与,因此,补钙的同时应注意维生素 D 的补充。

三、儿童的眼保健

(一) 儿童眼的特点

人眼的结构在婴幼儿期已基本发育完成,3～6 岁期间主要是眼的功能发育。由于受多种内外因素的影响,儿童眼生长发育具有很大的易变性,表现为结构上的可塑性及功能上的可逆性,包括生理性的和病理性的改变。

屈光系统的发育具有明显的规律性。从胚胎期到成年期眼的发育过程中,由生长早期的远视眼开始,逐步正视化。若眼球发育过早停止,会表现为远视眼;反之,若发育过度,则表现为近视眼。此期眼的屈光状态主要取决于眼轴的长度,一般眼轴长度每增减 1 mm,其屈光度相应增减 3 D。学龄前儿童眼轴大多短于纵、横轴,呈扁球形,为远视型眼球;到 6～8 岁时,眼球才逐渐成为三轴长相等,约 24 mm 左右的正球体,即正视型眼球;如果眼轴继续延长并超过纵、横轴,呈长球形,即为近视型眼球。因此,学龄前儿童眼的屈光允许为远视,通常 3～4 岁远视 +2.00 D 以内,4～5 岁远视 +1.50 D 以内,6～8 岁远视 +1.00 D 以内均属于正常值范围,超过此范围的,则应考虑为异常的或病理性远视。儿童期生理性远视眼,因睫状肌调节力很强,能够代偿视物所需的调节,所以其远视力可不受影响。

眼位的问题在儿童期容易出现。远视是常见的一个诱因,因调节与集合的不协调而导致内斜视;其他因素如集合功能异常等也可引起儿童斜视。若斜视未能及早纠正,可导致弱视。弱视的直接表现虽然是无法矫治的视力低下,但其更严重的危害是视功能的异常,主要表现为立体视不完善甚至完全丧失。特别需要注意的是儿童期的远视、斜视与弱视通常不易被发现。

因为教育的早期介入,儿童被迫花费更多时间用于看书、画画等近距离作业。近距离用眼是刺激眼球过度发育的主要因素,加上不良的用眼习惯,如读写姿势不良、用眼时间过长,可促进眼球朝近视化方向发育。此外,电视机辐射也是一个潜在的健康危害因素,长时间看电视可改变脑波,减少眼球运动,损害视力。

儿童是眼外伤的高发人群。学龄前儿童活泼好动,好奇,喜模仿他人行为,但缺少生活常识,如果偶有不慎极易发生眼外伤。如男孩在游戏中的误伤非常常见;玩弄刀剪、弹弓、玩具枪均可发生严重的眼球损伤;节日因燃放烟花爆竹而导致眼外伤者亦不在少数。在眼表可以引起角膜擦伤、水肿,并可波及眼内组织,引起眼内出血、视网膜震荡、外伤性白内障甚至继发葡萄膜炎与青光眼。

在沙眼流行地区,5岁以下的儿童属于高发病年龄组,反复的沙眼感染可以导致一系列的并发症,包括睑内翻、倒睫、角结膜干燥症、角膜溃疡等,在落后国家沙眼仍为致盲的主要因素之一。

(二) 儿童的眼保健

1. 基本的用眼卫生教育　创造良好的视觉环境及养成良好的用眼习惯。包括提供适宜的自然或人工照明光线;选用能够满足读写姿势端正和舒适的桌椅;读写的时间不宜过长,持续15～30 min就应适当休息,放松眼部肌肉;读写用的纸张应尽可能选用不反光、不透光的洁白纸张。

家长要对儿童进行基本的卫生指导,如勤剪指甲勤洗手,饭前便后洗手,不用手揉眼,不用脏袖口、脏手绢擦拭双眼,以防结膜炎的发生。

避免家庭内的互相感染。共用洗漱用具或彼此用具互相叠放是导致病菌传播的常见途径,需要避免这些情况的发生,并且经常对用具进行消毒或更新。

避免公共场合的互相传染。理发馆、浴池未经消毒的公用毛巾更是沙眼和红眼病的重要传染源,要避免使用未消毒的公用毛巾并按有关规定消毒公用毛巾。

警惕电视辐射。儿童不宜长时间看电视,不要让眼过于疲劳,每次一般以不超过30 min为宜。应根据房间的大小选择合适尺寸的电视,人与电视的距离应在电视5～7倍对角线以外为宜。

远离三维影像。据图像专家研究,立体液晶屏及其他三维影像对不足5岁的儿童有很大危害。因小儿的眼肌还未发育成熟,调节能力差,经常观看三维影像会影响其眼部聚焦功能,产生不适症状,甚至可能导致弱视、斜视。

此外,保持充足的睡眠、均衡的饮食,选择健康食品,多吃蔬果及鱼类,少吃甜食及油炸食物都有益于眼健康。

2. 视力筛查与监测　视力筛查与监测有利于早期发现眼的问题,但儿童的视力检查需要认真、耐心与适当的沟通技巧。通常对于3岁小儿可用儿童图形视力表,4～5岁以后可使用字母或E字视力表。3～6岁期间视力仍在发育,所测视力可允许为正常或低常,但大于6岁的儿童应具备正常的远近视力。

3. 常见眼病的预防　学龄前儿童有视疲劳或视力下降等表现,应及时进行屈光检查以确定其屈光状态。若为睫状肌痉挛引起的"假性近视",可采取休息、按摩、使用睫状肌麻痹剂的措施;若为病理性远视,则应及早配镜。

斜视不能预防,但如果早期发现并治疗,斜视性弱视的视力低下是可逆的。斜视和弱视的治疗越早越好,如果6岁以前没有治疗,则视力恢复的可能性很小,12岁以后则无法治愈。学校的视力普查可以筛选出需要治疗的儿童。

眼外伤的安全与急救教育非常重要。家长需要获得眼外伤的安全与急救教育,以建立起良好的安全意识及意外伤害急救处理的常识,如剪刀、水果刀、竹签等易致伤的物品应妥善放置(置于儿童不能拿到的地方);禁止儿童燃放烟花爆竹;防止玩弄刀、枪、剪刀、弹弓、雷管、鞭炮等危险物品;酸碱灼伤的急救冲洗等。

在沙眼流行地区,要特别关注5岁以下高发病年龄组的儿童,村卫生所、学校都可以进行沙眼的筛选。通过早期诊断和治疗,改善个人卫生,识别睑内翻和倒睫,对倒睫患者尽早矫正是可以防止因角膜并发症而致盲的。

维生素A缺乏、营养不良、消耗性疾病、麻疹和蛋白质-能量性营养不良是很多国家的儿童营养性盲的主要原因。这一类维生素A缺乏(眼干燥症)和角膜软化症是全身性营养不良或饥饿的一个方面的表现,在我国已少见。但要注意劣质的儿童食品其标记的营养成分与实际含量有较大差别,可能导致严重的营养不良及严重的眼病。解决办法在于国家加强食品卫生监督的行政执法力度。有些国家通过开展了全国性和地方性项目来解决营养不良性视力低下和盲的问题,如发放维生素A、改善饮食习惯、提高农业生产水平等。

四、青少年的眼保健

(一)青少年眼的特点

从新生儿一直到12岁,眼球都在长大的过程中,眼球的前后径由新生儿的17 mm成长到12岁的23～24 mm。虽然在12岁时眼球的前后径已达到23～24 mm(成人眼球平均前后径长24 mm),但是眼球的形态及其各项参数并未完全固定下来。环境因素可能诱使眼球继续长大。一旦前后径超过24 mm,眼球可能由正视状态开始向近视状态转变。过度的近距离学习与青少年近视眼的形成密切相关。

青少年学习负荷持续性的增加是国内应试教育的特点,因为教育资源的有限性、教育条件差别的客观存在,为选拔性教育、应试教育提供了基础。长时间的近距离工作使这一年龄段的近视眼、视疲劳、干眼症高发。

此期属于人体生长代谢旺盛阶段,各腺体则表现为分泌旺盛。睑板腺及睑缘皮脂腺持续过多的分泌脂质,脂质分解产生可以致炎的脂肪酸,并持续存在于睑缘或者进入结膜囊,可能导致的眼病有:睑腺炎、睑板腺囊肿、睑缘炎、结膜炎、角膜炎等。

青少年已经具有更大的行为独立性,并且拥有更大的活动范围与更丰富的活动内容,但是在活动中躲避危险的经验和能力有限,因而仍然容易受到伤害。其中眼部的伤害包括:机械性眼外伤、物理性眼外伤和化学性眼外伤等。青少年眼外伤的发生率较高,而且多数后果严重,甚至造成视功能完全丧失。

一些遗传性眼病在这一年龄段开始出现临床症状,而此前他们一直被认为是健康的,如视网膜色素变性(RP)等。

(二)青少年的眼保健

此期的眼保健重点在于青少年近视眼的预防,饮食起居、用眼卫生方面主要针对青少年近视眼预防。此外需要注意的有:

1. 合理用药　托吡卡胺是眼科医生常用处方药,用以解除视疲劳缓解睫状肌痉挛预防近视眼或阻止近视加深,但可诱发急性闭角型青光眼。同类药中的阿托品还常用作胃肠道痉挛性疼痛的止痛药物。询问个人病史及家族史以及前房深度、房角宽窄的检测与评价是这类药物使用前的必要程序。

2. 定期的眼科检查　通过学校、卫生防疫部门共同协作。对在校学生定期进行眼科普查,通过一些基本的眼科检查项目,对青少年常见眼病如青少年近视眼、感染性眼病等进行早期发现、早期诊断、早期治疗的"三早"预防工作。开展视力监测,可以把边缘视力(视力1.0)者,作为重点监测对象。发现视力下降的学生,应及时采取措施。

3. 其他常见眼病的预防　应教育青少年,眼部发生红、肿、热、痛等症状需及时就医。眼视光人员需要懂得对感染眼进行早期治疗和早期转诊的重要性。角膜上的损伤如轻微的擦伤都可能导致溃疡,因此,所有的角膜外伤都应及时治疗,防止角膜瘢痕形成或穿孔。角膜接触镜在青少年中的普遍使用,使角膜接触镜相关的眼部并发症更为多见,巨乳头性结膜炎、细菌性角膜炎等都需要认真对待,给予治疗。对青少年进行眼外伤的预防与急救教育。通过以下途径可以避免眼外伤及其引起的失明:进行常见的化学性、物理性、机械性等眼外伤安全防护教育(如做化学实验时戴好护目镜;不要直接看日食;系安全带在发生撞车时可以保护眼部免受创伤;在机械加工车间敲打、削磨、焊接金属时应戴好护目镜)。强化安全制度,包括在易发生眼外伤的工厂里,所有的工人都必须戴防护镜。普及眼外伤急救的知识。一旦发生眼外伤,能及时正确地处理,保护眼的结构与功能,避免更大损伤。对于球内异物、视网膜损伤、视神经损伤患者需要及早确诊并采取相应措施,这是保存伤眼并残存一定视力的关键。此外,通过对视网膜色素变性、病理性近视眼等眼病的筛查工作,做到早发现,早治疗,可减缓疾病发展进程。病理性近视眼的后巩膜加固术对于控制患眼的进一步变形效果显著。

五、中年人的眼保健

中年人无论在工作、生活上都承担着比其他年龄段人群更大的压力。通常他们自觉精力充沛,对身体轻微的不适并不介意,而事实上他们生理上却已开始进入衰退期,生活中长期积累下来的损害可以产生一些潜在的病理改变。在某些诱因作用下,疾病可能突然发生,如急性闭角型青光眼、中心性浆液性视网膜病变等。也有一些慢性的持续性的疾病,在无任何感觉的情况下,造成严重的病理损害,如开角型青光眼。

(一) 中年人眼的特点

此期,人体的各腺体分泌功能开始下降,基础泪液分泌量也有减少,加上因工作需要而长时间地用眼,致干眼症、视疲劳发病率增高。瞳孔开始有缩小的趋势,一方面因为虹膜的血管硬化致瞳孔开大受限,另一方面可能因为老视通过更小的瞳孔来获得更大的景深以克服调节幅度的不足。但更小瞳孔会使视网膜获得的照度更低,由此导致阅读习惯的改变,阅读时喜欢更亮的光线。

晶状体的改变包括直径增大至近10 mm(15岁时约9.0 mm)、厚度增加到4.22 mm(15岁时约3.61 mm)以上、密度增加且不均匀、弹性减小、颜色变深。晶状体密度的改变使屈光性能发生改变,折射率增大,常导致屈折性近视;不均匀的晶状体密度增加了光的散射而产生眩光;晶状体硬度增加使调节力下降导致老视的出现,在40~45岁以后,几乎所有人都开始需用矫正镜片来从事阅读或其他近距离的工作。在我国,50岁以上的人散瞳检查可发现,多数人有不同程度的晶状体混浊,60岁以上更为常见。

晶状体的改变带来了前房的改变,闭角型青光眼开始有更高的发病率。眼球胀痛、眉棱骨痛、头痛、雾视、虹视等闭角型青光眼症状更多见于中年女性。

至于前房角的小梁部位产生的具体变化目前不很清楚,但是临床调查统计表明此时开角型青光眼发病率已增高。玻璃体混浊、玻璃体液化都在同步进行中,玻璃体后脱离产生的视网膜牵引极大地威胁着视网膜的健康。

视网膜黄斑区表现得更暗淡,且中心凹反光不明显。虽然黄斑区未见明显的变化,实际上该区已经开始有细微的改变。以眼前暗影、视物变形为常见症状的中心性浆液性视网膜病变好发于此年龄段,该病主要见于中青年男性。而视网膜周边部的变性更为常见,尤其是近视眼患者,当受到外力作用时极易发生视网膜脱离。

一些全身性的疾病如糖尿病、高血压、动脉硬化、高脂血症等普遍存在于这一人群,并有可能开始影响到眼。这类全身性疾病通常是通过视网膜血管对眼起作用的,产生的眼部病变包括糖尿病性视网膜病变、高血压眼底病、视网膜中央(分支)静脉阻塞、视网膜中央(分支)动脉阻塞等。

有资料表明,即使没有什么眼病,40岁以后大多数人的视力敏锐度、对比度敏感度开始下降。确实,许多人在年轻时具有1.5以上的视力,而此时矫正视力只能勉强达到1.0。此外,一些视力检查良好但仍然抱怨视物不清的人需要怀疑对比敏感度的下降,当然首先要排除视野的缺损。

(二)中年人眼的保健

1. 均衡饮食 在合理饮食、均衡营养的基础上,有针对性地对缺乏的营养进行补充。便秘是闭角型青光眼发作的一个诱因,需要摄入纤维素含量高的食品。肥胖与高血压、糖尿病、高脂血症相关,通过限制饮食控制摄入热量有利于这些疾病的预防与控制,通常蔬菜的热量低,但要注意炒制的蔬菜含油脂量可能超过洋快餐。维生素A对于维持视网膜、角膜、结膜的正常功能是必要的,但除非有足够证据表明该中年人存在维生素A缺乏,否则不需要额外补充。因为我国目前一般人群的食谱中维生素A、胡萝卜素含量是足够的。优质蛋白仍然是维持良好免疫力的重要物质基础,鱼、肉、蛋(去蛋黄)、奶都是很好的来源。

2. 合理起居 起居生活要有规律。不要过于劳累,注意休息,保持充足的睡眠;有节制的性生活;适当的运动以保持良好的呼吸系统、心血管系统功能;避免用力搬运重物、做仰卧起坐、举重、投掷等活动,尤其是高度近视者;合理安排好阅读和室外运动;保持良好的心理状态。

维持良好的环境湿度。空气过于干燥时,体表、呼吸道及眼表的蒸发作用强。通常在有空调的室内,空气会变得更干燥。适宜的湿度,有利于维持眼表的健康。使用空气加湿器或采用一些简单有效的方法,如地上洒水、暖气上放水槽或放湿毛巾等。家庭室内最佳湿度应该是50%~60%,温湿度计可以用来监测室内湿度。

控制吸烟、酗酒。吸烟与酗酒是许多眼病的危险因素。糖尿病患者吸烟容易促成眼底病变。调查表明有近1/3至1/4的年龄相关性白内障患者有长期吸烟或长期饮酒史。球后视神经炎与烟酒中毒相关。烟草中的尼古丁可致眼底血管痉挛,造成视网膜、视神经血液供应障碍;烟草中的一氧化碳与血液里的血红蛋白结合,减少组织的供氧量,加重青光眼性视神经病变。2005年2

月27日,世界卫生组织第一个具有国际法约束力的全球性公约《烟草控制框架公约》正式生效,这有助于控制因烟草中毒而引起的眼及其他器官的损害。

3. 良好的用眼卫生　无论原来的屈光状态如何,这一年龄段老视的出现是必然的,由此而导致阅读能力与阅读习惯改变,验配老花镜是处理这一问题最简单的方法。老视需要及时验配近用眼镜,否则,视疲劳不但降低阅读效率,还可能成为青光眼的诱发因素。随年龄进一步增加,调节幅度趋向于0,即使借助于近用眼镜,阅读时视疲劳的出现最终仍是不可避免的。干眼症很常见,也可能带来严重的后果如形成角膜溃疡、角膜瘢痕。可以选用泪棱镜、泪膜破裂时间、角膜荧光染色等检查项目进行筛查。保护性措施包括最简单有效的频繁眨眼和使用不含防腐剂的人工泪液。

4. 防治全身性疾病　积极处理包括糖尿病、高血压、高脂血症、动脉硬化在内的可能危及眼部健康的全身性疾病。同时监测眼部情况。在防治全身性疾病的同时,注意合理用药。中年人开始更多地使用药物来治疗各种疾病,要注意药物造成眼损伤,因此,由医生处方会更安全一些。如阿托品、山莨菪碱、颠茄、复方氢氧化铝片等具有散瞳不良反应的胃肠道解痉止痛药尤其需要谨慎给药,因为此期人群闭角型青光眼的发病风险远远大于青少年。

5. 定期的眼科检查　每年至少进行一次眼科检查,即使只是使用视力表、裂隙灯显微镜、眼底镜、眼压计这些简单的眼科仪器,也可以早期发现这一年龄段的高发眼病,包括青光眼、年龄相关性白内障等。原发性开角型青光眼是不可能预防的,但一旦确诊,可通过药物和手术减缓视力的损害。该病的早期诊断无疑是一项艰巨的任务,因为意味着要对每一个40岁以上的人进行检查。对年龄相关性白内障这种可治性盲,无需过度紧张,但早期发现,采取一些简单措施如日常使用遮阳帽、遮阳镜作紫外线防护等,也是有益的。对于有视网膜脱离较高风险的人群,可以通过检查周边部视网膜变性的情况加以预防。

高血压、糖尿病等患者无论有无眼病都应当定期到眼科进行眼部检查,因为这些疾病常继发眼部病变,在诊断、预防、治疗上都具有一些共同性。如高血压与球结膜及眼底出血,糖尿病与眼球运动障碍及白内障,脑血栓与视网膜血管栓塞,重症肌无力与上睑下垂,甲状腺功能亢进与突眼,带状疱疹与角膜炎,类风湿性关节炎与巩膜炎,强直性脊柱炎与反复发作的虹膜睫状体炎,鼻窦炎与视神经炎,颅内肿瘤与视神经水肿、视神经萎缩等。

六、老年人的眼保健

随着社会的发展,生活水平的提高,卫生保健事业的完善,可期望人的寿命会继续延长。人口老龄化在发展中国家也初现端倪。老年性眼病的患病率随高龄人口的增长而呈直线上升趋势,老年低视力、盲的数量在增加。具有能够自理生活的视功能是保证老年人生活质量的一个基本条件。在正常的老年人群中进行眼预防保健可以减少老年眼病。

(一) 老年人眼的特点

此期,眼部的变化比中年人更为明显。眼睑皮下组织疏松、眼轮匝肌定位不良,导致眼睑内翻或外翻。眶隔组织疏松,眶内组织外突形成明显的眼袋。眼部组织的毛细血管变脆,导致一些结构疏松的部位更易出血,如眼睑皮下出血、球结膜下出血、视网膜出血等。基础泪液的分泌量明显减少,干眼症发病率更高。眼外肌肌力呈下降趋势,集合问题常见,表现在阅读时出现复视。结膜暴露部分累积的局部组织变性,形成了翼状胬肉。角膜退行性改变出现角膜老年环。瞳孔缘动脉硬化或大景深代偿调节幅度的下降使瞳孔变小,对光反应减退。免疫系统功能的下降,使带状疱疹眼病、病毒性角膜炎在这一年龄段高发。

晶状体直径达 10 mm 甚至更大,厚度大于 4.51 mm。此时晶状体无论直径、厚度、密度、硬度相对中年人都发生了更明显的改变,调节幅度已降至几近于零,阅读问题更为突显。眩光问题更为常见且更为严重,此时不能用视力表测得的视力来评价老年人主诉中描述的视力模糊的程度。晶状体混浊累及几乎所有的老年人,通过散瞳检查后统计,在我国 70 岁以上白内障患病率为 90%~95%。

前房变得更浅,使闭角型青光眼发病率更高。开角型青光眼发病率也高于中年人。玻璃体更为混浊,视网膜的老化在黄斑区表现显著,年龄相关性黄斑变性可以表现为轻微的结构改变或明显的结构紊乱甚至出血渗出,其病变一直会进行性发展。

糖尿病性视网膜病变、高血压眼底病变、视网膜中央(分支)静脉阻塞、视网膜中央(分支)动脉阻塞等是主要的高发眼底病。

随着年龄增加,视觉敏锐度下降,弱照明下视力的减退,主要因素还是瞳孔太小,视网膜的光照度低。视觉敏感度下降会出现在任何一个老年人,虽然视力检查正常,病因分析时很难确定其损伤因素。屈光系统所有透明部分现在都有累积的损伤,视网膜、视神经也都可能存在细微的病变。

老年人的小瞳孔削减了有效的视野范围。暗适应的减弱、最小光感阈值的上升提示老年人视网膜功能的下降。

(二)老年人的眼保健

老年人的眼病谱基本上与中年人相似,因此,其预防保健的具体内容有许多共同点,可以参照中年人的情况进行。

1. **均衡饮食** 基本的饮食营养参照中年人眼保健。老年人常见的球结膜下出血、视网膜出血与毛细血管变脆及血管周围组织疏松相关,增加维生素 C 摄入可有一定的改善作用,但不能认定这类人群一定缺乏维生素 C,日常生活中的饮酒、进食辛辣或煎炒油炸类食品、处于干燥环境是最常见的诱因。

2. **合理起居** 过劳与过逸都不利于老年人眼健康,做一些轻松的运动如散步、慢跑、游泳、跳舞、体操等可以增强老年人自身素质,提高抵抗力,减少感染性眼病发生。老年人对室内缺氧敏感,最初的感觉可以有头晕、嗜睡、头痛、视疲劳等。合理地安装通风设施或使用具有制氧功能的空调可以改善室内空气质量。老年人易出现眼干涩,故应重视环境湿度。昏暗的环境对闭角型青光眼是不利的,因为瞳孔的散大、虹膜堆积壅塞前房角,而诱发眼压升高。安静的环境及轻松的老年社交活动都有利于保持良好的心理状态,可以减少情绪相关性眼病的发生。

3. **良好的用眼卫生** 调节幅度的下降,使老年人不可避免地出现视疲劳,阅读和看电视(中距离用眼)的时间应适当控制,此外,调节锻炼有一定的效果。集合问题可以通过有意识地进行眼球的各方向运动,锻炼眼外肌得到改善。适当的眼部按摩可以减缓眼袋、眼睑内翻或外翻的形成,但要注意不适当的按摩可导致皮下出血及角膜上皮损伤。使用人工泪液来补偿基础泪液分泌量的减少是最简单有效的方法,只要有眼部的异物感等不适症状就可以使用,但最好选用一次性的不含防腐剂的产品。

4. **防治全身性疾病** 一些全身性疾病可影响眼的健康,早期发现并给予适当治疗可以减缓疾病的发展速度,降低眼部受累的风险。但是老年人的肝、肾功能减退,对一些药物的耐受能力也会下降,因此用药需要更谨慎。糖尿病患者有较高的带状疱疹眼病发病率,长期稳定的血糖控制对眼是有益的。眼底检查发现眼底动脉硬化的程度及动静脉交叉的关系可以提示眼底血管阻塞的风险大小。先期改善血液流变学、血流动力学指标可以减少视网膜血管阻塞的发生。

第三节　特殊人群的眼保健

人的健康与环境相关,特定的生活、工作环境可影响眼的健康。一些人群,如视频终端使用人群、体育运动人群、紫外线暴露下人群、激光危险区人群、工业人群、特殊药物使用人群、驾驶人群的眼健康情况都具有明显的环境或行为特征,此外,孕妇的内环境改变产生的眼健康问题也有其特殊性。因此,对于特殊人群给予针对性的眼预防保健措施是必要的。

一、视频终端使用人群的眼保健

随着电脑和互联网的普及,信息交流方式已从传统的白纸黑字处理,发展到了电脑处理。使用视频终端(主要是电脑)对于现代人而言已不可避免,电脑操作的易化使儿童、老年也开始更多地加入电脑操作队伍,电脑游戏软件的大量开发与更新使部分青少年沉迷于电脑游戏。这一数量剧增的人群普遍存在眼健康问题。

(一)视频终端使用人群的眼健康问题

长时间近距离注视电脑屏幕的人会出现眼酸、眼胀、眼痛、畏光、流泪、眼干、睑痉挛、视力下降、复视、注意力难以集中等症状。眼部检查可能有眼压升高、泪液分泌量减少、泪膜破裂时间缩短、调节功能减退、空间对比敏感度下降和立体视觉功能降低等。此外,可以有全身表现如肩、颈、腰、背酸痛,手和肢体麻木感,情绪烦躁、性情忧郁、胸闷、心悸、胃肠道不适、失眠、乏力以及多汗等自主神经功能失调表现。这种状况通常被称为视频终端诱发的视疲劳或称视频终端(visual or video display terminal)综合征(简称 VDT 综合征)。VDT 综合征通常被视为一组症状性综合征,是一种职业性疲劳,而非一种独立眼病。虽然不是致盲性眼病,但因近距离工作或阅读时,VDT 综合征带来的明显视觉障碍及焦虑情绪使人无法坚持工作和学习,从而严重影响生活质量。

1. VDT 综合征的产生机制主要和电脑自身特点及电脑使用时的特殊工作状态有关。

(1) 电脑自身特点　包括:① 屏幕眩光及低对比度。眩光指可致暂时性视力障碍和眼不适的视野内局部的强照射光源。有文献认为,过量的电脑显示器屏幕反射光所引起的眩光刺激,可以加重眼部肌肉负担,而且使用者为避开眩光以看清屏幕图像需调整颈部位置,可引起颈痛、背痛和肌肉紧张。过量的屏幕反射光降低影像的对比度。研究表明,环境光源在屏幕表面大约 4% 的反射就会使得图像难以被看清,甚至屏蔽了图像,致使眼部疲劳。② 电脑以像素点组成画面,并且不断地刷新,眼内肌需要不断地聚焦以使视线清晰,眼外肌需要通过高频运动不停地捕捉图像,增加眼肌的负荷。此外使用时间过久的电脑显示屏,荧屏画质降低,清晰度减退,会增加阅读上的困难。③ 文字密集、间隔狭窄。④ 电脑产生的辐射。

(2) 特殊的工作状态　包括:① 工作姿势。电脑使用者常需要保持操作姿势,如端坐、直腰、挺胸、视线要与荧屏保持垂直,肘关节和膝关节维持特定姿势等。这种长时间的强制性体位,即头、眼、显示屏相对固定位置,会导致疲劳。特别是显示屏摆放高度不合适、工作距离过近时,工作者的体位更不舒适。② 工作距离。长时间的近距离注视需要持续的调节与集合,导致眼内肌、眼外肌疲劳。③ 紧张。在屏幕上阅读、游戏时,通常很紧张,使用者尽可能少地眨眼。通常眨眼次数会比平时减少50%。而瞬目对于保护眼至关重要,如果瞬目次数小于5次/min,且持续时间较长,即可出现眼干燥、疲劳,出现重影、视力模糊;泪液分泌减少、泪膜破裂时间缩短;视疲劳、干眼症、结膜炎、角膜炎、眼压升高等。④ 操作过程中文件、荧屏、键盘长时间的交替注视,引起眼球运动频繁和过度紧张。

2. 其他相关因素

(1) 工作环境　例如机房内的温度、湿度、尘埃等不适当可增加不适感。

(2) 全身因素　由于全身疾病的影响,睡眠、饮食营养、自身精神等均影响了视疲劳。如全身较为虚弱或睡眠不足时,视疲劳将会表现得更为严重一些。睡眠不足及饮食无规律对于电脑使用人群更为多见。体内缺乏维生素 A、B_1、C、E 等也较为容易造成视疲劳。

(3) 眼的因素　包括:① 近视、远视、散光等屈光不正;② 睫状肌萎缩、老视等引起的调节异常;③ 隐斜造成的眼外肌紧张、集合异常;④ 泪膜、角膜、结膜等眼表异常引起的干眼症;⑤ 配戴隐形眼镜引起的眼表异常。具有这些情况时更易引起VDT综合征。

(二) 预防保健

1. 针对电脑自身因素的措施　包括:① 设置电脑视保屏。防反光视保屏可有效减少屏幕反射光90%～95%,消除99.9%的电磁辐射。② 改进环境照明,减低屏幕眩光。一般要求显示屏的亮度比周围环境亮度略高;采用日光灯,照明水平为300～500 lx,减少屏幕与背景之间的亮度反差;避免在操作者前上方出现光源或光源照射在视屏上;照明不要产生阴影和眩光,可保证能同时看清屏幕、键盘和文件上的内容;照明的方式与光线的分布有关系,最好使用直接照明与间接照明相结合的综合照明,照明光线要稳定,有色光源照明容易发生眼疲劳;电脑不应放置在窗的对面或背面,防止屏幕以外的过度光源引起眩光。③ 采用高分辨率的屏幕。④ 调校屏幕距离及高度。屏幕的上端稍微低于视线10°～15°或屏幕最高点的高度应与视线齐平,屏幕与眼的距离要保持在60 cm以上。⑤ 经常清洁屏幕,减少屏幕上的污迹造成的清晰度下降。⑥ 使用电脑时,可采用抗电磁波辐射的眼镜,以减少电磁波辐射的影响。

2. 针对电脑使用时的特殊工作状态的措施　包括:① 保证眼的休息时间。这是预防VDT综合征的最有效办法。每天电脑工作时间最好不要超过4 h,每工作1 h,应休息10～15 min。眼的休息方式可以是眺望远景、闭目养神或眼部按摩等。眼部热敷可采用热毛巾等覆盖双眼(闭眼),每天1～2次,每次10～15 min。开窗眺望远处的景物可以达到眼部放松的目的。条件允许时,计算机背面与墙壁应有1 m以上的空间,令使用者目光有足够的扩展空间。② 放大屏幕上所显示的字体及行间距离,以便于轻松阅读。③ 中老年戴眼镜者可根据需要验配电脑用中距离眼镜,如中距离用的老花镜、渐进多焦点镜片等。④ 保证舒适协调的体位。眼与14英寸(1 英寸=2.54 cm)屏幕距离最少要保持60 cm,15英寸最好要有70 cm的缓冲距离,屏幕越大,所需距离越大;工作台、座椅均为高度可调型,以便获得最舒适的眼与荧屏、手臂与键盘的协调;键盘和座椅的高度以令使用者舒适为主,键盘应调整至打字时,前臂与地面平行。⑤ 电脑旁可设计文件支架安放参考资料,减少头、颈运动及眼的转动。⑥ 有意识增加眨眼次数。这是预防干眼症最简便有效的方法,多眨眼可以润湿眼、防止眼干涩。

3. 针对改善工作环境的措施　包括：① 保证工作环境中适当的湿度；② 保持室内通风、清洁新鲜，必要时在机房内安装负离子发生器；③ 避免工作座位在过度通风处如空调出风口，以免眼表泪液过多的蒸发；④ 远离噪声源。

4. 针对全身性因素的措施　包括：① 对原发病进行相应的治疗；② 适当运动，多食新鲜的蔬菜和水果，适当增加维生素 A、B_1、C、E 的摄入，建立良好的生活与工作习惯；③ 对于孕妇更应注意，通常每周接触电脑时间不超过 20 h，并保证电脑与座椅坐姿的高低配合。

5. 针对眼异常因素的措施　包括：① 定期眼科检查。如发现斜视、无双眼单视、青光眼、高眼压者应避免电脑作业。② 对于有眼疾病的患者，先对症治疗，如屈光不正者应先采用光学矫治，以消除由屈光不正导致的视疲劳，可采用视觉矫正方法如配戴合适的单焦点透镜或多焦点眼镜。

6. 必要时采用药物预防　包括：① 使用人工泪液；② 调节痉挛型视疲劳，可以选用托吡卡胺、阿托品等点眼；③ 调节麻痹型视疲劳可以选用新斯的明、β受体阻滞剂类药物，以增强调节功能；④ 对眼压相关性眼痛，可以选用α、β受体阻滞剂点眼。

VDT 综合征的因素较复杂，涉及面广，所以对 VDT 综合征也需要进行多方面综合性预防，如：电脑设计标准、制作质量、有效使用期限和维修保养，机房环境、劳动管理、卫生防护的要求，个人的电脑使用习惯、个体体质情况、饮食锻炼等。

二、体育运动人群的眼保健

体育运动在大众的普及，使一些运动损伤更为常见，其中包括眼的损伤。

（一）体育工作者的眼健康问题

体育运动存在一定的危险性，眼外伤在运动损伤中占有一定的比例。足球、篮球、橄榄球、棒球、冰球、高尔夫球、壁球、飞镖、弓箭、射击、拳击、摔跤以及其他形式的自由搏击运动等都可能引起严重的眼外伤甚至失明。钝挫伤在运动眼外伤当中占了主要部分。眼的受损程度取决于钝物的大小、硬度、速度及其击中眼的力度。钝挫伤的并发症包括眼球破裂、球周软组织挫伤、外伤性虹膜炎、结膜下出血、眼前房出血、视网膜出血、玻璃体出血、脉络膜破裂、视网膜脱离等。此外，还有一些特殊的运动性眼损伤，如潜水运动可引起气压性眼病，跳水运动可致视网膜脱离。

（二）预防和保健

佩戴头盔可以很好地保护头部，如佩戴拳击头盔和拳击手套可以降低拳击、摔跤以及其他形式的自由搏击运动眼外伤发生的可能性。但是头盔并不适合篮球、足球等接触性体育运动及羽毛球、曲棍球等棍（拍）类运动，而运动护目镜则比较适宜。目前，PC（聚碳酸酯）是运动护目镜唯一最合适的镜片材料，因为体育运动中产生的高速、高能量的冲击远远超过其他镜片材料所能承受的极限，只有 PC 片才能提供足够的防护。其次可选的是树脂镜片，尽管化学回火玻璃镜片的抗冲击性能几乎与普通树脂镜片相仿，但是破裂时仍会产生碎片损伤眼球或面部组织。

镜架的选择和镜片同样重要。不是所有的镜架都是合适的，镜腿带有铰链的镜架因为铰链容易断裂，会使镜框或铰链接触眼而导致损伤。不同的体育运动有不同的镜架要求，对此美国测试和材料学会（ASTM）与加拿大标准协会（CSA）有详细的规定。一般对镜架的总体要求是：透明、注塑成型的 PC 材料。通过询问病史了解配戴者特定的眼防护需求，选择合适的镜片材料和镜架类型。如果验配体育运动防护眼镜，最好参照与该类运动有关的规定。

对配戴安全防护眼镜者的解释、指导是保证安全性能充分实现的前提。这要求眼视光师必须了解运动相关的眼防护知识。包括:① 有关眼防护的需求和安全标准,如美国国家标准委员会 ANSI 关于日常配戴用眼镜的安全标准(Z80.1)和关于职业防护眼镜的安全标准(Z87.1)、美国食品和药品管理局(FDA)和职业安全和健康管理局(OSHA)的有关要求。英国标准委员会(BS)也有类似的眼安全标准。我国目前关于眼镜安全标准有关规定正在完善之中。② 熟知安全防护眼镜的使用功能和目的。③ 选择具有相应的安全标记和安全生产标志的防护眼镜。④ 不要将职业安全防护镜片装配到普通镜架中,或将普通镜片装配到职业防护镜架中,否则就达不到职业防护的目的。

在运动时配戴隐形眼镜并不能起到保护作用。

进行水上运动、滑雪等户外运动时应配戴可阻隔 UVA 和 UVB 的太阳眼镜,防止眼被紫外线灼伤。使用人工日光浴设备的时候一定要戴上特殊的护目镜,即使多云的日子也不例外。体育运动者日常使用的变色眼镜,却不适用于眩光环境下的体育运动,如划船或滑雪等。

三、紫外线暴露下人群的眼保健

(一) 紫外线暴露下人群的眼健康问题

光辐射可分为三大类:紫外线、可见光及红外线。红外线一般不对眼造成危险,需注意的是工业作业的 800~1 200 nm 的红外线可导致热辐射性白内障。

日常生活中,主要对眼造成伤害的为紫外线。紫外线亦可分为三个波段,UVC(100~280 nm),UVB(280~315 nm)以及 UVA(315~380 nm)。其中 UVC 危害最大,但 UVC 一般被大气层中的氧、氮和臭氧层所吸收。波长短于 290 nm 的 UVB 也被大气层中的臭氧吸收。

不同地区接受的紫外线辐射各不相同,大气层可以阻止 UVB 和 UVA 穿透。事实上,它们吸收了大部分 UVA 和 UVB 射线。海拔越高的地区,大气层越薄,辐射到地面的紫外线射线越多。在温带地区和海面上,眼接受大约 70% 的 UVB 射线和 35% 的 UVA 射线,此时角膜和晶状体可吸收所有的 UVB 射线,只有 2% 的 UVA 照射到视网膜。而在赤道上的高海拔处,由于大气层较薄,眼接受到的 UVB 和 UVA 射线远多于温带地区。近年来,由于臭氧层枯竭,到达地球的紫外线辐射越来越多。臭氧层枯竭每加重 1%,UVB 辐射就增加 2%。

不同的地貌对紫外线的反射程度也不同,如草地反射的紫外线射线为 5%~15%;砂地反射的紫外线射线为 30%;雪地反射的紫外线射线为 70%;水面和冰面反射的紫外线射线为 85%。

紫外线的辐射强度也与季节相关,夏季的阳光会带来更多的紫外线。

自然界的紫外线辐射损害通常会被注意到,但日常生活中人工紫外线的危害却易被忽视。人工来源的紫外线无法被臭氧层削弱,因此,可能会造成波长在 200~290 nm 紫外线大量累积。这些紫外线大多由城市灯光广告中使用的各种荧光灯、石英灯、弧光灯所产生的,此外,亦可源自太阳灯、水银灯、杀菌灯等。

另外需要注意的是,有些药物也会减低机体抵抗紫外线的能力,如服用某些抗生素、缓泻剂、镇静剂、避孕药等会增加眼对紫外线的敏感度。

通常的紫外线防护主要是针对 UVA 和 UVB,因 UVA 和 UVB 均可被眼吸收。角膜吸收 280 nm 波长以下的紫射线,295~400 nm 波长的射线可透过角膜到达晶状体。晶状体吸收了 UVA 中短于 350 nm 的射线,加上玻璃体吸收最大至 270 nm 的射线(由于上述波长已被大气阻隔,而又有些被晶状体及角膜所吸收,因此,玻璃体仅吸收那些没被吸收掉的残余射线),其他 350～400 nm 波长的射线会抵达正常眼视网膜。如果晶状体被摘除掉的患者,295～400 nm 波长的射线都会到达视网膜。

若在无防护情况下受到紫外线过度的直接照射,会造成眼的辐射性损伤。如电焊工作时不戴防护镜;长时间在紫外线反射光强烈的雪地、高原、海滨或干燥的海港等地方活动,如水上运动、滑雪或人工日光浴。紫外线对组织的光化学作用,可导致蛋白质凝固变性,角膜上皮坏死脱落。损伤后眼部表现包括:疼痛、畏光、流泪、视力模糊、眼红并有异物感,结膜混合性充血,角膜上皮点状脱落,通常称为电光性眼炎或雪盲。

眼长期吸收紫外光谱中不同波长的射线,会引起累积效应,从而导致眼的病变。如长期暴露在 UVA 及 UVB 紫外线辐射下还可形成睑裂斑,睑裂斑表现为在近角膜缘处的球结膜区出现基底朝向角膜、宽度约 2～3 mm、三角形略隆起的肥厚性黄白色斑块,通常两眼呈对称性,病变初为灰色的,后逐渐变为黄白色。翼状胬肉也与长期暴露在紫外线下相关,近地球赤道和户外工作的人群如渔民和农民,翼状胬肉发生率较高。此外,白内障、老年性黄斑病变都与紫外线损伤相关。

(二) 预防保健

在紫外线辐射不强,或者时间不长的时候,眼自身的防护功能,可以使进入眼内的紫外线只有一小部分。如眼球的横向排列方式及眼相对眼眶形成的凹陷构造,可有效地遮挡部分紫外线辐射。而突出的眉毛、鼻子、脸颊,也可部分阻挡来自各方向的紫外线。此外,人体的一些自然反应,如对自然亮光皱眉、眯眼,以及当眼睑遇到瞬间强光时会自然眨眼,眼的瞳孔对光反射,都可提供保护作用。

通常,眼接受到的紫外线量大约为环境中的 7%～17%。在正常情况下,角膜和晶状体能吸收所有的 UVB 和 98% 的 UVA。

针对紫外线进行的眼防护包括以下内容:

1. 避免眼直接暴露在太阳光下,户外运动时可戴遮阳的帽子。

2. 太阳光强烈时最好配戴太阳镜,不仅可防御紫外线,也可解决眩光问题。太阳镜的遮光度和颜色深度不能作为衡量紫外线防护功能的唯一标准,例如添加了吸收紫外线的化学物质的玻璃、塑料或聚碳酸酯镜片可以是无色的,但他们都有紫外线防护功能。轻到中度遮光的太阳镜适合于日常配戴,而在光线强烈情况下或户外运动时,宜选择紫外线防护能力及遮光度较强的太阳镜。

3. 对于长期居住在高原地区的人群,长期从事驾驶、航海、航空、观测和从事户外运动等暴露于强烈紫外线下的人群,或者从事电焊、紫外线消毒灯下工作的人群都应该戴用能吸收近端紫外线的防护眼镜,以减少紫外线辐射引起的角膜、晶状体和视网膜损伤。

4. 对紫外线的敏感度存在个体差异,同样的紫外线辐射条件下,某些人可能受到严重的眼部伤害。

5. 因屈光不正需要戴矫正眼镜者,需要选择具有紫外线过滤功能的镜片。

6. 儿童期、白内障术后(包括人工晶状体植入眼和无晶状体眼)更应做好紫外线的防护。因为 10～12 岁左右的儿童的晶状体对紫外线十分敏感;人工晶状体植入者更易患上老年黄斑性病变。

7. 正确选择紫外线防护眼镜。常用的可供选择的有镀膜镜片、染色镜片、偏光镜片和变色镜片。这些镜片其自身都与紫外线保护并无关系,但这些镜片大多数都添加有阻挡紫外线的材料。

(1) 镀膜镜片 镀有减反射膜的镜片可以减少镜片前后表面的眩光。

(2) 染色镜片 镜片染色可以减少到达眼的光线密度,而获得更舒适的视觉效果。染色镜片具有不同的光线过滤功能。多数染色镜片能阻挡70%~90%的光线。部分染色镜片只能过滤特定波长的可见光,而不能过滤其他波长的光线。多种颜色选择的染色处理也具有装饰功能,如:粉红色、蓝色或紫色镜片纯粹只起装饰作用,过滤光线的效果极差。各种染色镜片的作用特点如下:

灰色 常见的中性色,一般情况都适用,不会增加对比度,适合打高尔夫、骑脚踏车或跑步时配戴。

绿色 常见的中性色,一般情况都适用,在暗光条件下对比度不强烈,在亮光条件下能减轻眼疲劳。

褐色 更适合在阳光不强的天气下使用,可加深对比度,适合眩光环境下的运动如滑雪、钓鱼或航海等。

琥珀色 阻挡蓝光,在多云、雾天情况下可以增加亮度,看到的颜色为黄色或橙色,对比度强,最大限度地减轻眼疲劳,适合运动员、飞行员及滑雪者配戴。

黄色 在光线较暗的条件下具有良好的深度视觉和对比度,是多云天气下的标准滑雪眼镜,也适合打靶射击时配戴。

朱红色 在光线较暗的情况下具有良好的深度视觉,与蓝色和绿色背景的对比度强,适合滑雪者及运动员配戴。

(3) 偏光镜片 偏光镜片的特点是只允许一个方向的光线通过,通过这种方式,可以减少眩光。适合高尔夫球、钓鱼和户外运动爱好者配戴,也适于驾驶员、在电脑屏幕前工作的人群。部分常见的过滤颜色及特点:

深灰 可见光透过率14%~25%。

中度灰 有时与变色镜片和镜面镜片一起使用。

淡茶褐色 可见光透过率为18%~27%。

淡褐色或茶色 可见光透过率27%~29%。

淡灰 可见光透过率35%~43%。

黄色 可见光透过率68%~71%。

琥珀色 提供阻挡蓝光的高清晰度过滤器。

中灰或褐色 适合户内或计算机前使用,可见光透过率60%。

(4) 变色镜片 对于不想频繁更换矫正眼镜和太阳镜的人群,可以配戴变色眼镜。在亮光下,这类感光性镜片可在30 s内自动加深颜色。一旦进入室内,镜片颜色可在5 min内自动变浅。

四、激光危险区人群的眼保健

激光应用技术的发展使激光在医学、印刷、办公等领域的使用越来越普遍。在激光使用过程中如不注意眼的安全防护,则可能造成眼的意外伤害。

(一)激光危险区人群的眼健康问题

眼屈光介质有很强的聚焦作用,将入射光束汇聚成很小的光斑,从而使视网膜单位面积内接受的光能,比入射到角膜的光能提高 105 倍。视网膜光感受器是极灵敏的光敏组织,在蓝、绿光谱内只要 8～10 个光子就可以产生视觉,其能量相当于 1.4×10^{-5} J/cm^2。因此,眼是激光最敏感的器官,很容易受到激光的伤害。

目前,常用的激光振荡波长从 200 nm 的紫外线开始,包括可见光、近红外线、中红外线直到远红外线。角膜可以透过在 300～2 500 nm 波段范围内的光辐射,小于 300 nm 和大于 2 500 nm 的光辐射均不能透过角膜而被角膜吸收;晶状体的透过率因年龄而异。通常在 400～1 400 nm 波段范围内的光辐射的晶状体透过率可达 80% 以上,但其两侧的波段很少能透过晶状体;玻璃体也可透过 400～1 400 nm 的光辐射。激光引起眼的损伤与下列因素有关:

1. **激光的波长** 不同波长的光辐射对眼的损伤部位与损伤程度有差异。这是由人眼对不同的波长的光辐射具有不同的透过率与吸收特性决定的。

远红外激光对眼的损害主要以角膜为主,这类波长的激光几乎全部被角膜吸收,所以角膜损伤最重,主要引起角膜炎和结膜炎,患者感到眼红、眼痛、异物感、畏光、流泪、视力下降等。

紫外激光对眼的损伤主要是角膜和晶状体,此波段的紫外激光几乎全部被眼的晶状体吸收。

可见光与近红外线波段的激光主要损伤视网膜。事实上,造成眼底损伤的能量可以很低,极低的能量就可以产生较严重的损害,对视网膜造成局部的破坏。眼屈光介质对于可见光和近红外激光的吸收率较低,透射率高。强度高的可见光或近红外光进入眼时可以透过人眼屈光介质,聚积于视网膜上,此时视网膜上的激光能量密度及功率密度提高到几千甚至几万倍,大量的光能在瞬间集中于视网膜上,致视网膜的感光细胞层温度迅速升高,致使感光细胞凝固变性坏死而失去感光功能造成不可逆的眼损伤,甚至永久性失明。

可见激光(如红宝石、氩离子、氪离子、氦氖、氦镉与倍频钕激光等)与红外线激光(如钕激光等)均能透过眼屈光介质到达视网膜,其中倍频钕激光发射 530 nm 波长的光,十分接近血红蛋白的吸收峰,因此,倍频钕激光极容易被视网膜与脉络膜吸收。超过一定剂量范围各波段激光可同时损伤角膜、晶状体与视网膜,并可造成其他眼组织的损伤。

2. **激光进入眼的总光能量、能量密度及功率密度** 激光损害眼的程度除了与激光的波长有关外,还与激光进入眼的总光能量、能量密度及功率密度相关。其中,激光进入眼的总光能量由激光功率和时间决定。

当可见光或近红外激光功率密度很低时不引起眼的急性损害,此时视网膜组织虽接受了激光光子能量逐渐变热,但热量一方面通过分子振动传给周围组织,再传到眼外;另一方面可以传给视网膜底层的脉络膜微血管,随着血液循环再散发到眼外。因此,视网膜乃至整个眼的温度无明显升高或略有微温变化,仍处于对眼完全无害的范围内。

当可见或近红外连续激光的功率密度不断增加,致视网膜上的热量聚集速度大于散热速度时,或功率密度不是很高,但视网膜吸收时间太长,视网膜接受光子流部位的温度必然升高。即照射时间越长,温度升高越大,超过正常眼温 10℃ 以上,就可引起视网膜损害。

3. **其他因素** 如瞳孔大小、入射角度、眼底色素多少等都与损伤程度相关。

(1)瞳孔大小 人眼在适应暗的环境时,瞳孔直径为 7～8 mm,在强光下可以缩小到只有

1.5 mm,通常在白天瞳孔直径约2~3 mm。最大瞳孔与最小瞳孔之间的透光面积相差达20倍以上。瞳孔越小进入眼底的激光量越少,瞳孔越大进入眼内的激光量越大。小瞳孔除能减少进光量之外,瞳孔外的激光量可被虹膜吸收,并将热量由虹膜丰富的微血管扩散转移。因此,瞳孔缩小对保护眼底、防止激光束损伤有一定的意义。在光线较暗的室内调试、使用激光器时,尤其需要做好眼的防护,因为此时瞳孔处于开大状态。

(2) 入射眼角度　激光对视网膜的损伤与入射眼角度有密切关系。激光对视网膜的急性损伤主要的作用是热效应引起。温度升高的程度越大,损伤越重;反之,温度升高的程度越小,损伤的可能性越轻。

与黄斑区比较,黄斑区外的视网膜厚度更大,且密布着微血管,可由血液循环散发部分热量。因此单位面积上接受到相同的能量,该区比黄斑区温度升高的程度要小。

黄斑中心凹决定眼的视觉敏锐度且该区缺乏血管最容易受损伤。激光光束如与视轴平行入射眼时,于眼底黄斑区中心凹处聚焦成很小的光斑,可致感光细胞凝固变性坏死,造成不可逆性损伤;而稍偏离视轴角度入射眼时,聚焦光斑不会落于黄斑区,而落在黄斑区外的视网膜上,甚至虹膜可挡住偏离的激光而不会进入眼底。因此直视激光束的危险程度要比成角度偏离视轴射入眼的危险程度大,必须绝对避免。

(3) 眼底色素含量的多少　色素组织极易吸收激光能量,有文献报道肤色深浅与眼底色素呈正相关。皮肤色黑者,其眼底所含色素数量多;皮肤色白者,眼底含色素数量相对较少。眼组织中色素含量越多,对激光的吸收程度越强,当吸收了超过其本身的致伤阈值的能量后会受损伤,超出阈值越高,受到的损伤就越重。

(二) 预防保健

无论是在医疗还是现代办公中,对于所有的激光仪器或设备都需要采取安全防护措施,国家需要制定相应的安全标准。

1. 采取激光安全防护的措施　包括:① 激光安全的基本原则:绝对不直视激光束,尤其是原光束;不看反射镜反射的激光束。② 为避免人眼瞳孔扩大,实验室的灯光要明亮。③ 实验室人员和接触激光源的人员一定要戴激光防护镜。④ 避免对近目标或实验室墙壁发射激光。⑤ 对激光设备使用人员进行教育,不要对人员发射激光,不要对镜面反射物发射激光等。⑥ 发生远红外激光损伤时应通过遮眼进行伤眼保护,防止感染发生,对症处理。

2. 制定国家激光安全标准　由于激光的广泛应用,为了预防激光辐射损伤,我国在激光安全方面已经制定了一些标准。① GB7247-87《激光产品的辐射安全、设备分类、要求和用户指南》。国家标准局1987年2月9日发布,1987年10月1日实施。② GB-10320-88《激光设备和实施的电气安全》。国家技术监督局1988年12月30日发布,1990年1月1日实施。③ GB10435-89《作业场所激光辐射卫生标准》。卫生部1989年2月24日发布,1989年10月1日实施。④ 国家行业标准JB/T5524-91《实验室激光安全规则》。机械电子工业部1991年7月16日发布,1992年7月1日实施。

五、工业人群的眼保健

(一) 工业人群的眼健康问题

在生产劳动过程中,因生产工艺、劳动操作或生产环境中的有害因素引起的眼病称为职业性眼病。现有的研究发现我国常见职业性有害因素包括：气体或蒸气、烟雾、粉尘、高温与热辐射、电离辐射和不良照明条件等；常见引起中毒性职业眼病的有害物质有：铅、汞、砷、锑、铊等金属及其化合物，以及三硝基甲苯、二硫化碳、甲醇、四氯化碳、氯、氰化物等化学物质；酸、碱可引起化学烧伤；热气浪、电焊和钢花可导致热烧伤。这些职业性眼病的因素可以归纳为以下几类。

1. 无机化合物中毒

（1）砷　砷的化学制剂，常出现在采矿、熔炼、毛皮业加工、制造及使用含砷等行业。中毒可引起结膜炎、巩膜炎、视神经炎、虹膜睫状体炎、视神经萎缩等。

（2）磷　在工业上用于制造火柴、灭鼠药、杀虫剂、磷肥、药品等，中毒后因阻碍了胆碱酯酶对乙酰胆碱的分解，造成乙酰胆碱的大量蓄积，发生瞳孔极度缩小、调节痉挛、视力模糊、眼压低、视网膜出血、视神经视网膜炎、球后视神经炎等。

2. 金属中毒

（1）铅　主要为吸入铅和其化合物的蒸气和粉尘引起中毒，表现为眼肌麻痹、眼睑震颤、眼球震颤、瞳孔异常、视网膜动脉痉挛、动脉周围炎、视神经炎、视神经萎缩等。

（2）汞　主要为吸入汞和其化合物的蒸气和粉尘引起中毒，表现为视力减退、眼球震颤、眼肌麻痹、瞳孔麻痹、视野缩小、视网膜出血、视网膜变性、视神经萎缩等，此外，晶状体前囊下可见细小粉末状棕色金属反光，叫"汞化晶状体"，具有一定的诊断意义。

（3）银　长期暴露于银灰尘和用硝酸银滴眼，可在结膜或角膜上发生棕黑色银沉着，内眼和吸入银盐中毒，可在晶状体表面有灰棕色或棕红色均匀反光，为银中毒重要体征之一。

（4）锰　吸入锰粉末和烟尘中毒时，出现瞳孔形状不规则、集合不全、眼球震颤、流泪、视野缩小等。

（5）铊　用于制高度屈光玻璃和钨丝等，中毒后可发生虹膜睫状体炎、白内障、眼睑下垂、视网膜炎、球后视神经炎、视神经萎缩、视网膜及视网膜色素上皮病变等。

3. 有机化合物中毒

（1）甲醇　重要化工溶剂，主要由呼吸道、皮肤、黏膜吸收中毒。常见有球后视神经炎、视网膜充血和水肿等。

（2）苯及其衍生物　主要作为工业用溶剂使用，为制造杀虫剂、染料、炸药和塑料等原料之一。局部接触可发生结膜炎和角膜炎；中毒时可出现神经炎、视网膜出血和视网膜脉络膜萎缩；二硝基酚、三硝基甲苯、萘和萘酚中毒，可发生双眼中毒性白内障，特点为初期晶状体前囊下有灰色尘状混浊，后即融合扩大呈环状和盘形粒状金属反光，然后向中央部扩散，使晶状体核呈环形、花瓣形、盘状混浊，最后整个晶状体混浊。

（3）醚及其衍生物　直接接触对角结膜有刺激，中毒可产生夜盲和弱视。

（4）三氯乙烯　使用于染料、橡胶、皮革、油漆等工业，中毒可发生球后神经炎、视神经萎缩、三叉神经麻痹等。

（5）二硫化碳　主要用于人造粘胶纤维、橡胶、搪瓷和玻璃工业，中毒时可出现眼肌麻痹、眼球震颤、球后视神经炎等。

（6）硫化氢　可用于提炼金属，一般为工业废气。中毒时可产生球后视神经炎、视神经萎缩等。

（7）四氯化碳（四氯甲烷）　常用于漆、橡胶、硫磺、树脂等溶剂，也是常用的灭火剂和熏蒸剂。中毒时可产生球后视神经炎、视神经萎缩等。

（8）一氧化碳　在化工、冶金和煤炭燃烧不充分情况下，易引起中毒。眼部表现有结膜下出血、眼外肌麻痹、瞳孔散大及反应异常、视网膜出血、视神经视网膜炎、色觉障碍、皮质性黑矇等。

（9）氰化氢　为冶金、电镀、制药等生产过程中散发的气体，接触可刺激眼部，中毒可产生弱视或黑矇，眼底变化类似视网膜中央动脉栓塞，继之发生视神经萎缩。

（10）汽油　用于燃料、橡胶、油漆、印刷等工业溶剂，中毒可发生眼肌麻痹或慢性结膜炎。

（11）有机磷　为农业杀虫剂，如敌敌畏、滴滴涕等，中毒后由于引起乙酰胆碱过多积聚，出现瞳孔缩小、调节痉挛等。

（12）有机氯　常用制剂有六六六等，中毒后发生视力模糊、眼睑抽搐、眼球震颤，如直接溅入眼内，可引起疼痛、充血等刺激症状。

4. 眼外伤　除因各种不同类型的有机化合物中毒、金属和非金属无机化合物中毒外，在工业人群中还常见以下几种类型的眼外伤。

（1）非电离辐射性光损伤　例如紫外线、红外线等对眼的损伤。紫外线对眼部损伤，前文已有叙述。红外线的热作用不仅能引起晶状体的混浊，导致红外线白内障。也可引起日光性视网膜脉络膜灼伤。

（2）角膜擦伤　在从事易产生生产碎屑的工作如打铁、电焊时，未戴防护眼镜所致。眼部症状包括：疼痛、畏光、异物感、流泪、视物模糊、眼睑痉挛。

（3）眼内异物　指任何异物进入角膜或眼眶，异物的类型包括细小的木质、金属或塑料。异物在眼的不同位置引起不同的症状，通常表现为疼痛、畏光、流泪、异物感、复视等。

（4）化学性灼伤　由液体或喷雾剂溅入眼内而造成的。最常见的化学性灼伤临床症状表现为疼痛、灼热感，可伴有充血、眼睑肿胀。常见的有酸烧伤、碱烧伤等。

（二）预防保健

预防金属、无机化合物、有机化合物中毒引起的眼部伤害，一般要求在农业、化工业、建筑行业中，操作具有腐蚀性或强酸强碱的气体、液体、固体物时，应采用封闭式操作，并具备个人防护装置，在现场还应提供冲洗、稀释、中和用的器材药品，作为第一线急救用。若发生此类全身性中毒，除采取保护肝、肾等治疗措施，对于眼部中毒者尽快送入医院采取对症治疗。

工业上的眼外伤，多由慢速大粒子和高速小粒子引起的，故配戴树脂镜片、热处理镜片或其他材料的抗冲击镜片眼镜，可以有效减少或避免这种伤害。焊接工、水管工、建筑工、机械操作者和木工都应该学习使用所在行业相应的护眼工具，以 PC 片最佳。对于从事车、铣、磨、钳等金属切削和其他冷加工操作时，一定要配戴具有一定硬度而且不会破裂的树脂、夹层钢化玻璃制成的防护眼镜，以免发生眼球穿通伤。

进行熔炉和其他热加工、从事 X 线激光加工或研制的工作人员一定要配戴有反射或吸收这些辐射线作用的防护眼镜，并应定期接受眼科检查。

对于一些生产、运输、使用爆炸性物品（如炸药、烟花、爆竹）的人员，应教育他们严格按国家有关规范进行管理和操作。

对于红外线（尤其是工业上用的不伴有红光的红外线）引起的眼外伤，应注意防范，避免直视辐射波。防护的基本措施是隔离法和反射法。在红外源和作业区之间加以隔热板或墙，或用水幕吸收红外线。再加以钴蓝片和双层镀铬的无色镜片予以一定的防护。

关于预防日光性视网膜脉络膜灼伤,应加强宣教,禁止直视太阳、电弧光、冰或水面的镜面反光。观察日食时用烟熏玻璃、涂墨玻璃、黑玻璃都无可靠防护作用。因为上述玻璃遮盖眼部时瞳孔会增大,可见光透过率仍有50%,同样可以发生视网膜灼伤。

目前,我国进行了职业性眼病诊断标准的制定,分别制定了职业性白内障、三硝基甲苯中毒性白内障、放射性白内障、电光性眼炎、二硫化碳中毒性眼部损伤的诊断标准,同时制定了视功能职业选择标准和眼科工伤评残标准。

对眼外伤和职业眼病的防护,从宏观上,仍需要做到以下几点:① 加强安全教育和卫生宣教,组织培训,建立群众性防治网;② 改善厂房设备,改善照明度,增加通风,实行科学的工间休息制度和做眼保健操等相应预防措施,建立岗位安全操作制度;③ 对危险及有害的机械和作业设立防护屏、防护罩及通风除尘设备;④ 使用防护帽、盾、防毒口罩和面具;⑤ 不同工种配戴相应的防护眼镜。

六、特殊药物使用者的眼保健

(一)特殊药物使用者的眼健康问题

使用一些特殊的药物,也会对眼产生一定的影响。通常使用时间越长、药物总剂量越大,可能造成的损害越大。故对此类药物的使用,需要加强防范。常见导致视力损害的药物如下:

1. 奎宁 可发生弱视或黑蒙、视网膜血管狭窄、视网膜水肿和出血,偶见视乳头水肿,晚期可致视神经萎缩。

2. 解热镇痛药 如阿司匹林等,眼部可出现过敏反应,如皮疹、眼睑结膜浮肿、角膜上皮剥脱、甚至形成角膜溃疡穿孔、视神经炎和视神经萎缩等。

3. 巴比妥类和吗啡类药物 可引起上睑下垂、眼球震颤、过敏性结膜炎、中毒性弱视、视网膜血管痉挛、瞳孔缩小、视神经萎缩等。

4. 水杨酸盐药物 可有中毒性弱视、皮质性黑蒙、幻觉、眼球震颤、过敏性结膜炎、视野向心性收缩和瞳孔散大等。

5. 山道年 可产生黄视症或紫视症等色觉改变,还可有瞳孔扩大、对光反应迟钝、畏光和流泪等症状。

6. 麦角 可发生瞳孔散大、调节麻痹、视网膜血管痉挛、出血和水肿、视野缩小、中毒性白内障等。

7. 磺胺类药 中毒时可出现假性结膜炎、虹膜炎、视网膜水肿和出血、视神经炎、暂时性近视、中毒性弱视、白内障、眼肌麻痹等。

8. 抗生素 可发生视网膜炎、视神经炎、眼外肌麻痹、眼球震颤、弱视等。

9. 皮质激素 无论是局部应用(眼水或眼膏)或全身应用都可能产生眼部不良反应。长期使用可产生激素性青光眼、后囊下的皮质性白内障、中心性浆液性视网膜脉络膜病变。此外长期局部使用皮质类固醇还可以诱发角膜产生细菌性感染、单纯疱疹病毒性角膜炎以及真菌性角膜炎,甚至可导致角膜穿孔。

10. 乙胺丁醇 系抗结核药,服用过量中毒时首先发生闪光感,数日后视力明显下降,类似急性球后视神经炎,可出现中心、旁中心、哑铃状或束状暗点。也可发生象限性或向心性缩窄性视野缺损。还可发生视乳头炎和视网膜出血。症状多出现在服药后数月,停药后视力可逐渐部分恢复。

11. **胺碘酮** 短期大剂量用药时,部分患者出现灯周光环,药物减量后即可消失,用药两周以上者,易产生角膜内色素沉淀,表现在角膜缘下部上皮内有棕黄色结节状颗粒沉着,停药后亦很快消失。长期应用可导致晶状体混浊,发生白内障。

12. **洋地黄** 洋地黄中毒能引起视物模糊和视觉紊乱(主要视物被染上绿色和黄蓝色),也可致视力下降、阅读困难、轻度结膜炎、突眼、闪光幻觉、眼球震颤、球后视神经炎及眼外肌麻痹等现象。

此外,阿托品、山莨菪碱、颠茄、复方氢氧化铝片等具有散瞳作用的药物会增加闭角型青光眼的发病风险。

(二)预防保健

1. 对于需要长期应用上述特殊药物的患者,眼并发症的教育是必要的,有助于早期发现视觉问题。

2. 定期随访,给予有针对性的眼部检查,对眼可能出现问题的部分进行详细检查;仔细询问可能出现的主要症状。

3. 在保证治疗效果的前提下,尽可能减少上述药物的使用剂量和使用时间,以减少相关并发症的发生。

七、驾驶人群的眼保健

(一)驾驶人群的眼健康问题

随着汽车的普及,驾驶已经成为许多人日常生活与工作中的一部分。处于驾驶状态时,人眼可能存在的问题包括有:

1. **视疲劳与干眼症** 这是该人群常见的眼部问题。驾驶时,无论是精神还是眼都处于高度紧张状态,较长时间紧张地注视前方使每分钟眨眼次数减少,极易引起视疲劳及干眼症。

2. **夜间近视** 夜间开车对驾驶人群来说通常是不可避免的。但是夜间近视会使夜间视力下降,影响驾驶安全,夜间近视的程度通常很低,一般在 $-0.50 \sim -1.00$ D 之间。

3. **眩光** 夜间驾驶时迎面而来的汽车车灯发出强烈的灯光,以及城市夜间照明均可产生大量的眩光。夜间瞳孔扩大,人眼屈光系统的周边像差暴露导致视物时眩光,尤其是曾接受激光角膜屈光手术者表现得更为严重。昼间日光过强时,除了直射日光外,环境中还会形成较多较强的反射光(如路面的反光等),都是眩光的来源。

4. **紫外线损伤** 白天驾驶时紫外线辐射较强,尤其在高原、雪地行车者。

5. **老视** 随着人口的老龄化,40岁以上驾车者的数量呈增长趋势。这些伴有老视的驾车者必然存在用眼困难,调节迟缓,从看路面时的远用眼到看汽车仪表时的近用眼之间的过渡反应迟缓,这对于行车安全是不利的。

(二)预防保健

1. **建立良好的日常作息习惯** ① 足够的夜间睡眠及午间休息,是身体与眼都处于良好状态的前提条件。有些驾驶员由于各种原因造成睡眠不足,必然导致眼疲劳,容易发生交通事故。此外,还应注意平时看电视、看书或进行其他娱乐活动等,不宜时间过长。② 不要长时间持续开车,要养成疲劳时及时休息的习惯,在行车中途可停车作短暂的休息,或作 10 min 的小憩,或舒展一下身体,平眺远方,均可缓解眼部疲劳。③ 避免其他过度的夜间工作。因加班或娱乐而熬夜对身体和眼都会产生伤害,夜间眼的泪液基础分泌量下降,睁眼的泪液蒸发使眼表干燥,产生异物感并且出现睑、球结膜充血。

2. 合理饮食　平时注意饮食的选择和搭配,保证足够的优质蛋白质的供给,多吃对眼有利的富含维生素、矿物质和微量元素的食物。

3. 适当的眼部护理　如经常以热水、热毛巾或蒸气等熏浴双眼促进眼部的血液循环,防止眼患病;日常适当运转眼球,锻炼眼球的活力,经常用手按摩双眼,以达到舒筋活络,改善视力功能的目的,使眼球更加灵活、敏锐。此外不要用沾上油污、灰尘等脏物的手巾去擦眼。外出不要和别人共用毛巾,尤其是不能用有眼病的人的毛巾。

4. 注意驾车时的眼防护　包括:① 做好强光下的眼防护,最好配戴染色镜片、镀膜镜片、偏光镜片等护目。通常宜选择遮光度较强的太阳镜。但要注意,渐变分色镜片的遮光度从顶部到底部或从顶部到中间依次降低。虽然它能在人们眺望天空时保护眼免受到眩光伤害,同时还清楚地看到下面的景物,且能有效反射水面或雪地的眩光,但是驾驶员不宜配戴这种太阳镜,因使用这样的太阳镜观看仪表板字会显得模糊。同时防护镜侧边染色时,影响周边视野。② 注意夜间驾驶防护,夜间不能配戴太阳镜,可用专用的黄色驾驶镜,可以增强黑暗中的视物清晰程度。③ 感觉夜间视力下降,需要排除夜盲等其他问题。如果确定为夜间近视,光学矫正能够解决这一问题。对于具有这一问题的驾车者,可以验配一副夜用近视眼镜。

5. 老视驾驶人群的防护　对于40岁以上的驾驶人群,一旦发生视近模糊,在排除其他眼部疾病后,可以尽早验配一副渐进多焦点眼镜。因为近用附加值在渐变区呈连续逐渐地增加,在适当的头位下,该镜可为配戴者提供自远点到近点全程、连续的清晰视觉,因此,可以解决行车中既要看远处物体又要看近处仪表盘的难题。配戴该镜初期,可能发生曲线效应和泳动现象,中、近距离视野相对狭小,眼位、头位运动相对增加等不适。通常驾驶员可以尽早验配,因为老视初期尝试渐进多焦点眼镜则适应时间较短。但需要注意该眼镜应在日常使用一段时间后,再逐步过渡到行驶中配戴。

八、孕妇的眼保健

(一) 孕妇的眼健康问题

1. 孕妇自身的眼健康问题　孕妇因体内明显的内分泌、水电解质水平的改变,使得角膜、晶状体内水分增加,有资料统计孕期角膜厚度平均增加约3%,且越到孕晚期,角膜水肿越明显;角膜曲率随着怀孕周期及个人体质而改变,并由此改变了原来的屈光状态;角膜敏感度下降,会使角膜反射及保护眼球的功能受到影响;角膜的小动脉因为挛缩,使得局部血流量减少,使结膜炎的发病率增高。通常,这些改变可在产后6~8周恢复正常。

孕期眼屈光度的改变主要由角膜曲率改变所致,相对孕前变得更陡的角膜表面通常产生$0.25 \sim -1.25$ D的轻度屈光度改变。若孕妇本身就有近视,则近视度数加深。孕晚期,屈光不正更为明显,但多能在产后5~6周恢复正常。

孕期可能出现视近模糊,这是因为睫状肌肌力的减弱,使眼的调节幅度下降所致。

水钠潴留导致眼睑水肿,泪膜的均匀分布遭受破坏,使泪膜中的水分更易蒸发,再加上孕期泪液分泌量相对减少、黏液增加的泪膜成分改变,造成干眼症。

受到以上因素的影响,配戴隐形眼镜通常会加剧角膜水肿、角膜缺氧、角膜敏感度下降和角膜损伤等,严重者甚至继发感染造成角膜浸润、溃疡和穿孔。角膜曲率的改变使得原先的隐形眼镜不再合适,勉强配戴可造成眼球新生血管明显增生,甚至导致角膜上皮剥落。

妊娠早期,剧烈的早孕反应,可以导致摄入营养物质极度不足,若未能及时采取输液等营养支持,可能造成孕妇营养严重缺乏,引起夜盲、视力模糊、视神经乳头炎等多种营养严重缺乏性眼病。

妊娠后期,以水肿、高血压和蛋白尿为主要症状的妊娠高血压综合征,严重时可发生子痫,危及母婴安全。当血压超过 130/90 mmHg 时,可能出现视乳头水肿、充血、眼底出血甚至视网膜脱离,终止妊娠后,多能恢复正常。

2. 胎儿的眼健康问题 在第 2~3 周的胚胎,前脑泡两侧头褶上出现的凹陷,即为眼的始基,称眼窝。此后不断发育,到胎儿 7 个月时,虹膜、睫状体、视网膜、晶状体悬韧带、角膜、瞳孔括约肌和开大肌、泪道、脉络膜色素细胞均完成发育,上下眼睑分开,角膜有丰富的神经丛,玻璃体动脉闭塞,瞳孔膜消失。

影响胎儿眼健康的危险因素是通过母体影响胎儿的。妊娠期间母体与胎儿之间的物质交换是通过胎盘进行的,胎盘附着在子宫壁上,通过脐带和胎儿相连。胎盘中的母体血和胎儿血不直接沟通,二者间有滋养上皮细胞隔开,即所谓"胎盘屏障"。该屏障使得胎盘具备"防御功能",能够阻止母体内可能存在的细菌、原虫等病原体通过,保护胎儿免受感染。然而,在妊娠早期,胎盘结构尚未发育完全,胎盘屏障作用薄弱,不能有效阻止病毒和药物的通过。因此,如果孕妇在此期间感染某些病毒或用药不当,则病毒或药物就会侵入胎盘,进入胎体,导致胎儿流产、早产或死胎等,并且常常引起胎儿眼部的发育异常。以下为常见的可造成胎儿眼部发育异常的不良因素:

(1) 宫内感染 孕妇在孕期尤其是妊娠头 3 个月内遭受病毒感染,会影响胎儿眼部的正常发育,导致新生儿先天性盲或视力低下,并随着年龄的发展而失明。风疹病毒主要通过呼吸道分泌物飞沫传播或与患者接触而患病,亦可通过胎盘形成母婴垂直传播。若孕妇感染风疹病毒,重则导致胎儿死亡、自发流产,轻则影响胎盘细胞的正常分化和发育,在眼部可引起先天性白内障、小眼球、小角膜、青光眼、斜视等先天异常。巨细胞病毒可通过接触、飞沫、输血、性接触等传播途径传染及垂直传播。如孕妇受到巨细胞病毒感染,胎儿发生感染的危险大约为 50%。胎儿感染后主要造成全身疾病,如肝脾肿大、黄疸、小头畸形等,同时也会引起眼发育异常,如视网膜脉络膜炎、视神经萎缩等。单纯疱疹病毒除可通过与患者接触感染,也可通过母婴垂直传播。如孕妇受到单纯疱疹病毒感染,除可造成胎儿先天性心脏病、脑发育不良、小头畸形等全身发育异常外,在眼部还可出现小眼球、小角膜、先天性白内障等先天畸形。梅毒主要因接触而被感染,如孕妇患有梅毒,可经胎盘传染给胎儿,引起基质性角膜炎等。

(2) 妊娠用药 如果在妊娠期间用药,药物就可以通过胎盘扩散或传递到胎儿,可能对胎儿造成不良影响。尤其是在妊娠的头 3 个月和最后 3 个月,对胎儿危害最大。在妊娠头 3 个月用药不当,可能会造成胎儿畸形或流产,妊娠最后 3 个月则可能造成早产。几乎所有种类的药物都会对胎儿造成不同程度的影响,如抗肿瘤药物甲氨蝶呤、镇静安定类药物巴比妥、抗疟药奎宁等均可引起新生儿白内障、视网膜出血、视力障碍等。此外,抗糖尿病、抗过敏、抗高血压药,以及四环素、土霉素、金霉素等多种常用抗生素均可导致失明。

(3) 妊娠期吸烟、酗酒等 孕妇的不良生活习惯如吸烟、酗酒等可对胎儿发育造成严重影响。孕妇吸烟对胎儿的发育影响极大,包括孕妇的被动吸烟。烟草中含有多种有害物质,如尼古丁可致胎盘血管收缩,造成胎盘功能低下,从而引起流产、早产体重减轻、生长缓慢等现象,还可发生先天性白内障、葡萄膜缺损、小角膜、视网膜出血等眼部疾患。孕妇长时间饮酒对胎儿的生长发育也会产生不良后果,可造成胎儿乙醇中毒综合征,引起全身和眼部的各种畸形,包括视神经萎缩、视神经发育不全、视网膜血管异常、小眼球、小角膜等眼部疾病,甚至新生儿先天性盲或视力低下。

（4）孕妇自身的不利因素　有文献报道,约40%的近视儿童在胎儿时,其母体曾患有重度贫血、心脏病、慢性肾炎及妊娠中毒症、羊水过多、早产等产科并发症。在胎盘缺血、功能低下时,胎儿宫内营养不足,氧气供应缺乏,发育迟缓,可造成新生儿视网膜出血、缺血性视乳头病变、视神经萎缩、先天性视网膜脉络膜缺损、视神经发育异常等致盲性眼部疾病。

（5）有毒化学物质　在工业"三废"、农药、食品添加剂和防腐剂、各种医用清洗剂及麻醉剂中,含有一些有致畸作用的化学物质,会影响胎儿眼的正常发育,导致出生后婴儿有视功能发育障碍。

（6）物理性有害因素　一些物理因子如射线、机械性压迫和损伤等也被确认为对人眼有致畸作用,其中危害最大、影响最深的是电磁辐射。当辐射作用于人眼,含水量高的晶状体易吸收较多的能量而造成损伤,又由于其无血管成分、代谢率低,很难将损伤或死亡的细胞吸收,则逐渐变混浊导致白内障。

（7）遗传性眼病　目前常见的眼部遗传性疾病主要包括以下九大类:

遗传性眼球畸形如先天性无眼球与小眼球、隐眼、独眼等。先天性无眼球是其中较常见的。根据我国山东、辽宁、四川、广东、宁夏、上海、云南、安徽、江西、天津、甘肃 301 162 人的普查,患病率为 0.009%(1:11 077)。有些地区患病率较高,如河南豫东地区,普查 140 606 人中有 80 人发病,患病率为 0.057%(1:1 758)为高发地区,原因有待研究。

遗传性眼球组织缺损包括虹膜、睫状体、脉络膜、视网膜、视神经、黄斑和晶状体的缺损。缺损轻重与胚胎发育障碍的早晚有关,胚胎发育障碍越早,合并眼内组织缺损的种类越多。

遗传性眼睑疾病如下睑赘皮、内眦赘皮、上睑下垂、眼睑缺损、先天性睑内翻与睑外翻、睑皮松弛、睫毛异常等。

遗传性泪器疾病如先天性无泪症与泪腺脱位、泪道遗传性疾病、无泪腺及无泪小点、干燥综合征等。

遗传性角膜、结膜、巩膜疾病如各类角膜营养不良与角膜变性、小角膜与大角膜、扁平角膜与圆锥角膜、翼状胬肉、蓝巩膜等。

遗传性虹膜、睫状体疾病如无虹膜、虹膜基质发育不全、虹膜增生、永久性瞳孔残膜、前房分裂综合征、先天性瞳孔畸形等。

遗传性晶状体疾病如先天性晶状体异位、小球形及圆锥形晶状体、先天性白内障等。

遗传性视网膜、脉络膜、玻璃体疾病如视网膜色素变性、卵黄状黄斑变性、锥细胞变性、家族性玻璃膜疣、脉络膜缺失症等。

视网膜母细胞瘤,其发病率为 1:16 000～1:34 000 活婴,即大约 2 万名新生儿有一个患视网膜母细胞瘤。近年来视网膜母细胞瘤的发病率有显著增高的趋势,约 1:14 000。

(二) 预防保健

孕妇的眼保健包括孕妇自身的眼保健与胎儿的眼保健。虽然妊娠期会出现角膜水肿、干眼症、屈光不正等改变,但一般怀孕本身并不会给孕妇留下任何眼病后遗症,除非严重的如妊娠反应才可能因营养不良造成严重眼病。

1. 均衡饮食　要加强营养,注意饮食结构,多吃含高蛋白质食物、新鲜蔬菜、水果以及富含钙质、维生素A、维生素D的食物;不能过量摄入水分、盐分,不能过量进食辛辣食物、咖啡、米饭等;不吃未熟的海鲜、肉类食品,如醉虾、生鱼片等;不吃含毒素的食品,如霉变、腐烂、油炸食品等。

2. 合理起居　孕妇要注意平时的自我保健,如要注意防寒保暖,环境湿度适宜;注意休息,保证睡眠;保持良好的心态;进行适当的活动,做到不要过度劳累;远离宠物,以防宠物携带的微生物感染孕妇;避免接触有毒物质、放射线等;妇女在妊娠期间,特别是头3个月,不要做腹部X线照射;戒除不良的生活习惯,在整个孕期不要吸烟、饮酒,同时尽量避免被动吸烟。

3. 注意眼部卫生　对于妊娠前习惯配戴隐形眼镜的孕妇而言,孕期内最好改戴框架眼镜;否则需要考虑在详细的角膜、泪膜评估的基础上,选择基弧大小适合、透氧性能更高的镜片。

4. 处理过强的早孕反应　采用静脉输液,保证足够的营养支持。

5. 防治疾病　妊娠期间积极防治各种疾病。定期到妇产科门诊检查,筛查重点疾病如肾病、心血管疾病、妊娠高血压综合征等,一旦发现,及早治疗。定期进行眼科检查也是必要的,可以发现孕妇的眼病及与眼有关的全身病。考虑药物治疗时,应在医生指导下使用安全的药物,避免使用对胎儿不利的药物如麻醉药、镇静药、解热药、皮质激素类药、抗结核药、抗肿瘤药等。此外需要根据病情及用药情况定期随诊。

6. 在遗传学角度上开展更早期的眼病预防　包括婚前及育前的眼病遗传咨询,优生优育知识宣传,确保胎儿眼部的正常生长发育。

思 考 题

1. 常见的造成胎儿眼部发育异常的不良因素包括哪几类?
2. 通常有哪些因素危害电脑工作者眼健康?
3. 如何避免眼受紫外线的伤害?

第六章　眼病的预防与保健

学习要点

1. 掌握我国常见致盲性眼病的预防与保健。
2. 掌握我国常见致盲性眼病围手术期的预防与保健。
3. 掌握常见眼病家庭预防与保健知识。

常见的眼病如白内障、角膜病、沙眼、青光眼、视网膜疾病及眼外伤等会严重影响视功能,导致患者生存质量下降。一些全身病,如高血压、糖尿病、甲状腺功能亢进等也可能出现眼部病变,影响患者的生存质量。很多眼病是可以防治的,只要增强预防意识,了解眼保健知识,就可以避免不少眼病的发生。即使发生了眼病,通过早发现、早诊断、早治疗,也可以挽救视功能。眼保健的主要内容是预防眼病,提高眼的健康水平,包括眼病的诊断治疗。本章重点介绍常见眼病的预防与保健知识、全身病的眼部保健、常见眼病的围手术期和家庭保健知识。

第一节　常见致盲性眼病的预防与保健

常见的主要致盲眼病为白内障、角膜病、沙眼、青光眼、视网膜疾病、先天性眼病及眼外伤等。学习这些致盲眼病的预防与保健知识可以有效降低眼病发生、延缓眼病发展。

一、白内障

白内障是全世界第一位的致盲眼病,也是我国首要的致盲眼病。虽然对白内障的危险因素进行了很多研究,但目前对于白内障预防缺乏有效方法。

白内障的预防主要包括如下几个方面:① 避免过度的紫外线照射;② 儿童避免反复腹泻;③ 禁止近亲结婚,可避免先天性白内障发生;④ 已婚妇女孕前注射预防性风疹病毒疫苗,可预防风疹性白内障的发生;⑤ 避免吸烟;⑥ 注意合理用药,避免长期接触一些药物如糖皮质激素、缩瞳剂、氯丙嗪和三硝基甲苯所导致的药物和中毒性白内障;⑦ 注意防护,当长期接触红外线、X线、微波时应佩戴防护镜;⑧ 补充维生素A、C、E类和抗氧化剂有一定效果,也可用中药治疗,但抗氧化剂和中成药疗效尚不确切;⑨ 醛糖还原酶抑制剂对糖尿病性白内障有预防作用,但疗效不是很确切;⑩ 目前已发现白内障相关基因,将来可通过基因疗法预防白内障发生。

目前,药物治疗白内障的效果不肯定。手术是治愈白内障的唯一有效手段,可以使绝大多数的白内障患者恢复一定视力。白内障的防治应注意如下几个方面:

(一)进行白内障卫生宣传教育

利用各种卫生宣传手段,对人们进行白内障相关知识教育。主要让人们认识到白内障是老年人非常常见的眼病,并且是可以通过手术治疗的。一些老年人认为人老眼花、视力下降是自然现象,没有必要治疗;还有一些老年人担心身体不能承受手术而放弃治疗,这些观点都是错误的。要通过各种形式教育,帮患者树立信心,提高患者对治疗的依从性。

(二)定期随诊和及时转诊

对于患有老年性白内障的患者应定期到医院检查视力和晶状体混浊情况,根据病变发展情况,可半年或3个月检查一次。随诊在一般基层医院都可以完成,但发现具有手术适应证的患者,应将其转诊至有条件进行白内障手术的医院接受手术治疗,这是控制白内障盲患病率的关键。目前认为白内障患者只要视力低于0.3,就可以进行手术,没有必要等到白内障完全成熟。由于缺乏卫生知识,我国大部分患者只是在视力很低的情况下前往眼科就诊,此时白内障往往已经是过熟期,既影响了视力预后又加大了手术操作的难度。加强县、乡、村三级初级医疗保健网内眼保健人员的培训,可以帮助早期发现白内障。

(三)选择正确治疗

根据白内障影响视力情况,可选择定期观察、药物治疗、手术治疗,并注意手术后的屈光矫正和视力训练。

1. 定期观察　早期老年性白内障可定期观察,先天性白内障对视力影响不大,如前极性、冠状和点状白内障,一般不需要治疗。

2. 药物治疗　早期白内障可选用吡诺克辛(白内停或卡林－U)等眼药治疗。

3. 手术治疗　白内障手术目前主要有三种方法:即白内障囊内摘除术、白内障囊外摘除联合后房型人工晶状体植入术、白内障超声乳化摘除联合人工晶状体植入术。在选择术式时,应该充分考虑到患者经济的承受能力及医生的技术水平来选择合适的方法。目前,我国接近一半的眼科医生能独立完成白内障手术,但绝大部分工作在城市。事实上,大部分白内障患者却生活在农村。即使在交通不便、白内障防治人员缺乏的农村,白内障患者也仍可以选择白内障囊内摘除术。而对大多数患者均应选择白内障囊外摘除联合后房型人工晶状体植入术,有条件者可选择白内障超声乳化摘除联合人工晶状体植入术。对于手术后的后发障,可采用激光治疗。

4. 屈光矫正和视力训练　对于无晶状体眼应进行屈光矫正,特别对于先天性白内障的儿童,手术后还要防治弱视,促进融合功能的发育。可采用眼镜和角膜接触镜矫正,也可采用人工晶状体植入。目前认为,特别对于先天性白内障的儿童,一般最早在2岁时进行人工晶状体植入。

5. 其他治疗　对于糖尿病性白内障还需要积极治疗糖尿病,控制血糖。在糖尿病性白内障早期,严格控制血糖,晶状体混浊可部分消退。对于半乳糖性白内障,应给予无乳糖和半乳糖饮食。对于低钙性白内障,应给予足量的维生素D、钙剂。对于糖皮质激素、缩瞳剂、氯丙嗪和三硝基甲苯所导致的药物和中毒性白内障,应立即停用药物,脱离化学药品的接触。

二、角膜病

角膜为重要的屈光介质,角膜病可以破坏其组织结构,导致角膜混浊不清,引起角膜瘢痕、角膜溃疡甚至角膜穿孔,严重影响视力甚至致盲。积极预防和治疗病毒性、细菌性、真菌性角膜炎是减少角膜病致盲率的重要措施。

角膜病的预防主要有以下几个方面:① 在生活和工作中,注意防止角膜外伤;② 病毒性角膜炎患者注意锻炼身体,增加抵抗力;③ 戴角膜接触镜者应注意卫生,及时更换清洗液,不要戴镜过夜;④ 眼睑闭合不全的患者应保持眼表的湿润,使用人工泪液和眼膏;⑤ 腹泻和营养不良的患儿应补充维生素A;⑥ 避免不必要的局部用药,如必须用药尽量使用无防腐剂的药物;⑦ 对于接受角膜屈光手术的患者应注意合理用药,定期随诊。

大多数的角膜病,如病毒性、细菌性、真菌性角膜炎等可通过药物能够得到控制,但是其中一部分会留下角膜瘢痕混浊,只有通过角膜移植的办法才能够使其恢复视力。角膜移植是目前治疗严重角膜病的唯一有效手段,通过手术可以使一些角膜病患者恢复一定视力。角膜病保健知识应注意如下几个方面:

(一)进行角膜病卫生宣传教育

利用各种卫生宣传手段,对人们进行角膜病相关知识教育。相关知识包括:① 角膜位于眼球的最前面,容易发生外伤,若损伤基质层形成瘢痕,则不同程度影响视力。角膜病尤其是位于角膜中央的病灶,会严重影响视力。② 角膜供氧主要来源于空气,长期配戴角膜接触镜会导致角膜缺氧,形成角膜新生血管。配戴角膜接触镜过夜,会导致角膜溃疡。③ 长期腹泻和营养不良的患儿可能会导致角膜软化症。④ 长期用眼药可能会产生药物的角膜毒性作用,导致角膜病变。⑤ 面瘫和甲状腺功能亢进的患者可能会出现眼睑闭合不全,导致暴露性角膜溃疡。⑥ 病毒性角膜炎容易复发,应注意增加机体抵抗力,防止感冒。⑦ 正常角膜上皮有一定抵抗力,但当遇外伤时,可能会发生感染性角膜炎,应及时就诊。⑧ 当患者畏光症状比较重时,可戴深色眼镜。

(二)注意角膜病的紧急处理和及时转诊

在发生化学伤时注意就地取材,充分冲洗。在发生角膜外伤或异物伤后及时到医院就诊,不要自行处理,否则,会导致更严重损伤。对于植物性角膜外伤怀疑真菌性角膜溃疡患者,应注意合理用药,及时转诊到有条件的医院确诊、治疗。

(三)选择正确治疗

大多数的角膜病,如病毒性、细菌性、真菌性角膜炎等可通过药物治疗能够得到控制,药物治疗无效的角膜瘢痕可采用手术治疗。角膜病的治疗主要包括如下几个方面:

1. 药物治疗 对于细菌性角膜炎,可选用敏感的抗生素;对于真菌性角膜炎,可采用抗真菌药物;对于单疱病毒性角膜炎,可使用高选择性抗疱疹病毒药物,并可联合运用干扰素。局部用药是最有效的治疗途径,包括局部应用眼药水、眼膏、球结膜下注射等。在急性期可采用眼液频繁滴眼,必要时可15 min一次。对于基质性角膜炎可应用糖皮质激素,对于并发性虹膜睫状体炎,还需应用阿托品散瞳治疗。对于暴露性角膜炎可用眼膏和人工泪液治疗,对于角膜软化症患儿需及时补充维生素A治疗。

2. 手术治疗 对于药物治疗无效的角膜病患者和严重影响视力的角膜混浊可采用手术治疗,根据不同病情可选择羊膜移植术、板层角膜移植术和穿透性角膜移植术。对于保守治疗无效的神经麻痹性角膜炎和暴露性角膜炎,可采用睑缘缝合术等。目前一批新兴医学技术的出现,如创新性药物、新角膜组织工程学材料、基因治疗方法,尤其是角膜缘干细胞培养及移植和羊膜移植这两项技术的出现使角膜病防治有了新的武器。

(四) 进行科普教育,加强眼库建设

许多药物治疗无效造成的角膜瘢痕及其所致的视力损伤和盲,通过角膜移植手术是可以改善视力的。目前角膜材料来源的困难限制了角膜移植手术的开展,角膜移植受到很大制约,以至于很多角膜病盲的患者无法及时通过手术获得复明。角膜移植也一直是眼科学基础和临床研究中的薄弱环节。眼库(eye bank)的建立和健全是角膜移植复明术的前提条件。遗憾的是,目前全国眼库的数量还不到10个,且供体缺乏,远远不能满足我国角膜病患者手术的需要。我国供体角膜的来源大部分是急性死亡者的尸体眼球,目前从志愿者那里得到的成人眼球数量极其有限。在眼库登记愿意捐献自己遗体眼球的登记者中只有不到1%的人身后捐献出角膜,与西方发达国家相比,相去甚远。角膜移植手术的技术难度不是很大,我国很多医院均能施行,但由于角膜供体材料的奇缺,移植费用昂贵,我国的角膜移植手术量极为有限,全国每年角膜移植的手术量不到美国的1/30。角膜移植也需要相关政策法规的支持。

如何解决角膜病的致盲问题,关键在于:① 建立健全有关法律制度以增加供体角膜材料来源是当务之急;② 摒弃传统观念的影响,加强科普教育,提倡身后捐眼球,使每个人觉得这是高尚的行为,是人生对社会最后的奉献;③ 加强眼库建设,形成全国眼库网络,实现资源共享,提高眼库效率。总之,赢得全社会的理解和支持,动员全社会力量为角膜病盲者造福,将使得更多的角膜病盲人见到光明,这是角膜病工作的重点。

三、青光眼

青光眼患者远没有失明的白内障患者那么幸运,可以通过手术重见光明,他们一旦失明,就是不可逆性的。青光眼所导致的严重后果已引起了全球眼科和防盲界人士的广泛性关注。

原发性青光眼,尤其是慢性开角型青光眼虽然在基础和临床方面经过了多年深入的研究,而且初步揭示了急性闭角型青光眼的发病机制,但从理论和技术上没有实质性突破。青光眼不能预防,但青光眼患者只要得到早期诊断和合理治疗,他们的视功能可以得到保护,目前易于施行的主要措施有如下几个方面:

(一) 做好卫生宣传,让广大群众了解青光眼有关知识

利用多种形式进行青光眼的卫生宣传,使人们提高对青光眼的认识。宣传内容包括如下几个方面:① 青光眼的发生与解剖因素和遗传因素有关,对家族中有青光眼患者的危险人群要密切随诊;② 发现虹视圈(即注视灯泡时,灯泡周围出现彩色如彩虹样的亮圈)、眼痛、视物模糊或视力下降,应立即到医院就诊;③ 避免短时间内大量饮水,不要在暗室内逗留过久或暗光下阅读;④ 注意生活卫生,避免情绪波动、暴饮暴食或用眼过度,注意劳逸结合;⑤ 对于急性闭角型青光眼患者,若一眼发作,对侧眼一般在数年内发作,因此对侧眼也应该积极治疗;⑥ 急性闭角型青光眼大发作时,可出现恶心、呕吐和剧烈头痛、容易与胃肠道疾病和颅脑疾病混淆;⑦ 婴幼儿也会发生青光眼,当婴幼儿出现畏光、流泪、角膜混浊时,要及时就诊,排除婴幼儿青光眼;⑧ 长期应用糖皮质激素眼液,也可能导致青光眼。

(二) 加强青光眼筛查工作

体检时测量眼压和检查眼底(尤其是35岁以上人群),对于早期发现青光眼有重大意义。因为大部分早期青光眼患者没有任何症状,因此,他们不会到医院就诊,等到视野严重缺损时已

是青光眼晚期。早期诊断才是防治青光眼的关键。如何从正常人中确定哪些是青光眼患者,这对眼科医生早期筛选和诊断青光眼提出了很高的要求。目前青光眼筛查只有测量眼压一项,敏感度和特异度都不高,漏诊率高达50%。事实表明除测量眼压之外,如果联合一个或几个筛查项目,如前房深度和房角宽度测量、视神经乳头和视野检查等,会显著提高青光眼筛查的敏感性和特异性。眼底照相、激光共聚焦扫描检眼镜(SLO)、倍频视野检查等新方法又进一步提高了筛查工作的准确性。对有青光眼家族史的高危人群,也可以对青光眼相关基因进行筛查。

(三)选择正确治疗

治疗青光眼的目标除了降低眼压和防止视神经损伤外,还要进一步对视功能的损害进行保护和康复。药物、激光和手术是目前治疗青光眼的三种常见方法。

1. 药物治疗　目前有多种抗青光眼药物,如毛果芸香碱、噻吗洛尔、酒石酸溴莫尼定滴眼液等。针对患者的病情除了应用降眼压药物外,同时还要注意应用保护神经和改善微循环的药物,做到合理用药,既达到控制眼压的目的,又避免造成浪费。

2. 激光和手术治疗　激光对于早期发现的原发性闭角型青光眼和开角型青光眼有一定效果,不但可以防止进一步的视野缺损,甚至可以达到治愈。但是激光对于晚期闭角型青光眼患者没有作用,此时只有通过药物将眼压控制后进行手术治疗。急性闭角型青光眼可根据房角的关闭情况,选择激光虹膜周切术或滤过性手术;开角型青光眼、婴幼儿青光眼、青少年青光眼以及糖皮质激素性青光眼停药后眼压仍不能控制者,可采用滤过性手术。另外,对于婴幼儿青光眼除控制眼压外,同时还要矫正屈光不正。

3. 个体化的治疗　青光眼的治疗还需注意根据患者视功能的变化制定个体化的治疗策略,切忌千篇一律。因为每个患者的"靶眼压"(不再产生视功能损害的眼压)不一样,因此,不能"一刀切",如规定"眼压应控制在16 mmHg以下",对于每个患者应采用个体化的治疗,保持随诊,尽量将眼压控制在"靶眼压"以下。

(四)提高患者临床依从性,注意长期随诊

青光眼是一种终身性疾病,无论药物控制或手术后,患者均须长期随访观察。青光眼患者需要长期药物治疗,用药的时间和次数都直接影响用药的效果。青光眼并不是术后"一劳永逸",而是术后仍需药物治疗。有些患者虽然眼压控制在正常范围,但视功能仍有不断损害。因此,这些相关知识一定要告诉患者,以提高患者临床依从性,严格遵照医嘱用药并保持长期随诊。另外,对于高危人群也应保持长期随访。

总之,防治青光眼的工作任重道远,青光眼的预防与保健工作主要应完成:① 各级医院组织有经验的眼科医师为核心建立青光眼的防治队伍,开展青光眼筛查和确诊工作,同时积极开展青光眼的病因、诊断和治疗的研究,并利用县、乡、村三级初级医疗保健网开展青光眼防治工作。② 为青光眼患者提供个体化的治疗方案。③ 寻找恰当的筛查和诊断试验搭配,提高检查的敏感性和特异性。④ 进一步加强视神经保护方面的研究。

四、沙眼

沙眼是我国常见致盲眼病。预防沙眼必须采取以预防为主,防治结合的方针,争取早日消灭沙眼。沙眼预防与保健工作主要注意以下几个方面:

首先,采取各种宣传手段,广泛进行卫生宣传教育。专业人员大力开展沙眼普查和防治工作。在我国,1949年沙眼的患病率达到50%,偏远农村地区高达90%。随着环境和水供应的改善,沙眼的发病率已显著下降。在政府的领导和支持下,经过广大医务工作者的努力和群众性沙眼防治工作的广泛开展,目前沙眼的患病率已明显下降。其次,加强共用事业、集体生活单位的卫生管理,搞好家庭和个人卫生。养成良好卫生习惯,注意经常洗手,不用脏手揉眼,不使用别人的毛巾等。医务人员应于治疗检查沙眼患者后彻底洗手。第三,加强对沙眼并发症的处理。导致沙眼致盲的并发症主要发生于成年人,结膜瘢痕化所致眼睑畸形与沙眼倒睫均可导致一系列眼表并发症和角膜瘢痕而致盲。因此,眼保健人员应该十分重视治疗有睑内翻和倒睫的沙眼患者。如果一个地区的滤泡期沙眼患病率超过20%或进展期沙眼患病率超过5%,则表明沙眼在这一地区流行。研究显示对于沙眼盲高发的主要地区,目前必须为睑内翻和倒睫的矫正提供手术服务,以显著降低沙眼的致盲率。如果并发倒睫的沙眼的患病率超过1%,应该对这个地区提供眼外科服务。第四,大力推广 SAFE(surgery,antibiotic,facial cleanliness and environmental improvement,即手术、抗生素、清洁脸部和改善环境)战略。SAFE 战略的主要内容如下:睑内翻和倒睫的外科矫正、急性感染时的抗生素应用、充分地洗脸即面部清洁、改善环境等。SAFE 战略实施是成功控制沙眼的关键。

五、眼外伤

眼外伤是单眼致盲的主要原因,也是双眼视力损伤的原因之一。大多数眼外伤是可以预防的。通过眼外伤的流行病学调查表明,在生产中、体育运动以及儿童和老年人发生的眼外伤有其各自的发病特点,应重点预防,往往这些预防措施并不难做到。眼外伤的预防与保健主要包括:

(一) 加强儿童眼外伤的预防

儿童眼外伤的主要原因是运动器材、石块、木棍和不安全的玩具。儿童眼外伤的预防包括:① 日常生活中,监护人要树立防御保护意识。对孩子加强教育,增强辨别能力,经常反复耐心地进行讲解如何避开危险,使孩子在思想和行动上形成一个客观的条件反射。② 雷管和爆竹是我国儿童致伤的主要原因,因此,应严格加强此类爆炸危险品的生产和销售管理,节假日(尤其是春节)期间要加强对儿童的安全教育。③ 加强一次性注射器的管理和销毁工作,减少儿童玩耍一次性注射器造成的损伤。④ 重视产前和新生儿医源性眼外伤。

(二) 加强生产防护措施

加强法制、安全生产的宣传教育,做好预防眼外伤的宣传工作,注意劳动保护、严格执行操作规章制度,完善防护措施,能有效减少眼外伤的发生或减轻损伤程度。为防止生产性损伤,可在就业前作详细的眼部检查,包括视力(远、近、双眼单视、同时视)、立体视觉、色觉、视野、屈光状态和眼肌平衡状态,以便决定是否适合从事某项工作,严格执行标准,不合格者绝对不能就业。不具备正常双眼视力的患者,及既往有过眼科手术史的人,更应该注意预防眼外伤的发生。从事对眼以及面部有潜在危险的工种,应当加强安全生产教育及安全操作培训,加强爆炸物品的管理及劳动安全防护措施,操作者还要戴上面罩和防护眼镜。注意加强道路安全教育,避免交通事故导致的眼外伤。

(三) 加强现场急救知识培训

不仅要重视眼外伤人群的临床治疗,也要重视眼外伤的预防和应急救治。因此,要注重提高社区保健人员的眼外伤急救水平,使眼外伤患者能及时得到治疗。加强现场急救知识培训,提高基层医务人员水平,使伤员及时获得治疗,以减少眼外伤并发症的发生。现场急救知识培训包括:① 化学物质溅入眼内应立即用大量清水冲洗。② 详细询问病史,及时发现穿通伤及角膜异物。③ 用棉棒小心剔除角膜表面异物。④ 发现眼球穿通伤应当及时转诊。

(四) 选择正确治疗

眼外伤的处理直接关系到视力预后,故应予以足够的重视。眼外伤病情复杂,应根据不同的病情选择不同的治疗。

1. 眼球穿通伤　对于眼球穿孔伤、破裂伤,处理时应首先封闭角膜或巩膜创口,复位或切除嵌顿的葡萄膜及玻璃体,恢复眼球形状,恢复眼压,减少眼内持续出血、反复出血及视网膜脱离的机会。角膜伤口的缝合手术尽可能在显微镜下操作,对前房有混浊的晶状体皮质和玻璃体应行玻璃体切除术,前房注入消毒空气,重建眼前段,并用阿托品散瞳,保持瞳孔散大,减少虹膜粘连,减少并发症、后遗症的发生。局部或全身大量应用抗生素和皮质类固醇,尽快控制炎症的发生和发展。

2. 眼球内异物　尽早摘除眼内异物。根据异物不同部位和性质,可采用不同的手术方式。

3. 并发症治疗　眼外伤预后主要取决于受伤时的直接损伤和伤后并发症。眼外伤经过系统治疗后仍会出现角膜瘢痕化、新生血管、继发青光眼、玻璃体视网膜增生膜、牵拉性视网膜脱离等并发症,严重影响视力,治疗并发症是恢复视力的关键。外伤性白内障是开放性眼球损伤最常见的并发症,可行白内障摘除术。对于角膜瘢痕化可采用角膜移植术,对于玻璃体视网膜增生膜、牵拉性视网膜脱离等并发症可行玻璃体切割术。

4. 严重破裂伤　随着玻璃体手术的发展,为严重眼外伤的治疗开辟了新的途径,一些以往不能救治的外伤眼,经玻璃体切除或联合手术,可以达到保留眼球和恢复部分视功能的目的,不要轻易放弃治疗。

六、糖尿病性视网膜病变

糖尿病性视网膜病变是糖尿病微血管并发症中最重要的病变之一。目前糖尿病患者有增多、趋于年轻化的趋势,糖尿病性视网膜病变的发生率也相应有增高趋势。除糖尿病性视网膜病变之外,糖尿病还可伴白内障、青光眼等多种眼部病变,对患者生存质量有潜在的威胁,因此,预防糖尿病显得尤为重要。采取积极预防措施可以减少糖尿病性视网膜病变的发生概率,减轻其病变程度,对患者视力及视功能的预后有重要影响。糖尿病性视网膜病变的预防包括:严格控制血糖,加强宣传,定期眼部检查,尽量避免糖尿病婴儿出生,有症状及时请眼科会诊。

(一) 严格控制血糖

严格控制血糖是防治糖尿病性眼病的根本措施。糖尿病患者应在内分泌医生的指导下正确使用降血糖药物,不能使血糖忽高忽低。血糖控制不好的糖尿病患者20年后有80%以上发生视网膜病变,而控制良好的患者仅有10%左右出现视网膜病变。因此,糖尿病患者应尽可能采用饮食控制或联合应用降糖药物将血糖控制在正常范围。

(二) 做好患者医学教育、宣传工作

利用多种宣传方式对糖尿病患者的医学教育,让他们了解到糖尿病眼部并发症是常见的,糖尿病性视网膜病变可以严重地影响视力,且在视力正常时可能已经发生了并发症;对眼部并发症早期发现及合理治疗,可以大大减少因糖尿病眼部并发症而引起的失明。告诉患者在没有出现

视力障碍或视力轻度下降时即应到医院检查,对病史长,血糖控制不佳的患者应密切随访。告知患者若突然出现视力降低或眼前黑影增加,提示可能出现眼底出血,应及时就诊,以免延误治疗。

(三) 定期眼部检查

糖尿病患者无论有无视力改变,均应接受定期的眼部检查,以尽早发现糖尿病性视网膜病变的发生,为治疗提供依据。一旦视力下降,视网膜病变的程度可能已经较重了。血糖控制稳定者,每半年散瞳检查一次眼底,血糖控制不稳定的,则3个月检查一次。眼部有过内眼手术史(白内障手术、青光眼手术、玻璃体切割手术等)及眼底已有病变的糖尿病患者,眼部检查的间隔时间应缩短或遵医嘱复查。有条件者应行眼底荧光血管造影检查,这是目前早期确诊糖尿病性视网膜病变的方法。因为眼底镜下未见糖尿病性视网膜病变改变者,在进行眼底荧光血管造影时可发现异常荧光。对于糖尿病妇女,应在计划妊娠前12个月内到医院检查眼底。妊娠后应于孕12周内再进行眼底检查,以后定期复查。如有下列情况,应立即请眼科医生会诊:① 不能解释的眼部症状。② 戴眼镜后视力减退。③ 眼球胀痛。④ 视物变形。⑤ 眼前黑影。

(四) 控制高血压

合并高血压的糖尿病患者更容易患糖尿病性视网膜病变,因此,在整个糖尿病病程中应注意监测血压,并对高血压进行治疗。

(五) 选择正确治疗

糖尿病性视网膜病变的根本治疗是治疗糖尿病。长期维持血糖在正常水平,可防止糖尿病性视网膜病变的发生及发展,这已经被国内外从事糖尿病研究的学者所公认。糖尿病性视网膜病变患者应在眼科医生指导下,选择合适的治疗方案:① 对于眼底只有微动脉瘤的患者,可服用改善视网膜血循环的药物,如导升明、胰激肽释放酶等。② 当眼底出现大量棉絮状斑或已发现新生血管时,则应进行眼底激光治疗。激光治疗的目的主要为防止视网膜病变的进一步发展,以保持患者现有的有用的视力,降低糖尿病性视网膜病变的失明率。大量严格的临床对照研究已经证实激光光凝是当今治疗糖尿病性视网膜病变的有效措施。美国早期激光治疗研究组肯定了早期激光治疗可降低持续水肿的发生率,减少退行变性及视力丧失的危险,并有利于视力的恢复。糖尿病性视网膜病变早期可以激光治疗,以控制病变的进一步发展,实施眼外激光全视网膜光凝时通常是分次、分象限进行。③ 当玻璃体出血时,可先使用普罗碘铵及三七等药物进行保守治疗;淤血持续不能吸收者,可行玻璃体切割手术治疗。④ 对于增殖性糖尿病性视网膜病变,由于玻璃体淤血、纤维增殖膜形成等因素的影响,眼外激光往往不能够成功实施,这时只能通过玻璃体切割术来治疗本病,玻璃体切割手术是治疗增生性糖尿病性视网膜病变非常有效的方法。

七、年龄相关性黄斑变性

年龄相关性黄斑变性(age-related macular degeneration,AMD)是发达国家致盲的主要原因。在我国随着人均寿命延长,年龄逐渐趋向老化,AMD患者也将逐渐增加。根据临床特点,AMD可分为干性型和湿性型。干性型病例视力较好,90.91%的患眼视力在0.3以上。60%的湿性型AMD患眼处于盲或低视力状态,说明湿性型AMD对视力损害非常严重。因此,防止干性向湿性的转化和进行湿性型患者及时治疗,对预防和延缓AMD的视力损害非常重要。

虽然年龄相关性黄斑变性的病因尚没有完全弄清,但多数学者认为AMD的发生与阳光暴露、吸烟、遗传因素有关。年龄相关性黄斑变性的预防措施主要包括:① 减少日光暴露。② 戒烟。③ 微量元素锌剂和抗氧化剂消除氧自由基,延缓老年化病变进程,如维生素 C、E 及胡萝卜素等。④ 对家族中发生年龄相关性黄斑变性患者的高危人群,应密切观察,定期随访并检查眼底和视功能。

目前,虽然对年龄相关性黄斑变性缺乏特效治疗,但仍可以开展许多保健工作,降低该病的致盲率,提高患者的生存质量。

(一)加强对患者的宣传教育工作

加强对老年人的健康教育,宣传年龄相关性黄斑变性的相关知识。对于老年人视力降低,特别是白内障术后视力不佳者,宜检查眼底,排除年龄相关性黄斑变性的可能。老年人用 Amsler 表自行检测,判断是否存在视物变形,也可发现早期年龄相关性黄斑变性。

(二)选择正确治疗

年龄相关性黄斑变性可分为干性型和湿性型,根据不同的病情可选择不同的治疗方式。

1. **药物治疗** 对于早期干性型患者可口服微量元素锌剂、维生素 C、维生素 E 及胡萝卜素等药物。也可服用中药治疗,有些中药有抗衰老及改善微循环的作用,对本病萎缩型有较好疗效,对阻止渗出型瘢痕修复后复发、防止另眼病情发展方面也有一定作用。可以采用中医辨证论治,如肝肾阴虚者给予补益肝肾,气血不足者予以气血双补等;对眼底视网膜色素上皮、神经上皮浆液性脱离,采用健脾方法,兼以祛湿化痰;对出血性脱离者,则兼以止血化瘀;对大量瘢痕形成,则兼以滋补肝肾、软坚散结的方法。

2. **激光治疗** 对于湿性型年龄相关性黄斑变性患者,可根据眼底荧光血管造影结果选择激光治疗、经瞳孔温热疗法和光动力学疗法。光动力学疗法是应用具有光化学作用的光激活光敏感剂治疗疾病的一种方法,目前临床研究证明,光动力学疗法有效,但价格昂贵,且新生血管可能复发。

3. **手术治疗** 近年来由于眼显微手术的发展,使老年性黄斑变性的治疗有了长足的进步,特别是玻璃体切割术可去除大面积的视网膜下黄斑区出血,可阻止光感受器的损害;还可以在黄斑区试行黄斑下新生血管膜切除,同时进行自体或同种异体的色素上皮移植;还可以行黄斑转位术,但由于这种手术操作复杂,并发症多,视功能恢复差等原因,远期疗效有待进一步评价。

(三)定期眼部检查

对于干性型患者要定期进行眼底检查,若出现向湿性型转化的趋势,可采用预防性治疗措施。

(四)提高患者生存质量

晚期干性型和湿性型患者可采用不同的康复治疗,如选择助视器如放大镜、闭路电视等提高患者的视功能。对于视功能影响不严重的老年患者,阅读时可采用带有放大镜的可调节台灯,保证良好照明。

八、遗传性眼病

遗传病是由遗传物质发生改变所致,其具有遗传性和终身性的特点,治疗比较困难。因此,预防在其防治中占有重要的地位,眼遗传病的预防与保健主要注意以下几个方面:

(一)遗传病登记

对于严重危害人类健康的眼遗传病予以登记,如视网膜母细胞瘤和视网膜色素变性等常见的眼遗传病应制定统一适当的登记表格,以便定期检查随访,遗传咨询以及婚姻和生育指导。

(二) 携带者的检出

携带者的检出可从临床水平、细胞水平和分子水平进行。临床上可利用视觉电生理技术发现视网膜色素变性的携带者。分子水平检测包括蛋白质和酶的量和活性、酶促反应的底物和产物的变化、底物附和实验及基因突变检出。携带者的检出对遗传病的咨询和防治有积极的意义。

(三) 遗传咨询

通过指导患者和家属了解眼遗传病的发病风险、症状、体征、诊断方法和预后,宣传近亲结婚的危害和配偶的选择要求,来选择必要的防治措施如生育指导和选择性流产以减轻症状或使疾病不发展。积极开展遗传咨询,提倡优生优育,对有遗传因素的已婚青年应提倡节育。

(四) 预防性检查

对于遗传性疾病患者的同胞及子女要进行定期预防性检查,这项措施与遗传病登记相辅相成。如对视网膜色素变性患者的子女定期检查眼底,对视网膜劈裂患者的同胞定期检查眼底和视功能。

(五) 避免诱因

避免接触易造成遗传损害的致畸剂、诱变剂。造成遗传损害的物质主要包括如下几个方面:

1. 化学性有害因素　在工业"三废"、农药、食品添加剂和防腐剂、各种医用清洗剂及麻醉剂中,含有一些致畸作用的化学物质,可能会导致眼遗传病的产生。

2. 物理性有害因素　一些物理因子如射线、机械性压迫和损伤等也被确认为对人类有致畸作用,其中危害最大、影响最深的是电磁辐射。

3. 生物因素　母亲在孕期,尤其是妊娠前3个月内遭受病毒感染,如风疹病毒、巨细胞病毒感染等,会影响胎儿眼部的正常发育,导致新生儿先天性盲或视力低下。

(六) 积极干预

对于遗传病的治疗应根据不同环节及造成的机体损害情况而定。分为子宫内治疗、出生后治疗和基因治疗。出生后治疗包括纠正生化代谢紊乱以及手术矫正。前者的治疗原则是:禁其所忌,去其所余,补其所缺。如回旋状脉络膜视网膜萎缩可通过限制精氨酸饮食而降低血鸟氨酸。用外科手术改善遗传性上睑下垂、遗传性白内障、遗传性角膜变性的症状。视网膜母细胞瘤早期可以通过冷凝治疗保存眼球和视力,或通过手术摘除眼球而挽救生命。

第二节　其他眼病的预防与保健

一、屈光不正

屈光不正的预防与保健知识见第七章。

二、葡萄膜炎

葡萄膜炎大致由三种主要机制引起,即自身免疫应答,病原体的侵犯及引起的多种反应和花生四烯酸代谢产物的大量产生所引起,容易复发。葡萄膜炎的预防与保健应注意如下几个方面:

(一) 加强宣传教育工作

加强葡萄膜炎的相关医学知识的宣传教育,可以有效预防该病的发生。主要包括:① 积极调动患者自身的抗病能力。防治葡萄膜炎重要的是积极调动患者自身的抗病能力。祖国医学非常强调"扶正祛邪","正气存内邪不可干",正气足则能抗邪,则能祛邪,正气不足则外邪易于侵犯,扶正和祛邪既矛盾又统一,"急则治标,缓则治本"是一种很好的策略。② 防止葡萄膜炎复发。对于葡萄膜炎患者,平时注意少食用海鲜和荔枝等食物,预防感冒,防止葡萄膜炎复发。

(二) 注意筛查

发生葡萄膜炎可能是眼部手术诱发,或与全身病有一定的联系。因此,对一些特殊疾病和术后有症状者,要注意筛查。对于出现眼前黑影("飞蚊症")的患者,以及少年儿童不明原因的视力下降、斜视或白瞳症等,应仔细检查以排除葡萄膜炎。对于眼穿通外伤和内眼手术后的患者,要常规给予抗生素治疗,警惕葡萄膜炎的发生。患有风湿性疾病(强直性脊柱炎,幼年型类风湿性关节炎)、溃疡性结肠炎、结核病、结节病、尿道炎及性传播疾病等全身性疾病的患者,应定期检查眼睛。

(三) 选择正确治疗

目前,针对葡萄膜炎有一个较完整的治疗体系:抗感染药物、免疫抑制剂、非甾体消炎药、睫状肌麻痹剂、中医辨证施治以及针对葡萄膜炎并发症的各种手术治疗。

1. 药物治疗　药物治疗主要包括睫状肌麻痹剂、免疫抑制剂、非甾体消炎药等。由于诸多因素的影响,带来了葡萄膜炎防治中的问题和误区。主要有以下两大问题,即治疗的格式化和用药的复杂化。所谓治疗格式化是指对于不管何种原因,何种类型的葡萄膜炎,均千篇一律地给予相同的治疗方案。这样不仅造成大量的药物浪费,而且给患者带来严重的药物不良反应,也大大增加了抗生素耐药性的发生概率。所谓用药复杂化是一种无的放矢的药物治疗,用药繁杂,却达不到治疗效果。在临床治疗中,我们要尽量避免这类问题的出现。

葡萄膜炎临床表现多种多样,治疗方法也各不相同,治疗效果也缺乏恒定性。如何从复杂的疾病中抓住其本质是治疗成功与否的关键。以下拟定几项基本的治疗原则:① 个体化原则,即根据患者的葡萄膜炎类型和具体情况给予合理治疗;② 简单化原则,即抓住患者葡萄膜炎的本质问题,以最少的药物和简便给药方式进行治疗;③ 联合用药原则,是指为了减少药物的不良反应和增加疗效,选择两种或两种以上的免疫抑制剂。

2. 并发症治疗　对于葡萄膜炎可引起的一些并发症,如并发性白内障,继发性青光眼,玻璃体混浊和增殖性玻璃体视网膜疾病,应选择适当的手术时机,把握好手术适应证,以免给患者带来不可逆转的后果。

三、斜视与弱视

斜视是眼科的常见病和多发病。由于斜视多于儿童时期发病,它除了引起单眼及双眼视功能损害外,也影响到外观和美容,这对儿童的生理和心理的发育造成不良的影响。斜视有可能引起弱视,影响双眼单视功能的发育和建立,还能够使已经形成的视觉功能遭到破坏,导致产生一系列的视觉紊乱。

人类双眼视觉的发育,在出生后 2 个月左右能够同时注视,3~5 个月是双眼视觉发育的敏感期,1~3 岁是双眼视觉发育的高峰期,6~9 岁双眼视觉发育完成。在此过程中,任何影响双眼视觉发育的因素都会阻止和破坏已在发育中的双眼视觉。斜视是影响以至破坏双眼视觉建立及发育的主要因素。斜视的预防与保健应注意如下几个方面：① 对于共同性斜视早期手术治疗。目前认为共同性斜视的患者最好在6岁以前手术治疗，以矫正偏斜的眼位。手术目的首先是恢复其视功能，这种恢复的可能性与发病年龄、手术年龄等因素密切相关。如果在双眼视觉发育的高峰期内，将斜视患儿及时手术治疗，不但能够保存已发育的双眼单视，而且能够进一步建立双眼视觉的最高形式：黄斑立体视。② 对于继发于角膜病和白内障的斜视，应早期手术治疗角膜病和白内障。③ 对于屈光不正导致的斜视应及时充分纠正屈光不正。④ 脑血管意外、颅脑占位性病变、颅脑外伤、糖尿病也可以导致斜视，应该积极预防这些疾病的发生。⑤ 应积极预防产伤导致的斜视。⑥ 对于小度数的斜视可用三棱镜矫正。⑦ 外斜的发生有明显的遗传性，对于父母一方或双方患有斜视的，应注意排查、随访。

弱视是儿童发育期常见的对视功能危害较重的眼病，在青少年人群中的患病率约为2%～4%。弱视患者往往没有健全的双眼高级视功能，若未能治愈，导致患儿日后的学习、工作及生活诸多不便，这需要引起社会的广泛重视。弱视的早期诊断、理想的治疗及远期疗效的巩固，是眼科工作者研究的重要课题。在治疗过程中，准确的检影验光和配戴矫正眼镜，使视网膜能获得清晰的物像是弱视治疗的关键。弱视的预防与保健主要包括：

（一）加强弱视的综合管理工作

综合管理的内容包括社区卫生普查及监控管理，对患儿及家长进行健康教育，对患儿进行严格的家庭管理，对社会、学校进行有关弱视防治知识的普及宣传等方面。综合管理工作包括：① 加强社区医疗机构对所辖幼儿园、小学的定期体检，从中发现低视力儿童，通过眼科检查进一步筛查出弱视儿童；② 对于不同年龄段的儿童可采用不同的检查方法，以求早期发现儿童眼部疾患，尤其是弱视，争取早期治疗；③ 发现弱视儿童后，应将有关信息反馈给社区医疗机构，协助他们建立有关登记簿以保证对弱视儿童的治疗进行监控管理，定期随访，督促治疗；④ 宣传儿童弱视的早期诊断和早期治疗的重要性，年龄越小治疗效果越好。

（二）选择正确的治疗

目前，临床治疗弱视的主要原则为合理矫正屈光不正和增加弱视眼的使用。主要方法为配戴眼镜和健眼遮盖法。光学药物疗法（压抑疗法）、增视疗法（后像疗法）、光栅生理刺激疗法均为健眼遮盖法的衍生方法。红色滤光片疗法和海丁格刷训练的治疗机制为刺激黄斑中心凹视神经细胞发育，达到将偏心注视转变为中心注视的目的。临床资料表明多种方法联合的"综合疗法"效果最佳。

1. 矫正屈光不正　对于屈光不正性弱视，首先应配戴眼镜矫正，若4～8周后仍然存在视力差异，应行遮盖治疗。

2. 遮盖治疗　遮盖治疗是治疗单眼弱视的重要手段，它可以清除由于刺激注视眼而对弱视眼的抑制作用，经过遮盖治疗使双眼视力达到平衡后，不应急于打开健眼，应逐渐减少遮盖时间以巩固疗效。遮盖治疗时，须注意被遮盖眼（好眼）的情况，避免发生遮盖引起的形觉剥夺性弱视。

3. 其他治疗　闪烁红光治疗可锻炼发生弱视的皮质枕叶和皮层17区的功能，提高神经兴奋性，从而改善注视性质及提高视力。利用海丁格刷可以消除3°以内的旁中心注视。

（三）注意定期复诊

弱视的治疗要注意定期复诊。特别在治疗屈光不正性弱视过程中，因为患儿的屈光度的改变,需要在随诊时调整。对于须遮盖治疗的患儿,应注意被遮盖眼(好眼)的视力变化,避免发生遮盖引起的形觉剥夺性弱视。

(四)注重家庭和学校配合治疗

为保证综合疗法取得良好疗效,需强调对弱视儿童进行综合管理的重要性,在治疗期间需取得患儿、家长及学校的充分合作。治疗弱视除了医生的指导外,更需家长、患儿积极配合,因此,有必要对患儿及家长进行健康教育。患儿家属是弱视防治健康教育的主要对象,他们的配合直接影响到治疗效果。对患儿进行严格的家庭管理需注意以下几个问题:① 注意安全,尤其是深度弱视,一旦将健眼严格遮盖,一定要注意患儿活动安全,防止意外事故的发生;② 加强体育锻炼,认真做好眼保健操;③ 患儿在家做家庭精细作业时,家长一定要督促孩子完成,孩子戴了眼罩和眼镜后,要及时与幼儿园或学校老师取得联系,请教师告知小朋友不得取笑,并督促患儿戴好眼罩和眼镜;④ 在整个治疗过程中,家长一定要坚持带孩子定期复诊;⑤ 提倡患儿注意用眼卫生,保持眼罩清洁,勤洗勤换;⑥ 保证患儿的合理饮食和营养搭配,选择富含蛋白质、钙、锌、铁、维生素等食物,如鸡蛋、奶、瘦肉、绿色蔬菜及水果等,以改善全身及眼部的营养,增强眼的抵抗力与调节作用。

社会大环境是健康教育不可忽视的方面,社会大环境的支持,特别是儿童成长生活的家庭、学校是弱视防治效果的有力保证,可从多渠道进行有关弱视防治知识的普及宣传,如宣传册、电视、报纸、广播及健康讲座等,做到通俗易懂。

四、职业性眼病

对于职业性眼病,防治至关重要,更确切地说,"防"重于"治"。对相关职业人群、高危人群定期做眼科检查,以达到早发现、早诊断、早治疗的目的。职业性眼病的预防与保健主要包括:

(一)加强职业性眼病的宣传工作

劳动生产过程中存在多种职业危害因素,可引发多种眼部疾病。除了常见职业性有害因素,如气体或蒸气、烟雾、粉尘、铅、汞、砷、锑及铊等物质外,引起中毒性职业眼病的还包括紫外线、红外线等非电离辐射性光损伤、电离辐射、不良照明等。应利用多种宣传途径,加强职业性眼病的宣传工作,提高劳动者的职业性眼病预防与保健知识。

(二)加强劳动者防护

不断改善工作环境,加强劳动者防护,减少相应职业眼病的发生。这里介绍一些常见的职业性眼病的防护:① 由化学物质引起的职业性眼损伤必须制定严格的工作安全条例,并落实到位。一旦发生,立即清除毒物,并应用特效解毒药。② 对于电焊工人,应配戴防护面罩和橙色眼镜,并加强安全教育,增设防护屏,加强通风设备等以降低电光性眼炎的发生率。③ 在户外太阳光下作业者,应带遮阳帽和太阳镜减少紫外线对眼的照射,同时应吃维生素 C 高的食物,或长期服用维生素 C 和 E 等抗氧化药物,有助维护晶状体蛋白的透明性。④ 对于接触微波、X 线的工作人员,应注意防护。⑤ 对于长时间近距离工作者,一次连续近距离用眼时间不应过长,建议工作 30 min 到 1 h 休息 1 min,看远处。阅读时照明要求充分与标准,光线不要过暗或过强;对于经常在荧光屏前工作者,荧光屏亮度和色调选择要适中和正常,图像不清时应及时调整或转移视线。可滴用有湿润眼睛(人工泪液等)及调节视疲劳的滴眼液。还可以把屏幕放低一点,且向上倾斜,使眼睛平视或略向下看,这样可减少睑裂宽度和眼球暴露的表面积,可提高工作效率,又可防止视力疲劳和暂时性近视。⑥ 对于飞行员易患的高空近视,克服的方法是让观察者定时(每 3~4 s)观察一次远处(5 m 以外的目标),也可让观察者左眼和右眼分别通过各自的观察点向外观察,控制观察者不产生辐辏,以控制不自主的调节,进而预防高空近视。

五、急性结膜炎

预防急性结膜炎主要是控制传染源,切断传播途径。急性结膜炎预防与保健主要在于早期发现、严格隔离、积极治疗患者。一经发现患者,应严格消毒隔离(一般在家隔离 1 周)、积极治疗。

本病流行期间,应注意以下预防和保健措施:① 严禁到公共浴室及游泳场所等公共场所。② 不用手揉眼,防止反复感染。③ 患者的脸盆、毛巾、手帕等生活用品要与健康人分开,并经常对用具进行严格消毒。④ 集体单位及家属中滴预防滴眼剂时应特别注意防止交叉感染。⑤ 医护人员在接触患者之后必须洗手消毒,以防止交叉感染。⑥ 用眼药水点眼时,先点好眼后点患眼,以免引起交叉感染。⑦ 患者不宜游泳,以防加重病情。⑧ 注意消毒。流行性出血性结膜炎的病原体 70 型肠道病毒不耐热及在干燥条件下不易生存,可应用以下方法对其进行消毒:100℃加热 3 s 或 56℃加热 5 min;对于不能加热的物品可用甲醛或 70%乙醇浸泡 5 min 以上。同时,患者用过的用品放置在干燥环境中,一般第 2 天就不再具有传染性。⑨ 对急性结膜炎疫情还应按照国家传染病管理法规定及时上报。

第三节　眼病患者手术前后的保健

眼科手术是治疗眼病的重要手段。常见的眼科手术包括外眼手术、青光眼、白内障等,随着眼科手术技术的发展,出现了一些新的手术方法,如人工晶状体植入术、玻璃体切割术等。眼科患者手术前后的保健对保证手术效果非常重要,本节简单介绍眼科患者手术前后的保健要点。

(一) 手术前

1. 控制全身疾病　许多老年眼病患者合并有高血压、糖尿病等全身疾病。对于高血压患者,术前应该控制血压,对于糖尿病患者空腹血糖应控制 8 mmol/L 以下。

2. 适当了解病情和手术　患者应该对自己的疾病和手术方式有一定的了解。手术后可能出现一过性不适,如伤口痛、眼内摩擦感、流泪、眼胀等,患者不要过多的忧虑。有些术后要求一段时间内保持特殊的体位,患者应该有心理上的准备。

3. 生活保健　保持患者生活在温度适宜、空气流通、没有蚊蝇侵扰,清洁卫生安静的环境里。术前晚可服用镇静安眠药物。手术前一天进食易消化食物,不要过饱。

(二) 手术后

老年患者心肺功能相对要差一些,术后补液速度不宜快,通常以每分钟 60~80 滴为好。对患者生活上的要求,只要有利于伤口愈合,要尽力满足。要减少因出汗、流泪等污染敷料,室内地面不要摆放杂物,防止患者视力不好摔倒,造成意外事故。由于术后患者出现疼痛、恶心、呕吐、强迫体位等不适感受,常引起焦虑不安,甚至暴躁。术后患者的观察主要注意以下几个方面:

1. 保持血压稳定　由于手术的紧张、术中麻醉剂中加入少量肾上腺素、手术创伤的疼痛及术后成功的喜悦等都会引起术后血压上升。因此,术后 3 天内要密切观测血压,保持血压稳定在

135/85 mmHg 以下。如血压高于此值,应口服降压药。患者不要用力排便,以免造成伤口出血或对心脑血管不利。

2. 观察伤口是否出血　术后为避免感染,尽量少揭开术眼敷料,但可通过敷料的血渍量及颜色来判断出血量,一般敷料上有少量的陈旧血迹,但如果出现颜色鲜红并不断扩大的血迹,要给予止血处理。同时要劝说患者少说话,饮食要流质,以避免语言及咀嚼时肌肉运动对伤口的牵拉而使出血增加。

3. 嘱咐患者安静修养　由于眼科手术多采用局麻,患者大多神志清醒,部分患者伤口有轻微疼痛,疼痛剧烈者可使用镇痛剂或镇静剂,一般术后 3 h 伤口疼痛可消失。但少数患者术后 1～2 h 内出现局麻反应,如头痛、恶心、呕吐及眩晕等,此时应保持呼吸道通畅,解释原因,嘱其不必惊慌。特别对于青光眼手术后患者,更要注意调节自己的心理状态,因为情绪紧张、性格暴躁和疼痛等因素是诱发青光眼再次发病和对侧眼发作的原因。玻璃体视网膜手术联合眼内填充术后多数患者易出现恶心、呕吐、眼胀及疼痛等不适。患者感觉有轻度疼痛,此时给予止痛药物,如果是眼压升高引起的疼痛,可给予降压药物。

4. 遵照医嘱保持体位　白内障术后应予以平卧,术后 24 h 内应给予头部相对固定,避免大幅度摇动。玻璃体切除联合眼内填充术后根据裂孔的位置,保持一定的体位,保证眼球内填充对裂孔的有效顶压。例如黄斑手术眼球内注气后应保持面向下的体位,即通过气体从眼内腔向眼球壁推压,利用气体向上原理,依靠气体的顶压作用使气泡直接垫压于黄斑裂孔,阻断裂孔处的液流,达到视网膜复位的目的。因此,术后体位尤其重要,目前比较人性化的方法是俯卧、坐两种体位交替进行,患者可以自行调整,以免一种姿势易疲劳。俯卧位采用胸前垫一海绵枕头,眼向正下方,双手自由变换位置,以舒适为宜;坐位采用坐床边凳子上,头部趴在床边,眼依然向正下方,该体位目的是达到封闭裂孔,达到促进组织修复的目的。一般历时 5 天,第 6 天可床边轻度活动,术后一周仍继续保持低头位,每天不少于 4 h 直至气泡吸收。

5. 生活保健　患者饮食应易于消化、富含纤维素、维生素及蛋白质的半流质饮食,并保持经常小量饮水,以防止大便干燥,勿用力排便及屏气。减少眼球运动,减少光线对眼球刺激。患者可能会出现呕吐,床头常规备好方便袋;被污染的床单、被褥及时更换。避免重体力劳动及剧烈运动,不揉压眼球。

6. 保持术后随诊　青光眼患者术后应该保持长期随诊,根据眼压控制情况,采用眼球按摩或加用降眼压眼液,还要观察视功能的变化调整药物的用量。白内障患者保持随诊可及时发现一些术后并发症并处理,如发现后发障可采用激光治疗。视网膜玻璃体手术后也要保持随诊,特别对于硅油填充术后的患者,要根据视网膜复位和硅油情况,决定硅油取出的时间等。

第四节　全身病的眼部保健

　　人的机体是一个整体,眼与全身各系统密切相关,全身各系统的疾病常在眼部有所表现,如动脉硬化、高血压病、糖尿病、肾疾病、血液病、结核病、感染性心内膜炎、维生素缺乏及结节病等。外科方面,颅脑外伤是最常见的可引起眼睛改变的疾病。做好这些疾病的预防保健工作,及时发现眼部症状,对其治疗和预后将大有裨益。本节介绍几种常见的有眼部表现的全身病的眼部保健。

1. 高血压　高血压病是中老年人的常见多发病,长期的高血压会造成全身小动脉的改变,视网膜动脉属于小动脉,对高血压患者眼底检查时常常可以发现其视网膜血管受累发生病变。视网膜血管是全身唯一在活体内借助检眼镜可直接观察到的血管,眼底检查对全身性血管疾病的诊断、处理和预后等方面都具有一定价值。因此,对高血压患者的治疗不仅要强调终身药物治疗和平稳控制眼压,还需要定期进行眼底检查。因高血压造成的脑血管破裂出血时,会出现视力急剧减退、幻视、色视及黑矇现象。如果眼底发生出血,则可视物模糊,患者应立即前往医院就诊。另外,眼睑和球结膜的小血管发生出血时眼睛会出现胀痛感。

2. 糖尿病　糖尿病引起眼部病变最常见的是糖尿病性视网膜病变,除此之外较常见的有白内障、眼部神经系统病变、青光眼及角膜、结膜及眼睑等部位的病变。包括检眼镜查眼底、眼底血管造影等在内的全面的眼科检查对于糖尿病患者,尤其是血糖控制不稳定者非常必要。糖尿病性视网膜病变时,糖尿病患者眼部最突出的表现是急剧出现屈光不正,视力高度减退。若患者突然出现视力下降,视物重影等症状时,需要马上到眼科就诊。

3. 甲状腺功能亢进　对甲状腺功能亢进患者,应注意其眼球突出的程度、球结膜是否充血水肿、是否有眼睑闭合不全等。若出现眼睑闭合不全,应注意使用眼膏和滴眼液,防止暴露性角膜炎的发生。

4. 脑部肿瘤和外伤　颅脑外伤常由于外伤部位、暴力的程度、受伤方式不同而表现不同的眼部表现。对于颅脑外伤的患者,要注意观察患者瞳孔的对光反射、眼球运动是否受限、眼底的改变及眼睑淤血等眼部情况。急性颅内出血的患者还可以出现玻璃体出血,严重影响视力。因此,对于急性颅内出血的患者要检查玻璃体。对脑部肿瘤的患者需要密切观察其视力和视野变化,以及眼底有没有视乳头水肿发生。

5. 早产儿视网膜病变　对于孕期在 34 周以下、体重小于 1 500 g、生后有吸氧史的早产儿,应在出生后及时检查,对于高危者应每周检查。根据疾病的不同分期选择激光、冷凝、玻璃体切割治疗。

6. 其他疾病　恶性肿瘤患者晚期可以出现眼部症状。肝癌患者常有视物模糊、视力减退、黄视症以及夜盲症等,眼睑可有黄色色素沉着以及蜘蛛痣,如果出现视力骤然下降,常提示有肝癌大出血的发生。肺癌患者如果出现视力显著减退或者是黑矇、出血等现象,则说明肺癌已经转移到了脑部。及时发现和处理这些症状对于提高患者的生存期和生存质量有很大帮助。流行性感冒患者容易出现结膜分泌物增多和充血症状,不加以控制甚至会出现角膜炎和虹膜睫状体炎等。巩膜出现黄染常提示肝功能不正常,胆红素代谢出现问题,常见于黄疸性肝炎。另外,全麻手术后和昏迷的患者容易出现暴露性角膜炎,要加强眼部的护理。

总之,全身其他疾病的患者出现眼部症状时切不可大意,及时就诊于眼科,对于各种眼部并发症的预防和其基础疾病的治疗将大有帮助。

第五节　眼病常用家庭治疗与保健

眼睛是心灵的窗口,因而眼科疾病常给患者带来更多的痛苦。建立健全完善系统的眼病预防、治疗、护理和保健体系势在必行。这项工作需要医务工作者、患者、患者家属的紧密配合。临床治疗和家庭治疗保健同样重要。本节介绍眼科常见病的家庭治疗和保健。

一、弱视

弱视是一种发育性疾病,弱视治疗时间长,易反复,患者难以坚持长期集中治疗,从而影响弱视的疗效。早期、长期坚持治疗对于疗效巩固与视力进一步提高有很大益处,而长期坚持治疗最方便的途径即家庭治疗。家庭治疗的方法包括遮盖疗法、精细工作、仪器治疗和光学药物压抑疗法。

1. 遮盖疗法　为了便于家长掌握,一般以7天为单位计算。遮盖疗法包括:① 完全遮盖法,对于年龄稍大、弱视程度重的单眼弱视患儿彻底盖好眼5～7天。② 交替遮盖法,对于双眼弱视,视力相近或相等者施行交替遮盖。视力相等采用1:1方法,对于视力不等患者、视力差遮盖时间少,视力好遮盖时间多,如3:4或2:5。③ 部分时间遮盖,对于年龄小或不能坚持全天遮盖,可每日遮盖半天或每天下午5:00～9:00遮盖。

2. 精细工作　在戴镜与遮盖的同时,患儿坚持做精细工作。例如穿珠子(视力0.3以下),描图、穿绣花针(视力0.3以上)。精细工作要求:① 精细度足够,例如视力在0.3以上再穿珠子就起不到治疗作用。② 时间足够长,每次20 min。③ 速度够快,如果边穿针边玩,疗效差。

3. 仪器治疗　中心注视首选家用光栅治疗仪,旁中心注视使用后像红光闪烁治疗仪,每次15～30 min。

4. 光学药物压抑疗法　对不能坚持遮盖的患者,用药物或镜片使健眼模糊,强迫弱视眼注视。常用方法有:① 1%阿托品眼膏健眼扩瞳。② 健眼前加过矫+5.0 D镜片。③ 镜片前加塑料膜使其半透明。

弱视的治疗中最重要的是彻底矫正屈光不正,其次为遮盖疗法及精细目力训练等。许多家长给弱视患儿做各种仪器训练,而不愿让患儿戴矫正眼镜,结果视力很难提高,而且让患儿失去最佳治疗时机。在矫正屈光不正后,遮盖健眼加精细目力训练仍是目前治疗弱视最有效的基本方法。矫正屈光、遮盖治疗、精细目力训练等完全可以在家中治疗,因此,弱视的家庭治疗与保健对患者的预后非常重要。

二、近视

青少年的近视眼较为多见,视力下降可直接影响其学习。所以注意用眼卫生十分重要。一次连续近距离用眼时间不应过长,定时休息,看远处,以求经常性的增加视距、开阔视野、放松调节、维持正常视觉功能。有效而及时的矫正近视眼也极为重要。如果是屈光不正应在散瞳验光的基础上区别是近视、远视或散光,然后根据准确的屈光度数,选择合适的治疗方法,或配戴合适的眼镜,以免由于睫状肌的过度疲劳而使近视的度数不断加深。假性近视用散瞳剂可暂时缓解。在排除了假性近视后,正确地配戴准确度数的眼镜十分重要,勿盲目的选择某些仪器和方法治疗屈光不正。

三、青光眼

对于青光眼的患者,维持正常的眼压对延缓病情发展、减轻症状十分关键。除药物治疗外,按摩眼球和饮食治疗都具有保健辅助作用,且可在家中进行,方便有效。手指按摩眼球有利于保持引流口通畅,但这要在医生指导下方可进行。饮食治疗包括:① 蜂蜜,因为蜂蜜能降眼压。

② 防止便秘的食物。③ 有利水功效的食物。④ 富含维生素 B 和 E 类食物。⑤ 禁大量饮水和"三忌",即忌烟、忌酒、忌喝浓茶。

四、白内障

白内障患者日常生活中注意减少阳光暴露、戒烟。另外,饮食调节也是一种很好的预防、保健方法。应吃富含维生素 C 的食物,或长期服用维生素 C 和 E 等抗氧化药物,有助维护晶状体蛋白的透明性。

五、年龄相关性黄斑变性

年龄相关性黄斑变性的家庭预防与保健包括减少日光暴露,补充微量元素锌剂和抗氧化剂消除氧自由基,延缓老年化病变进程,如维生素 C、E 及胡萝卜素等。还可以用活血化淤中药,促进出血的吸收,使病情稳定。

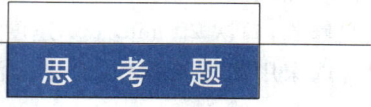
思 考 题

1. 眼遗传病的预防与保健要点。
2. 弱视的家庭保健与预防知识。
3. 糖尿病患者的眼部保健与预防要点。

第七章 屈光不正的预防与保健

 学习要点

1. 了解近视发病的危险因素,掌握近视的预防方法及如何预防近视眼的并发症。
2. 了解远视及散光的预防与保健。
3. 了解如何选择合适的框架眼镜,掌握框架眼镜的正确保养方法。
4. 掌握配戴角膜接触镜的适应证及禁忌证,掌握角膜接触镜所致的眼部常见合并症及其预防与保健,熟悉接触镜的护理和保养方法。

第一节 屈光不正的预防与保健

当眼在调节松弛的状态下,5 m 以外的平行光线经过眼的屈光系统后不能在黄斑中心凹形成焦点,此眼的光学状态就称为屈光不正(ametropia)。屈光不正可分为近视(myopia)、远视(hyperopia)、散光(astigmatism)三大类,我们可以根据不同的类型采用相应的预防与保健措施。

一、近视的预防与保健

近视已公认为全球最严重的医学问题之一,全世界近视眼的患病率不断在增加。就国内而言,目前有报道证实我国近视占总体人群约为30%,6～7岁儿童为3.9%～9.1%,小学生约为35%,中学生约为50%,大学生约为70%,居世界前列。可见,加强近视的预防与保健,减少近视眼的发生率、防止近视眼的各种并发症出现,对于节约有限的社会医疗资源、提高我国民族的健康素质具有极其重要的意义。

(一) 近视眼的危险因素

1. 环境因素

(1) 近距离工作 大量流行病学研究表明,视近负荷是发生单纯性近视眼最重要的原因。视近负荷包括过近用眼及看近时间过长。近距离工作和近视眼的发生、发展存在剂量梯度效应,研究发现阅读时间长的学生近视眼患病率明显高于阅读时间短的学生;阅读及近距离工作时间越多,近视眼发展越快;阅读距离越近,近视眼进展也越快。

(2) 营养及饮食 饮食对身体的发育起着非常重要的作用,大量研究表明营养不良也可能是引起近视的重要原因之一。营养不良的婴幼儿可能过早地出现正视化,从而容易发展成为近视眼。

有研究表明素食者近视的患病率高。近年来的研究表明,高糖、高蛋白及某些微量元素缺乏与近视眼的形成可能有关。还有研究通过检测头发中铜及锌的含量发现弱视患者、异常眼轴者及远视力差者锌:铜比值明显低于正常视力者。同时有研究表明:发展成为近视眼的儿童在能量、蛋白质、脂肪、维生素 B_1、B_2 和 C、磷、铁和胆固醇等的摄入都明显低于未发展成近视眼的儿童。

(3) 地区差异及社会经济因素　城市较农村近视眼的患病率明显高得多,这个现象随年龄递增而变得更加明显。造成这种差别的原因有:农村生活更接近自然,空气新鲜;与生活水平、居住环境及饮食营养均有关;农村学生看电视和用计算机的机会少。

(4) 照明与阅读姿势　目前关于光线对人眼影响的研究意见不一致。上海曾有研究观察了 10 所重点中学学生使用台灯后的视力变化,指出不良的照明方式对视力有严重影响。环境与作业面的亮度对比越大,越容易引起视疲劳。白炽灯对视力的影响比荧光灯大。但也有研究认为照明与近视眼的发生无关。阅读姿势不良也可能会造成视力减退,如阅读距离过近,脖子倾斜度太大等,这种姿势使离阅读者较近的视面受头的遮挡而变暗,引起同侧瞳孔散大,从而影响视力。

2. 遗传因素　近视眼是一类和遗传有关的眼病。有关近视眼遗传问题的研究开始得很早,观点也有很多,如隐性遗传、多因子遗传等;低度近视眼为多因子遗传,高度近视眼为单因子遗传;单纯性近视眼及少数病理性近视眼多为常染色体显性遗传,大多数病理性近视眼为隐性遗传。目前认为可能与近视眼发生关系比较密切的基因是位于第 18 号染色体长臂的 11 区 31 带(18p11.31)*MYP2* 基因。

Duke-Elder 很早就提出遗传在近视眼中的作用,包括以下方面:

(1) 近视是可以遗传的;

(2) 遗传特性的传递由多因子决定;

(3) 低度和高度屈光不正的遗传特性不同;

(4) 眼屈光性质主要由遗传而不是由环境因素决定;

(5) 孪生子作为研究对象有很重要意义;

(6) 不同种类的屈光有不同的遗传类型;

(7) <4 D 近视眼的遗传事实表现为单卵孪生子的高度一致性,主要为常染色体显性遗传,也有人认为是隐性遗传。通过对孪生子研究发现近视眼遗传率为 0.58～0.91。Zadnik 等分析表明父母有近视眼史与孩子近视眼的相关性比儿童近距离工作与其屈光不正的相关性更为密切。

(二) 近视眼预防方法

1. 严格限制近距离用眼时间　目前已公认为近视的发生与长时间的近距离用眼直接相关。因此,有人认为预防近视的根本在于限制过多的视近活动,甚至有人提出在一段时期中停止用眼。

日本曾采取了小学生减少学习时间的办法,经过 5～6 年后,据报道近视眼患者数减少了一半以上。要增加课外活动时间,每天要保持在 1 h 以上;充分利用好课间 10 min 的休息时间;合理安排一天的生活制度,尽量减少近距离工作时间;增加及保证充足的睡眠时间,每天在 8 h 以上。

2. 正确近距离用眼、减轻视力负荷

(1) 培养良好的视力卫生习惯,包括三个"一":就是握笔的手离笔尖一寸(3.3 cm)、胸部距离桌子一拳(6～7 cm),书本离眼一尺(33 cm)。保持端正的读写坐姿,即:脊柱正直,书写时应前臂平放在桌上、不前倾、不耸肩、不歪头,前胸不受压,大腿呈水平状态,两足着地,保持相对均衡体位。不要在行走、坐车或躺卧时阅读,以减轻视力疲劳。

(2) 教室内课桌椅的高度,必须适合学生全身各部位位置,以保证身体各系统血液循环和呼吸功能的正常进行。怎样调节课桌合适呢？正确的标准应该为:学生坐在椅子上,桌面应齐心脏位置,两脚平地面。双眼距离桌面一尺,不要过高或过低。放置课桌的距离也有讲究。第一排课桌椅应距离黑板不少于 2 m,最后一排距离黑板不超过 9 m,课桌的排列 3 行 6 排或 4 行 6 排,每行间的距离不少于 0.7 m,两侧课桌与墙壁的间距不少于 0.5 m。

(3) 增加教室的采光,保证充足的、来自左前方的照明。读写的适宜照度为 100～200 lx(勒克斯),相当于 40 W 的白炽灯或 8 W 荧光灯的台灯,过强或过弱的照明均可引起眼睛调节的过度增强。改善学习环境条件,尽量改善教室的采光、照明设备,尤其在早晚阴雨天时,要充分利用人工照明。课桌椅要适合学生身材。黑板要定期刷黑,防止反光。

(4) 课本及读物的纸张和印刷要高质量,字迹清晰,字型不能太小,纸张要白,字墨要黑,增加黑白的对比度,不宜阅读纸质发黄、印刷不清的书刊。

(5) 定期更换座位,此举有利于保护视力,开发学生的智力,目前并不主张近视眼学生坐在教室的前排。

(6) 使用一些能够保证标准视近作业的工具,据报道能够起到一定的防治近视眼作用,如学生握手笔、读写防近架等。

3. 视力与调节训练　比较简易的减轻视疲劳的训练法是,每隔十几分钟远眺一会,然后眨眼数秒钟,接着紧闭双眼,如此反复数次。

Friedman 曾介绍过一种视觉训练方法,据报道可以防止近视眼的发展。方法如下:患者尽量少戴全矫正近视眼镜,多戴训练凸透镜,同时还要注意用眼卫生。持久近距离阅读后可发生视力模糊和视疲劳,由此引起的近视和集合与相对调节不协调有关。集合和调节的关系可用正负相对集合试验来测定,经常训练能够使患者有更灵活的调节性集合和视觉行为反应。

4. 通过配镜来预防近视　通过戴镜来改变眼睛的光学条件,以改善调节等功能,从而达到预防近视的目的。这种方法符合推理、简便易行、作用可逆,是目前使用最广泛的一种实用方法。包括以下内容:

(1) 雾视法　双眼戴上正透镜后就好像在雾中视物,模糊不清,其作用机制就是通过凸透镜来使睫状肌放松,缓解睫状肌的紧张。它又可分为远雾视法和近雾视法。

(2) 普通眼镜　近视眼配戴眼镜能够有助于防止近视的进展得到了很多人的肯定,从近视的病因学和发病机制可知,角膜散光可能有诱发近视发生、发展的作用。通过配镜,合理矫正角膜散光,可以阻止近视的发生、发展及眼轴的延长。

(3) 渐进镜　尽管还不够完善,目前调节理论仍作为解释近视发生和发展的理论之一。如果该理论成立的话,那么近距阅读工作时,戴阅读附加镜片似乎可以有效地预防近视的发生或发展。从 20 世纪 90 年代起,法国、我国香港等地都进行了青少年近视发展与渐进镜片的临床研究,结果表明,渐进镜片使青少年的近视发展有所减缓。这些研究及结果都一再表明,对于渐进镜片用于青少年近视眼发展的控制还处在试验研究阶段,而且还存在很多未知数,虽然一些研究结果有效,但都是在专业人员的严格控制下进行的。因此,无论在国外还是中国,对此类研究从选择配镜者(即近视青少年)开始,到进行视力检查、屈光检查、眼部健康检查、视功能检查,然后针对青少年进行测量、配镜、调试,以及最后根据青少年的特殊性指导正确使用,都遵循严格的临床规范,并进行定期随访检查,环环相扣,不可疏忽遗漏。千万不能一哄而起,使"渐进镜"成为第二个"OK 镜"。

(4) 角膜塑形镜(即 OK 镜) 通过塑形角膜、增大角膜曲率半径、减小角膜屈折力,从而降低近视眼屈光度来治疗或预防近视。但通过多年以来的临床实践证明,这种作用非常有限,而且是暂时的。

(5) 某些特殊的眼镜 包括小孔眼镜、磁疗眼镜及近雾视眼镜等,据报道有预防近视的作用,但存在较大争议。

5. 合理的采光和照明 目前普遍认为近视眼的发生发展与照明有较为密切的关系,通常光线既不能太暗,又不能太强。按照我国暂行规定教育自然光线照度,桌面亮度 50～100 lx,夜间用人工照明阅读以 100～200 lx 为宜。良好的阅读照明可以参考以下要求:

(1) 如果选用台灯照明,光源可选择 25 W 的白炽灯或 8 W 的日光灯。
(2) 光源位于左前方。
(3) 灯与桌面的距离一般以 33 cm(1 尺)为宜。
(4) 加用灯罩遮光,防止光线直接射眼,以避免眩光刺激。
(5) 使用适当的辅助背景光源,使作业面与周围照明保持和谐。
(6) 桌面上可以铺上淡绿色或者淡蓝色的桌布。
(7) 在儿童的桌面上不宜放置玻璃板,以免光线耀眼。

6. 正确收看电视 随着收看电视的时间延长,视力负担也就大大加重,可见合理收看电视对于预防近视也是非常重要的。眼睛要与电视屏保持一定的距离,一般以电视对角线的 5～6 倍或者屏高的 7～8 倍为宜。电视机的放置高度,可以平视线或稍低。收看电视时通常要采用舒适坐姿,躺卧收看电视眼球常常处于偏位,可使眼肌处于收缩位,容易引起眼球胀痛及视疲劳,久之可能出现近视。另外室内还要有适当的背景照明。

7. 合理饮食,注意营养搭配,忌偏食

(1) 多摄入含铬的食物 美国学者贝兰博士通过对大量青少年近视病例进行分析之后指出,体内缺乏微量元素铬与近视的形成有一定的关系。铬元素在体内与球蛋白结合,为球蛋白的正常代谢所必需。在糖、脂肪的代谢中,铬协助胰岛素发挥非常重要的生理作用。处于生长发育最旺盛时期的青少年,铬的需求量较成年人大,铬主要存在于粗粮、红糖、蔬菜及水果等食物中,有些家长不注意食物搭配,长期给孩子吃一些精细食物,从而造成体内缺铬,引起机体血液渗透压的改变,进而导致眼睛晶状体渗透压的变化,使晶状体变凸,屈光度增加,最终出现近视。

(2) 少摄入甜食 青少年多数都喜欢甜食,而过量的糖在体内可使血液偏酸性。而人体为了保持酸碱平衡,不得不动员大量钙质去中和酸,从而引起血钙不足,减弱眼球壁的弹性,使眼轴伸长,埋下近视的隐患。

(3) 经常进食硬质食物 进食硬质食品过少也可能是引起青少年近视增加的原因之一。吃食物能促使面部的肌肉运动,其中包括支配眼球运动的肌肉,进而有效地发挥晶状体的调节能力。日本研究人员调查过近 300 名学生,凡是喜欢吃硬质食品者均正常,常进食软食者多有不同程度下降,故咀嚼被称为眼的保健操,因此,根据儿童的牙齿发育情况,多进食胡萝卜、土豆、黄豆、水果等需要耐嚼的硬质食品,增加咀嚼的机会,可预防近视眼发生。

8. 合理参加运动,目前认为以下运动可能有助于预防近视

(1) 咀嚼运动　由于食物软化的趋势,人们进食时咀嚼越来越少,日本早稻田大学岛田彰夫教授认为咀嚼肌力量不发达容易出现近视,因此,提出多咀嚼以预防近视眼。

(2) 旋转眼球　旋转眼球可以提高视力。方法是眼球向右向左平转,再由左向右平转;向上向下垂直运动,再由下向上运动,其要领是运动要均匀,通过肌肉协同作用,来提高眼球的血液灌注量,促进新陈代谢。

(3) 打乒乓球及羽毛球　打乒乓球、羽毛球时,双眼在紧盯着穿梭往来、忽远忽近、忽高忽低、变化旋转的乒乓球、羽毛球,使得睫状肌不断的放松、收缩,从而促进了睫状肌的血液供应和发育,减轻视力疲劳。可见小球不但能够锻炼身体,也能对视力起保健作用。

(4) 足球　足球等在室外绿色草坪上或田野中运动,视野开阔,同时由于球的运动,促使睫状肌不断运动,从而能起到视力保健的作用。

(5) 跳跃运动　有人认为在弹跳时,全身器官都进入了运动状态,双眼的数条眼肌进行协调运动,如果长期坚持,可能使视力得到改善。

9. 预防性治疗　采用药物来预防近视眼是最早且最多使用的方法之一。通常是使用睫状体麻痹剂,如阿托品、后马托品、托吡卡胺等,也有使用毛果芸香碱或拟交感类药物溶液点眼。另外也有报道哌仑西平可用于近视眼的预防。

10. 重视近视眼的早期征兆,尽早作出相对应处理　在视力减退之前,近视眼的发生是有预兆、有信号的,需要引起足够的注意。主要表现在以下方面:

(1) 视疲劳　有些高年级的小学生或中学生,看书时间一长,就会觉字迹发生重叠串行,再抬头看面前的物体时,有若即若离、浮动不稳的感觉。有些人在望远久后再将视力移向近处物体,或看近久后再移向远处物体,眼前会出现短暂的模糊不清现象。这些都是睫状肌调节失灵的表现,是由视疲劳所致。另外,有的少年儿童会反复发生睑板腺囊肿、睑缘炎,这些儿童的视力虽然可达到 1.0 以上,其实可能就是近视眼发生的前奏。

(2) 知觉过敏　在发生视疲劳的同时,许多人还伴有眼睛灼热、发痒、干涩、胀痛,症状严重者疼痛向眼眶深部扩散,甚至引起偏头痛,也可引起枕部、颈项肩背部的酸痛,这些都是由于眼部的感觉神经发生疲劳性知觉过敏所致。

(3) 全身神经失调　原来成绩好的小孩对学习会产生厌烦情绪,听课时注意力不够集中、反应迟钝,脾气变得急躁,对原来喜爱的东西也缺乏兴趣、学习成绩下降。晚上睡眠时多梦、多汗,身体容易倦怠,且有眩晕、食欲不振等症状。这些变化也是即将发生近视的信息。

11. 优生优育　一般认为大多数先天性近视眼有明显的遗传因素,因此,要避免近亲结婚,同时也要避免配偶双方都为高度近视眼患者,但单纯性近视眼不必限制结婚生育。另外,孕妇做好产前、产时保健,注意孕期和产褥期卫生,特别是在孕期的前几个月按规定进行产前检查,因为早产儿和低体重儿近视患病率都特别高。

12. 其他方法　包括积极治疗眼部的其他疾病及全身性疾病;重视儿童的身心发育及精神健康;常注视绿色有助于消除疲劳,增强记忆力,也值得鼓励。

(三) 如何预防近视眼的进一步发展

对已有近视眼,特别是病理性近视眼,应更加注意用眼卫生,设法防止近视屈光度加深,改善

视功能,预防并发症发生。

1. 每年散瞳验光,配戴适度眼镜或接触镜,近视度较高者应配两副眼镜,以备看远、看近分别选择使用。
2. 避免过度用眼,选择适合工作,不能做重体力劳动,也不能做剧烈运动。
3. 不能过久看电视或玩各种类型的游戏机。
4. 积极治疗其他眼病及全身病,因为有些眼病可以引起视力减退,发烧时注意保护视力。
5. 应用药物治疗,如睫状体麻痹剂等。
6. 必要情况下可考虑行后巩膜加固术。

(四) 预防近视眼的并发症

近视眼致盲的主要原因是相关并发症引起的,如何预防其发生是目前一大医学难题,也是所有眼科工作者面临的一项重要任务。运用现有的知识和技术积极开展对近视眼的保健工作有非常重要的意义。

1. 近视眼的并发症种类很多,重点需要预防的病种包括以下:

(1) 弱视 多见于近视性屈光参差、单眼近视及早年发生的高度近视患者。

(2) 斜视 多为外斜倾向,但也有少数近视眼合并内斜视的患者。

(3) 玻璃体病变 主要由于眼轴延长,玻璃体腔增大,促使玻璃体进行性变性,相继发生玻璃体液化、混浊、后脱离等。

(4) 视网膜脱离 多见于中高度近视患者,与眼轴延长、周边视网膜变性、玻璃体液化收缩后脱离及膜形成等因素有关。

(5) 黄斑病变 主要是由于近视眼尤其是高度近视者眼轴延长,而黄斑区结构和功能相对薄弱所致,常见的包括黄斑下新生血管、黄斑出血、黄斑变性及黄斑裂孔等。

(6) 青光眼 多为原发性开角型青光眼,高度近视眼发生开角型青光眼的比例为正常人的6～8倍。

(7) 白内障 多表现为核性,呈棕黄色,皮质有较大透明区。而且在白内障摘除手术中及术后并发症较非近视眼者为多。

2. 经常作健康检查,尽量在早期发现并发症

(1) 除了视力不好外,近视患者自己还要重视眼部出现的任何异常情况和不适症状,一旦发现,就应及时就诊。如眼部胀痛、眼前闪光感、漂浮物、视野缺损、视力特别是近视力进行性或突发性下降、夜盲及色觉障碍等。

(2) 医生对待近视眼患者特别是病理性近视患者,除了按常规矫正视力及治疗某些外眼病以外,应该密切关注患者的主诉,不要忽视任何一种并发症存在的可能迹象。耐心咨询、仔细检查,不要漏过任何环节。如果一眼有并发症,如视网膜脱离等,另一眼也要详细全面检查。要特别注意近视力、视野、校正眼压、玻璃体、视乳头杯盘比、黄斑结构等,并且需要散大瞳孔在三面镜下观察视网膜周边部的情况。同时对于每一位高度近视患者特别是近视发展较快者都要考虑到原发性开角型青光眼的可能。

3. 合理用眼,保护视力

(1) 正确配镜,必要时可以配两副,分别看近和看远用,经常戴镜。

(2) 近距离用眼时间不要太长,可以经常采用交替作业法,注意休息。

（3）要有良好的照明，但是光线不要太强，避免光线直接照射眼睛。

4. 避免各种诱发因素　减少重体力劳动，避免各种剧烈体育运动及各种异常刺激，预防和积极治疗各种急慢性眼部疾病和全身疾病。

5. 注意增强体质，摄取合理营养，正视现实，保持乐观的情绪　选择合适自己的职业，注意身心健康。

6. 适当用药（局部和全身用药）　Dsusclade 等认为进行性近视眼为巩膜纤维变弱所致，这种减弱可能与维生素 E 缺乏有关，因此，建议经常补充维生素 E。Rotman 等则强调补充维生素 C、锌、铬等的必要性。Desvisnes 等介绍盐酸乙基吗啡眼液、眼生素（眼宁、ETO）滴眼液等能促进眼的循环与代谢，可以用来预防近视眼的严重并发症。

7. 预防性手术　视网膜变性病灶或裂孔前期的激光光凝、玻璃体病灶的切割，必要时可以考虑选用。后巩膜加固术常被认为是能防治近视眼并发症的有效方法之一。但值得注意的是，高度近视眼由于其他治疗需要而行球后注射时，千万要防止伤及巩膜后葡萄肿。

8. 康复疗法　有些学者主张对高度近视患者采用康复疗法，如安排适当的工作与生活条件、监视全身情况等，从而使其能保持和恢复一定的工作能力，尽可能为病理性近视患者建立保健记录档案。

二、远视的预防与保健

造成远视的主要原因是眼的总屈光率与眼轴长度不相协调所引起的：眼的屈光力在正常范围内，而眼轴偏短即轴性远视；或者是眼轴在正常范围内，而眼球的屈光力偏低即屈光性远视；或以上两种情况兼有。可见远视主要是由于眼球发育受影响、正视化过程不充分或者遗传因素（如先天性小角膜）所致，目前尚未有比较行之有效的方法来预防其发生，我们只能预防远视可能带来的各种并发症或者不适症状。

1. 远视度数小、视力正常，无明显调节疲劳症状及眼外肌肌力不平衡者，可以不需要进行任何处理。

2. 6～7 岁以下儿童，轻度远视通常是生理性的，可以不予处理，但必须注意其视力及眼位。

3. 如果合并有内斜视或者弱视，则必须配戴足度镜矫正。

4. 6～16 岁之间尤其是学龄儿童，由于读书写字都要紧张地使用近视力，即使度数较小，也要矫正来减轻其调节负荷。

5. 所有儿童的远视都有随着年龄的增长而逐渐向正视眼发展的趋向，这种发育性变化一直要到成年为止。因此应该每年验光一次，经常调整镜片的度数，以防止人工性近视。

6. 由于远视眼的存在容易发生急性闭角型青光眼的解剖因素，因此，四十岁以上远视眼患者都应该定期到医院去检查前房深度、房角及眼压等情况。如果存在浅前房、虹膜膨隆、窄房角等急性闭角型青光眼的高危因素，可以考虑行激光虹膜周边切除术来预防青光眼的急性发作。

三、散光的预防与保健

（一）散光的分类及原因

散光根据它的临床表现可分为两类，即可以通过柱镜片来矫正的规则散光和不能用柱镜片来矫正的不规则散光。

规则散光大多数是角膜先天性异常,具有遗传倾向性。但发生角膜散光更多的原因是后天性因素,常见影响因素包括以下方面:

1. 眼睑压迫因素 如上睑的睑板腺囊肿压迫角膜,可能发生暂时性规则或不规则散光,而术后可以减轻或者恢复正常。

2. 眼肌牵拉因素 有些学者发现在切断一侧眼外肌的肌腱后出现角膜散光。对于眼外肌和眼内肌影响角膜曲率的可能性,还存在较大争议。

3. 眼内压 眼内压对角膜曲率也可能存在一定影响,有报道认为眼内压升高时可能导致角膜散光的发生。

4. 巩膜手术的创伤或外伤 尤其是近角巩缘的巩膜瘢痕性收缩可导致角膜曲率的变化。

5. 翼状胬肉也可以引起角膜散光。

6. 角膜切开术后发生的散光 包括白内障手术、穿透性角膜移植、放射状角膜切开、角膜穿通伤修补术后等。值得注意的是近年来随着准分子激光手术的广泛开展,这种医源性散光也有明显的增加。

7. 眼球变形 可引起角膜散光,如眶内占位性病变压迫眼球也可能出现角膜散光。

而不规则散光主要是角膜屈光面凹凸不平所致,见于角膜溃疡、角膜炎、翼状胬肉、圆锥角膜及各种原因造成的角膜瘢痕等。

（二）散光的预防与保健

散光眼的预防是比较困难的,主要是通过消除各种可能引起角膜散光的因素来进行预防,包括以下方面:

1. 加强安全教育和宣传,尽量避免角膜外伤及其他各种眼外伤的发生。

2. 手术方式的改进,如随着白内障超声乳化的广泛开展,白内障术后出现的角膜散光就控制在最低范围内。

3. 加强对准分子激光等角膜屈光手术的监管,尽可能减少各种医源性散光的发生。

4. 尽早及正确治疗各种角膜炎症,减少角膜瘢痕的发生。

5. 解除各种可能对眼球产生压迫的因素,如睑板腺囊肿摘除、眶内占位性病变摘除等。

由于角膜散光可能诱发近视的发生和发展,因此散光眼需要合理配镜来进行矫正,特别是对于那些有视力下降和视疲劳症状的患者。高度散光的患者,如果全部矫正不能适应,可先给予较低度数镜片来矫正,以后再逐渐增加。对于不规则散光患者(如圆锥角膜等),可以考虑选择配戴角膜接触镜来进行矫正。

第二节 眼镜及角膜接触镜的使用与保养

一、框架眼镜的正确使用与保养

眼镜是矫正眼球屈光、提高视功能和保护眼睛健康的一种特殊医疗器具,几乎与每一个人都有着密切关系,因为出于近视、远视、老花或出于保健、美观的目的,很多人都需要配戴眼镜。可见认真了解眼镜的正确使用与保养方法具有非常重要意义。

（一）如何选择一副合格的眼镜

1. 配镜的基本原则

(1) 近视眼　要求以最小屈光度达到最好的矫正视力,配戴合适的眼镜。要避免过度矫正引起的视物疲劳症状(特别是近距离工作较多的患者)。高度近视眼首次配镜时,患者可能接受不了全部矫正屈光度。可适当降低屈光度,使其适应一段时间后,再慢慢增加。

(2) 远视眼　一般以最高数达到最佳视力。最大限度减少过度调节,而解除视疲劳症状。如果儿童有远视并伴有内斜视,必须配戴全部矫正眼镜。

(3) 散光眼　轻度无症状者可不配镜。如有视力下降、视疲劳,无论症状多轻都要配戴合适的眼镜。高度散光和轴位偏斜时,患者不易接受,可适当降低屈光度。散光的一般原则是配戴全部矫正眼镜。散光眼在试镜片时,一定要注意轴位的调整,否则解除不了视疲劳症状。

(4) 屈光参差　一般两眼屈光度相差不超过 4.00 D 者,可按照上述原则配镜。超过 4.00 D,无复视症状患者配戴能接受的眼镜。有复视症状者可适当减低较高眼屈光度,把较低眼屈光度配足。儿童有屈光参差的尽可能全部矫正,以免影响视功能的正常发育。

2. 镜片材料的选择　镜片的材料基本都采用透明介质,主要可分为玻璃镜片和树脂镜片两大类。玻璃镜片使用范围非常广,但有两个较大的缺陷:质量较大及易碎性,不容易满足戴镜者的舒适性和安全性的要求。而树脂镜片则抗冲击性较强,即使发生碎裂,也是产生较大的碎片,刺边较少,因而安全性相对较高;质量也较轻,仅为玻璃镜片的 30%~50%;镜片容易染色,抗紫外线功能也较强。它的主要缺点是:比较容易磨损,每两年需要更换一次镜片;接近高温时容易变形;折射率较低,因而镜片相对较厚。从安全等角度考虑,有以下情况者最好选择树脂镜片:

(1) 独眼者　配戴树脂镜片能够减少因镜片破碎而刺伤眼球的几率。

(2) 有弱视者　质量相对较轻的树脂镜片更容易被需要长时间戴镜的患儿接受。

(3) 需要长时间配戴眼镜的儿童　儿童通常比较活跃,而且相对不熟悉周围环境对眼睛安全的潜在危险,树脂材料应当首选。

(4) 从事危险职业者。

(5) 运动员　配戴树脂镜片显得相对轻巧而且安全。

(6) 其他特别关注眼睛安全的配戴者。

3. 镜片的质量要求　眼镜也是屈光介质,戴到眼睛前,就必须对眼的屈光系统产生有利的影响,只有符合眼的屈光状态,眼镜对眼才能有益。首先是屈光度误差必须在标准范围内,一般不超过 ±0.1 D。散光轴向要准确,一般轴向差异应限制在正负 1°~3°之间。第二,双眼镜片光学中心距离和瞳孔距离一致,不能一高一低。第三,镜片的密度要均匀一致。另外镜片的内在质量也要达国家标准。合格的镜片是配制合格眼镜的基本保证。眼镜片属于光学玻璃,有一定的内在和外观质量指标。合格产品的外观在 60 W 日光灯下目测应无气泡、条纹、霍光、重影等;内观上有两个主要指标要合格,透过率必须 >91% 以上,双折射率应达到 1.523 等,这样才能保证配出合格眼镜。

4. 镜架的选择　现代的眼镜不仅仅只是矫正屈光不正,而且还用于修饰着装、体现时尚。镜架的选择必须从美观、功能性以及配戴舒适度三方面来考虑。

(1) 镜架与美学　镜架选择的美学原则是根据脸型、突出优点、掩饰缺点、体现对称和平衡的外观。从美学角度,镜架的鼻梁高一些,视觉上可使佩戴者的鼻子变长,而鼻梁低或者没有鼻托的镜架,可使戴镜者的鼻子显得相对短些;宽大、位置较低的镜腿可使脸型变短,而细瘦、位置较高的镜架则可使脸型变长。

（2）镜架的功能性　镜圈的大小和鼻托的高低会影响镜片的位置，可以造成不同的矫正效果。选择镜架需要考虑瞳距、镜片视野与镜片的边缘厚度等因素。所选的镜架大小要以瞳距为依据，也就是所选镜架的几何中心距要尽量与戴镜者的瞳距相一致，以缩小镜片的移心量；镜圈的高度应符合配戴者的视野要求；对于高度镜片应选择小尺寸的镜架；由于儿童需要定期更换镜架，尽量选择价格低、弹性好、安全、形态稳定性好的镜架。镜架的倾斜角（指镜架平面与额面之间的夹角）一般认为12.5°比较恰当。镜框底前缘应该比较平直，不宜成圆弧状。两侧的镜脚应对称，高度一致；两镜脚合拢平放时要平直，镜脚张开，两侧镜脚应能同时触及桌面；镜脚还须与头形相符，服帖地压住耳后头骨，末端的弯度与耳廓吻合；镜脚张开时，两侧张角要对称；外张角的大小也应与头形一致，以免镜脚在两颞夹得太紧或太松。

（3）配戴的舒适度　合适的眼镜还需要考虑镜架的配戴舒适度。配戴舒适度受镜架材料、镜片尺寸、镜片材料、镜架配适情况等很多因素的影响，只有正确选择镜架和镜片，严格调整镜架配适，才能实现眼镜的舒适配戴。

（二）眼镜使用中的常见三个误区

1. "视力定型"后不需要继续保护用眼　有调查表明，目前最重视视力保护的是青少年及其家长，而二、三十岁以上的成年近视患者不仅在验光的频率和主动性上远不如青少年患者，就是对配镜换镜的重视程度也有相当幅度的下降，连续疲劳用眼的情况非常严重，甚至有1/3的成年人在最近一次配镜时，连光也懒得验了。出现这种现象的主要原因是很多近视患者存在用眼卫生的误区，他们认为，视力也会随着身体发育的结束而定型，定型后视力问题就不会再恶化，所以也无须太关注视力保护。其实视力的保健是终身的，在人生的各个阶段都要给予足够的重视。

2. 眼镜长期配戴而不更换　有调查发现，在使用树脂镜片眼镜的公众中，约有1/3的人平均1年或更短时间内更换一副眼镜，1/3平均2年左右更换一副眼镜，而另外近1/3的人则每3年或更长时间更换一副眼镜，部分人在眼镜用坏的情况下才更换眼镜。作为光学产品，眼镜镜片非常娇嫩，一旦镜面上有划痕，就会明显影响到它的光学矫正性能，不仅起不到良好的改善视力作用，反而会造成一系列视觉疲劳表现，因此，需要定期更新，一般认为树脂镜片宜2～3年更换一次。

3. 配眼镜是否去医院无所谓　有调查显示，公众对镜片质量的重视程度仅次于验光。大多数人都知道镜片质量对于他们来说非常重要，但是并不了解如何辨识和保障所购买镜片的质量，很多配镜者只将希望寄托在眼镜店和营业员身上。由于每个人的屈光状态不同，眼的调节状况不同，面部特征也不同，所以合适的眼镜必须进行个体化的验配，而且必须有专业的技术保障，才能做到良好的视力矫正。一副合格的眼镜不仅仅依赖于合格的镜片质量、镜架质量和验光水平，镜片的打磨加工，眼镜整体的整形、校配也非常重要，通常只有专业医院或正规眼镜专业店才能达到上述要求。

（三）不合格眼镜的危害性

一副合格又美观的眼镜，不但能够有效矫正人眼的屈光不正，还能显示一个人的个性与气质。如果不慎戴上了一副劣质眼镜，既达不到上述目的，还会增加许多烦恼，甚至造成伤害，主要表现在以下方面。

1. 窗玻璃材料镜片对眼睛损害大　普通窗玻璃是以热性能为主的材料，均匀性差，透射比低,折射率不稳定。配戴这种眼镜,易造成眼痛、流泪、视力下降等,甚者还会出现视物变形,头晕、恶心等不适症状。

2. 验光不准　验光处方不准,使所配眼镜不符合人的屈光状态和视力需要,直接影响戴镜者的视觉质量。

3. 配戴过高度数的眼镜,可能加深近视　近视眼配戴了过高度数的眼镜,会增加眼球的调节,从而出现眼痛、眼胀、视力疲劳等,加快近视程度的发展。青少年处于成长发育期,可塑性大,尤其要注意验光及配镜的准确。

4. 镜片光学中心偏移,视物移位　镜片光学中心偏移,使外界物像移位。双眼的光学中心不一致,容易出现双像,使眼肌失去平衡,严重可导致视疲劳、斜视、弱视等后果。

5. 不洁镜片干扰视觉　镜片光洁度不良,或伴有霍光、沙眼等,所看物像会变形或模糊,造成视觉干扰,使人出现眩晕、恶心症状。

6. 瞳距过大或过小　使得镜片的光学中心偏离瞳孔中心。

（四）注意区分新镜反应与不合格眼镜的区别

新镜反应是指新配眼镜刚配戴时会有一种特别明亮感、视物略有变化、眼睛有时感到轻微发胀、面部有额外负重感、行走觉得不够踏实等反应,但这些反应大多数都较轻,并不会影响继续配戴,而且很快就会消失,一般不超过一周就能适应。而不合格的眼镜与新镜反应则完全不相同,其主要表现为:视物不清、眼球发胀;单眼视物尚可,双眼使用反而感到非常吃力,严重的会出现复视症状;视物高低、弯曲不平,无法抬脚走路;戴一会儿眼镜,就会出现头昏、眼花等视疲劳症状;戴镜不能持久,甚至出现恶心、呕吐症状。这些症状随着戴镜时间的延长不但不消失反而逐渐加重。如果了解到这些不适症状确实由不合格眼镜引起,应该马上停止配戴。

（五）眼镜的保养

选择一款合适的眼镜非常重要,但是千万不要忽略眼镜的科学保养,这是延长眼镜的使用寿命和保持配戴舒适的保证。

1. 最重要的一点是必须保持镜架不发生变形,这是镜片光学中心与瞳距相符的基础。长期单手摘戴眼镜,镜圈由于两边受力不均匀会造成镜架变形,所以一般要求用双手摘戴镜。脱换衣服时注意先摘下眼镜,以免眼镜碰损。

2. 参加剧烈运动时不要戴眼镜,以免受到碰撞导致变形甚至结构破坏、镜片破碎,严重刺伤面部及眼球。

3. 折收眼镜时大部分的镜架是先折左边,如果先折右边会导致镜架不平衡使得戴上后感觉不舒适。摆放眼镜时要使镜片面朝上或者竖直摆放,以免镜片朝下时磨损镜片表面。不用时眼镜不宜乱摆放,尽量放入眼镜盒内,以免受到挤压。

4. 要定期到眼镜专业店进行调整、清洗。擦拭镜片时要使用专用擦镜布或洁净柔软的纸巾,以免夹带细小沙砾损坏镜片表面。在擦拭眼镜时,最好用一只手把住镜架的鼻梁处,另一只手轻轻擦拭镜片表面,擦拭无框眼镜的镜片应该用手捏住镜片边缘,不要捏眼镜圈以防止螺丝松动。镜片沾有灰尘或沙粒时,应该先用清水冲洗,再用柔软的镜布擦拭。对于很难去除的污垢可以使用中性去污剂,不能使用带有腐蚀性的清洗液,这样才能延长镜片的使用寿命。

5. 眼镜不宜长时间放在高温或者多湿的地方,如汽车挡风玻璃下、桑拿浴室等,以免镜片加膜脱落或者镜架老化加速。

6. 记忆材料镜架则不要经常作变形演示，以免在连接或焊接处发生断裂，特别值得注意的是在 −10℃ 以下的环境中所有记忆材料都会失去记忆功能，这时过于弯曲容易出现断裂或变形难以恢复。

7. 金属架的眼镜不可以接触酸、碱和腐蚀性气体，以防止出现腐蚀和过早褪色。金属架表面也应避免接触到汗液，因为它也有一定的腐蚀作用。美容用品、防虫剂、药品或油漆等含化学成分的物品会使镜架褪色或变形，如果眼镜沾上这些物品，应该及时清洗。另外值得注意的是烹饪、洗澡时戴金属架眼镜也会出现不同程度的腐蚀。有金属过敏者应该选择合成材料镜架或在金属镜腿上装防腐套，以免皮肤与金属直接接触。

8. 塑料架的眼镜要避免与有机溶剂接触，避免放置在高温处及火源接近处。混合镜架的眼镜，要采用与塑料架和金属架眼镜相同的保养方法。

9. 不要将凸透镜（如老花镜）直接放在阳光照射的地方，由于镜片的聚光作用，会存在火灾的危险。

10. 太阳镜的保养与普通光学眼镜基本一样，清水冲洗后用软棉布或专用擦镜布清除镜片上的灰尘或污点。如果镜片上有污斑、油渍或者指纹时，在擦拭后还应该经常用镜片清洁剂清洗，以保持眼镜的外观。不宜用手或指甲去除镜片上的污点。不要把太阳镜放在太阳光直射的地方或暖气上，以免出现受热变形、褪色。

二、角膜接触镜的正确使用与保养

角膜接触镜已经问世 100 多年，随着现代科学技术的发展与进步，角膜接触镜正在日臻完善，已成为一种主要用于矫正各类屈光不正（其中包括近视、远视、散光等）和治疗某些角膜疾病（如角膜上皮缺损、角膜失代偿等）的重要医用器具。与其他屈光矫正手段相比较，角膜接触镜有其独特的、不可替代的特点或优点，但由于它直接与角膜相接触，可能会影响到角膜的代谢活动（尤其是氧代谢），对角膜可能产生潜在的危险因素，因此，它并不是适合于所有需要配镜者。

（一）适合佩戴角膜接触镜的人群

1. 普通人群　年龄在 16～38 岁之间；屈光不正 >1.50 D；角膜曲率在 41.00～46.00 D 之间；泪膜破裂时间（BUT）>15 s（太短容易出现干眼症）；角膜上皮完整，荧光素染色阴性；眼睑位置正常，瞬目完全且次数正常；没有结膜炎、泪囊炎、青光眼等眼部疾病。

2. 特殊人群　角膜接触镜的另外一个重要作用就是矫正或治疗一些比较特殊的眼病，这是普通框架眼镜所不能完成的。

（1）角膜白斑患者　对于部分没有视力的角膜白斑患者，通过配戴带颜色的角膜接触镜，可以起到很好的美容效果。

（2）无晶状体眼患者　对于无晶状体眼患者来说，角膜接触镜不会引起视物变形、放大，效果明显优于框架眼镜。尤其适用于单眼无晶状体眼患者。

（3）圆锥角膜患者　圆锥角膜表面不规则，框架眼镜很难达到较好的矫正效果，配戴硬性角膜接触镜能够获得更清晰的视力。

（4）屈光参差和不等像患者　双眼的屈光状态不等就称为屈光参差，而当双眼的视网膜成像大小存在较大差异时即为不等像。对于这两种情况，普通框架眼镜非常难以接受，接触镜当然

（5）角膜失代偿患者　对于角膜失代偿、大泡性角膜病变患者,配戴绷带式角膜接触镜能减轻角膜水肿,缓解刺痛、流泪、畏光等刺激症状。

(二) 不适合佩戴角膜接触镜的人群

1. 感冒患者　感冒患者手上往往带有大量病菌,它们很容易在取、戴角膜接触镜时带入结膜囊内。感冒还常伴有轻微的球结膜炎症,戴接触镜会使炎症加重。另外,许多感冒、止咳及止痛药物中都含有抑制眼泪的成分,而泪液分泌量减少会使接触镜过于干燥、透明度降低,进而影响视力甚至引起刺激症状。

2. 过敏体质患者　有过敏体质的人配戴角膜接触镜易引起的并发症有结膜炎、角膜上皮脱落等。如果这些病症长期不治疗,将可能危及到视力。过敏症者如必须配戴接触镜,最好只在白天使用且每周至少有一天暂停使用。如果出现结膜或角膜炎症,一定要马上停止使用。如果2～3天后炎症仍未减轻,应立即到医院就诊。

3. 青光眼、慢性泪囊炎、结膜炎、角膜溃疡、甲亢等眼部疾病患者　存在上述眼部疾患者都不适合于配戴角膜接触镜。

4. 发热患者　发热时眼球抵抗力下降,泪液分泌减少,病菌就会大量繁殖,使细菌的代谢产物沉积在角膜与镜片之间,造成接触镜透氧性降低,角膜正常的代谢受到干扰,从而引起细菌性角膜溃疡。

5. 中小学生　中小学生正处在生长发育旺盛时期,眼球视轴尚未完全定形,且自我保健意识和自理能力较差。接触镜每天都要清洗消毒,程序也较烦琐,不容易坚持。中小学生若过早或较长时间连续配戴角膜接触镜,易产生角膜缺氧和生理代谢障碍等不良反应;镜片清洗消毒不严,则会继发感染;镜片曲径如果与角膜不相适应,还容易摩擦角膜,引起上皮脱落,严重者会导致角膜溃疡甚至穿孔。因此,专家指出:中小学生配戴接触镜宜慎之又慎,若没有特别必要,还是以戴框架眼镜为宜。对患高度近视或远视、屈光参差、散光等确需配戴者,必须到有条件的医院或专业眼镜店检查,测量所需镜片的度数,并学习配戴方法及镜片的消毒处理,以免出现各种并发症。

6. 中老年人　人到了40岁以后,眼部组织会发生比较明显的退行性变化。眼局部的抵抗力下降,特别是角膜耐受缺氧的能力下降,此时若在角膜表面戴上一层薄的镜片,会导致角膜缺氧,从而容易出现角膜炎甚至溃疡等并发症。40至60岁的中年人可以短时间戴接触镜,60岁以上的老年人最好不要配戴接触镜,否则容易引起严重的并发症,造成永久性视力损害。

7. 月经期妇女　因女性在行经期间及月经将到的前几天,眼压常常比平时增高,结膜也较易充血,尤其是有痛经症的妇女更甚,这时如果戴接触镜,会对眼球产生不良影响。

8. 孕期妇女　孕期妇女雌激素分泌发生了变化,从而使体内含水量也发生变化,眼睑出现肿胀、角膜变厚,特别是怀孕的最后3个月,因角膜水分多,变厚更为明显,会与正常时选配的接触镜片不相吻合,从而引起眼部不适。尤其是患有妊娠水肿症的孕妇不能戴角膜接触镜。

9. 某些特殊职业者　长期面对电脑工作者或长距离骑车时,由于空气的对流加速、水分蒸发加快,使软性接触镜的水分减少,镜片逐渐干燥变硬,眼睛会感到不适,时间一长,变硬的镜片就会损伤角膜,引起刺痛流泪症状或细菌感染。

(三) 角膜接触镜的配戴指导

1. 配戴的一般要求　对于广泛接触镜配戴者来说,干净的手和器具非常重要,戴镜前应该使用肥皂清洗双手。镜片的护理和清洗则不能用自来水,只能用专门的护理液。

2. 镜片正反面辨认　如果配戴软镜,正反面的辨认非常重要,如果配戴反了,就会影响视力,而且可能出现异物感等不适症状。将镜片凹面向上放在手指上,侧面观察镜片,正面朝上时呈碗状(彩图7-1见彩色插页),而反面朝上时则呈盘状(彩图7-2见彩色插页)。如果从侧面无法确认时,可以用两手指轻轻捏起镜片中央,正面朝上时镜片会像贝壳样折叠,而反面朝上时则镜片边缘会分开。

3. 镜片的戴入和取出　戴入前应先洗手,将镜片正面朝上,确认镜片干净无损后,将镜片置于右手示指尖,双眼注视前方,双手中指将上下眼睑拉开,然后将镜片轻轻地吸附在角巩膜缘上,然后移开示指,再往下看以使镜片位于角膜中心上,双手中指徐徐放松上下睑(彩图7-3,7-4见彩色插页)。取出:双手洗净后,眼睛看着镜子,以左手示指及右手中指拉开上下眼睑,右手拇指与示指轻轻按住镜片下缘两侧使镜片拱起后慢慢取出(彩图7-5,7-6见彩色插页)。

4. 配戴时的注意事项

(1) 如果有刺激症状,需要取下镜片仔细检查是否沾有灰尘或毛絮,用全功能保养液冲洗干净后再戴。

(2) 不要同时打开两个盒盖,以免盒盖对调后把双眼的镜片戴反,戴上镜片后才进行脸部化妆。

(3) 配戴散光镜片时,注意镜片上两端角度指标,按水平方向把镜片附着于角膜。

(四) 角膜接触镜配戴过程中眼部常见的合并症及预防保健

1. 急性细菌性结膜炎　与配戴者的卫生习惯有关,有时也可见于角膜接触镜或护理液被污染。主要表现包括:流泪、畏光、分泌物多、结膜充血等。预防:注意卫生,戴镜及取镜前一定要洗手;做好镜片及镜盒的消毒、清洁;避免护理液被污染。保健:一旦出现应立即停止配戴接触镜,用生理盐水冲洗结膜囊,抗生素眼药水频繁点眼。

2. 巨乳头性结膜炎　是角膜接触镜配戴者最常见的并发症之一,其发生与角膜接触镜沉淀膜有关。主要表现有:痒、异物感、分泌物多、烧灼感,睑结膜上可见巨大乳头增生。预防:配镜前详细了解有无过敏性疾病史,检查眼部有无慢性炎症;定期使用蛋白质清除剂;对于易感人群要求定期复诊。保健:更换镜片,严重者停止配戴,局部点皮质类固醇眼药水及色甘酸钠滴眼液。

3. 干眼症　配戴软性角膜接触镜的人群中,约有20%~30%会出现干眼症,其主要原因为泪液动力学发生改变。最常见的症状是眼部干涩、异物感、视疲劳等。检查可见泪膜破裂时间缩短、泪液分泌量减少(Schirmer试验阳性)及角膜中下方点状荧光素染色。预防:选用厚的、中等含水量的软镜或者抛弃型角膜接触镜。保健:严重者应该禁止配戴;选择不含防腐剂的人工泪液等润滑剂点眼;使用泪点栓塞术,物理治疗如睑部按摩、热敷、瞬目等。

4. 角膜染色　其主要原因有:镜片机械性、角膜暴露性、代谢性、护理液中毒性、过敏性、感染等。轻者无明显自觉症状,严重者出现刺痛、流泪、畏光及异物感症状,裂隙灯下可见点状荧光素着色。预防:定期更换镜片;选择高透氧性的镜片;使用无毒性护理液等。保健:立即停止配戴接触镜,详细了解病因,针对病因再作相应治疗。

5. 感染浸润性角膜炎　角膜接触镜导致最严重的合并症,常见的致病微生物是铜绿假单胞菌(绿脓杆菌)、棘阿米巴原虫等,主要原因是镜片护理系统的污染。早期症状是眼部异物感,镜片摘除后无缓解反而进一步加重。随后出现刺痛、眼红、流泪、畏光、分泌物增多和视力下降。角膜上出现浸润性溃疡病灶。分泌物涂片或培养检查有助于确定病原微生物。预防：减少角膜的各种机械性损伤；严格重视各个卫生细节，避免镜片及护理液的污染。保健：在培养结果出来前先使用广谱抗生素，致病菌确定后再使用特效抗生素。

6. 角膜新生血管　主要原因与角膜缺氧及乳酸堆积有关，可以位于角膜浅层或基质深层，也可能在角膜缘形成血管翳。预防：尽量选择高透氧性、最低机械损伤和良好活动度设计的镜片，避免使用有毒性和过敏性反应的镜片护理系统。保健：必要时可以局部使用皮质激素类制剂及免疫抑制剂如环孢素等。极端严重的病例需要行角膜移植术以恢复视力。

（五）角膜接触镜的护理与保养

角膜接触镜配戴在眼球表面，来自周围环境、泪液及眼表面的污染物会沉积在镜片表面上甚至在镜片内部。沉淀物的出现会导致镜片舒适度下降、光学性质改变，严重者导致眼表面的感染。可见角膜接触镜的护理是保证镜片配戴舒适性、安全性及高效性必不可少的措施。

1. 护理的概念　无论是软镜还是硬镜，配戴过后镜片上都会有沉淀物和污染物，主要成分包括：蛋白质、脂质、黏液、无机盐、微生物等。它们使镜片配适特性发生改变，同时还可能导致眼部出现不同程度的病理变化。镜片的护理是一个综合过程，包括镜片的清洁、冲洗、消毒、保养等程序，其目的就是清除这些沉淀物、污染物，保持镜片的清洁和减少致病因素，延长镜片使用寿命并保持眼部健康和舒适。

2. 护理的内容和步骤

（1）镜片的清洁　每次取下镜片，无论配戴时间长短都应该进行清洁护理。一般情况下是每天一次。镜片护理的第一步：操作者首先应彻底清洗双手。第二步：滴上清洁液后：用手指反复轻轻搓揉镜片，正反两面都需要搓揉，手指从镜片中央向边缘揉搓，持续时间至少在 10 s 以上。第三步：揉搓完毕后用镊子轻轻捏住镜片，用护理液冲洗镜片。最后将镜片按左右分别放置在镜片盒内，再放入护理液浸泡，注意要使镜片沉在盒底。

（2）镜片的消毒　消毒的目的就是用物理或者化学的方法清除镜片表面及其存储器上的可能诱发眼部感染的病原微生物。主要方法包括：热消毒、化学消毒及过氧化氢溶液消毒法。热消毒法就是将镜片浸泡在生理盐水中，加热到 70～80℃，维持 10～20 min。这种方法较经济且效能可靠，不会引起过敏反应或毒性反应，但可能使镜片老化变性。化学消毒法相对简便、对镜片损害小，但消毒时间长、需要反复冲洗，且可能导致眼部的过敏反应或毒性反应。过氧化氢溶液法也较经济，但如果消毒时间不足，就不能彻底灭活微生物，而且使用前还要反复冲洗。

（3）清除蛋白　所有使用寿命在 3 个月以上的镜片，都应该每周用去蛋白酶清除镜片上的蛋白质沉淀物。把清洁冲洗干净的镜片放入镜盒中，注入 2/3 护理液后加入去蛋白酶，浸泡 15 min 到 2 h。取出镜片后用新鲜护理液反复冲洗干净，再用新鲜护理液浸泡 30 min 后方可配戴。

（4）镜片的储存和镜盒的清洁　病原微生物也可能通过镜盒污染到镜片，再通过镜片感染眼部，因此每次使用过后都应该冲洗镜盒，并且将镜片储存在新鲜的护理液中。镜片盒用去污剂刷洗过后再用热水冲洗，然后要擦干或者晾干，保持镜盒的干燥可防止菌落的形成。经常置换镜盒（每月更换新的消毒液和镜盒）可以降低污染及微生物膜形成的危险。

（5）全功能护理液　是目前使用较多的角膜接触镜护理系统，可用于镜片的清洁、冲洗、消毒、储存等各个步骤，还可以用作去蛋白酶的溶解剂、湿润眼球。主要成分包括：缓冲剂、渗透压调节剂、螯合剂、清洁剂、消毒剂等。它将清洁、冲洗、消毒、储存和润滑作用合为一体；使用简便、易于携带；清洁、消毒效能相对较高；对正常眼组织毒性低，很少引起过敏反应。但值得注意的是所需消毒时间较长，对部分病原微生物杀灭效能较差。

3. 软、硬性角膜接触镜护理的差别　根据镜片的材料不同，角膜接触镜可分为软性和硬性透氧接触镜（RGP镜片）两种。二者虽然在护理步骤方面差别不大，但在具体护理过程中存在一定差别。首先，在镜片消毒方面，软镜三种消毒方法均可选用，而RGP镜片只能应用化学消毒系统，不能进行热消毒，因为加热可能会使镜片扭曲变形。其次，RGP镜片在干燥后表面光学区半径会发生改变，配戴的清晰性和舒适性下降，因此，RGP镜片需要保持湿润，其护理液中常含有湿润剂。再次，RGP镜片浸泡后，在配戴前需要用低黏度的溶液或无菌生理盐水冲洗，因为如果直接配戴，黏性的浸泡液可能会引起眼部的刺激症状及视物模糊不清。

思　考　题

1. 近视的主要危险因素有哪些，如何预防近视的发生？
2. 高度近视的眼部并发症有哪些，如何来预防？
3. 框架眼镜应该如何进行保养？
4. 哪些人群不适合配戴角膜接触镜，角膜接触镜的常见眼部合并症有哪些，应该如何进行预防及保健？
5. 角膜接触镜应该如何进行护理及保养？

第八章 盲和低视力的康复

学习要点

1. 掌握常见眼病的视力训练和视力康复的方法。
2. 了解助视器的种类。
3. 熟悉远用和近用助视器的训练方法。

第一节 可治愈盲的治疗与康复

据我国流行病学研究,白内障仍是我国老年低视力的首要原因,65岁以上的老年人中晶状体混浊的发生率大约为95%。但随着眼科诊断和治疗手段的迅速发展,使可治愈盲如白内障、角膜病均可以得到有效的治疗。而1992年WHO提出了盲和低视力的定义是:即使通过手术、药物等治疗和标准的屈光矫正后患者的双眼视力仍小于0.05(盲)或小于0.3(低视力),因此目前低视力原因一般不包括可以手术治疗的白内障患者。那么如何使低视力患者得到康复呢?目前主要通过光学或非光学等方法充分发挥盲和低视力患者的残余视力,帮助他们提高生活质量。对于低视力的处理主要包括助视器的使用和视觉康复,其目标是使低视力患者在精神和身体方面获得最大限度的健康和朝气,尽可能恢复他们的正常生活、学习和工作能力,享受生活的乐趣。

一、白内障患者的视力康复

(一) 白内障对视功能影响的特点

1. **老年性白内障对视力的影响** 随着晶状体混浊的程度和部位的不同,老年性白内障对视力的影响不同。核性白内障早期一般不引起视力下降,但往往因核硬化导致屈光力增强而引起近视,后极部位于中心的白内障对视力影响较大,特别是在强光下,由于瞳孔缩小,视力下降更加明显。晶状体的混浊导致不规则折射,引起对比敏感度的下降和眩光。因此,当患者上下楼梯时感到困难,辨别低对比度的物体较难。

2. **先天性白内障对视力的影响** 先天性白内障的视力可以是正常或很差,这主要取决于晶状体混浊的部位、大小和致密程度以及是否合并其他先天性眼部病变。如果患者为中央部或后囊下的混浊,则近视力比远视力差;如有黄斑部发育不良或弱视,则视力会明显下降。皮质性白内障可引起眩光。

（二）白内障患者视力康复的处理

1. 对于老年性白内障患者的视力康复　首先应施行手术治疗。对于不适宜手术的患者，应先做仔细的屈光检查，屈光检查配戴眼镜后，如果视力提高，应配戴双焦点眼镜。看近时可采用直接照明，为减轻眩光可以配戴滤光镜和护目镜，为减弱光的强度，可以戴镀膜透镜或中灰色透镜。对于核性白内障患者，看远时可应用近视镜以提高远视力。对于白内障影响视力较明显，患者又不愿意接受手术的患者，可以使用远用或近用的放大设备。对于术后无晶状体眼的患者，应用普通眼镜的放大作用来提高视力，这是低视力患者提高视力的主要方法。此外，生活中使用大字体印刷的阅读材料、粗线书写纸等非光学系统改善视力。对于儿童白内障患者术后的无晶状体眼可配戴近用助视器。

2. 对于先天性白内障患者的视力康复　先天性白内障的视力情况取决于手术成功与否，黄斑是否有发育不良或有无阻断性弱视，有无先天性眼部疾病等。视觉诱发电位和视网膜电流图有助于评价视网膜功能。对于先天性白内障的视力康复主张：及时进行白内障手术，术后尽快配戴矫正眼镜，矫正患者视力，防止弱视的产生。可以使用近用眼镜助视器，或在远用矫正镜基础上再配戴阅读镜或双焦点眼镜。远用望远镜适用于远视力差者。

二、角膜病患者的视力康复

各种角膜病引起的角膜混浊是我国盲和低视力的主要原因之一。角膜移植是治疗角膜病致盲的有效手段。但由于角膜供体来源有限，使很多因角膜混浊而引起低视力的患者不能获得有效的治疗。因此角膜病患者的视力康复具有重要意义。

（一）角膜病对视功能影响的特点

角膜病引起的视力损害与角膜病变的部位、范围、严重程度有关。角膜混浊引起角膜表面不平，从而产生光线散射发生眩光，也可以引起对比敏感度下降。

（二）角膜病患者的视力康复

首先应做仔细的屈光检查，有屈光异常的患者，可以配戴角膜接触镜。由于角膜浅层混浊可引起对比敏感度的下降，导致视力下降。我们可以根据患者视功能情况和要求给予远用和近用光学助视器或非光学助视器，如滤色镜或太阳镜、大字印刷品及用对比度好的纸写字。

第二节　不可治愈盲的视力康复

随着眼科治疗手段的不断提高，使得白内障、角膜病等疾病可以获得有效的治疗。而青光眼、视神经和视网膜疾病等不可治愈性疾病，更加迫切需要得到有效的视觉康复。对于这类疾病的处理主要有助视器的应用和视觉康复。

一、青光眼患者的视力康复

青光眼是我国主要致盲眼病之一，由于它可以导致视功能不可逆性的损伤，因此，尽管"视觉2020"行动没有将该病列入防治重点，但仍应引起低视力工作者的重视。青光眼包括：原发性闭角型青光眼、原发性开角型青光眼、继发性青光眼和先天性青光眼等。但无论何种青光眼，晚期都将引起视力和视野的严重损伤。视野损伤的患者常常表现为定位物体困难。因此对该病的康复治疗,一定要考虑视野的情况。通常在积极控制眼内压的同时,可以使用助视器。如视野无明显损害的患者,可以选择眼镜助视器;如视野有明显缩小,可以应用中等放大倍数的手持或立式放大镜,或使用闭路电视助视器。有严重视野缩小的患者,一般只能使用闭路电视。患者在利用闭路电视阅读时,可以有舒适的体位,放大倍数和亮度可以任意调节,更重要的是阅读距离比较接近自然,这样可以获得一个较大的视野。也可以使用黄色滤光镜和彩色滤光镜,或者阅读比较旧的印刷品时,在其上放置一黄色薄片,因为它们能够提高青光眼患者的对比敏感度,对改善视力有帮助。还可以用大字印刷品,写字时用粗黑笔和白纸。

二、年龄相关性黄斑变性患者的视力康复

我国老年低视力的主要原因与欧美国家不同,我国老年患者视力损害的主要原因是白内障,而欧美国家老年低视力患者的主要原因是黄斑变性。有报道,全部低视力患者中约50%为年龄相关性黄斑变性所致。但我国老年化速度发展迅速,老年人口数不断增多,黄斑变性的患病率将增加。因此,必须重视年龄相关性黄斑变性的视力康复。

(一) 年龄相关性黄斑变性对视功能的影响

该病是一种视网膜色素上皮细胞发生变性而导致视锥、视杆细胞褪变的获得性视网膜疾病。因此,它可以导致患者中心视力进行性不可逆降低,并引起色觉异常和中心暗点。中心暗点常不稳定,且往往有发展,同时伴有视力下降,并从相对中心暗点发展成绝对中心暗点。中心暗点可达20°,视力可降低到0.05以下。视力可随变性的程度而改变。干性型(萎缩型、非新生血管性)年龄相关性黄斑变性患者视力降低的程度不一,多在1.0~0.05之间,大多数患者不会发展成为湿性,湿性型(渗出型、新生血管性)年龄相关性黄斑变性患者视力则多低于0.05。该病患者周边视力较好,患者也能自动适应旁中心注视,通过头部倾斜或眼球转动将病变处视网膜区形成的影像转移到黄斑周围正常的视网膜区。对色觉的影响主要表现在该病的早期。

(二) 年龄相关性黄斑变性患者的视力康复

年龄相关性黄斑变性目前尚无有效的治疗方法,只能延缓视力减退的速度。首先要了解患者的屈光状态,定期验光,不断调整眼镜到最佳矫正状态。可以使用远用及近用放大镜,配用各种光学助视器,如普通眼镜助视器、手持放大镜、台式放大镜等。眼镜助视器的优点是其视野比其他类型助视器大2~3倍,而且手能自由活动。当患者戴上眼镜式助视器并能大声朗读一段文字时,证明可以用眼镜助视器。对已使用手持放大镜的患者,可以继续使用或换用倍数更高的放大镜。当需要用远阅读距离时,如看温度计、看价格、标签等,用手持放大镜很方便。通过上述助视器的使用,多数患者可以成功地阅读。

中心视力差的患者要训练开发周边视力;旁中心注视的患者要试用三棱镜;近距离工作时要增加直接照明强度;也可以使用能改善患者对比度和眩光的滤光镜等非光学系统助视器,如遮光板、滤光镜、大字印刷品等。对有中心暗点的患者,他在读一个句子时就可以被检查者发现,即当他头不动地注视一个句子时,可能看见这个句子头部和尾部的字,而看不见中间的字,所以无法将整个句子读下来。通过 Amsler 表或平面视野检查,也可以证实这种情况。因此检查患者时仅仅查视力表上的单个视标,往往不能反映出患者的视野情况,更不能检查出患者的阅读能力。如果让患者读上几个句子,就会估计出他有无中心或旁中心暗点。同样的道理,在配戴助视器后,

也要让他们达到能阅读,通过读句子可以检验助视器是否合适。

三、视网膜色素变性患者的治疗与康复

(一)视网膜色素变性对视功能的影响

视网膜色素变性是一组遗传病,以夜盲、视野进行性缩小、眼底骨细胞样色素沉着和光感受器功能不良——ERG检测异常为特征的疾病,是最常见的遗传性视网膜萎缩性疾病。可表现为性连锁隐性、常染色体显性遗传或隐性遗传。疾病早期视力多正常,晚期继发于晶状体和黄斑改变,视力中到重度降低。夜盲为最早期的症状,多出现于青春期,继之发生视野缩小,晚期表现为管状视野缺损。由于病情进展缓慢,患者逐渐适应了视野受限,因此患者常意识不到视野缺损。视野检查和电生理检查(ERG、EOG)能为诊断提供有用信息。

(二)视网膜色素变性患者的治疗与康复

首先要仔细检查屈光不正,配戴合适的眼镜。可应用营养素和抗氧化剂如维生素A、维生素E等。对于白内障明显的患者,可行手术治疗,该病对白内障和人工晶状体植入手术的耐受性较好。

视力降低患者看远可使用望远镜式助视器,一般选用2.5倍较合适,也可根据需要用低倍或更高倍数。这种望远镜只能在静止状态下使用,不能在动态下使用。因为放大镜的视野将充满患者的视野,没有留下自然视野的空间供比较和定向。远用助视器通过缩短患者与目标间的距离,增大目标在视网膜上成像,提高患者远视力。通过助视器观看路标、站牌、电视等,为日常生活和学习带来方便。

由于近用助视器所看到范围小,而视网膜色素变性患者的视野也小,因此,使用近用助视器经常找不到所要看的目标或字,所以多数视网膜色素变性患者不宜配戴近用助视器。看近和阅读可使用眼镜式助视器。如果视野不是极度缩小,在验光后再戴+10.00 D或+10.00 D联合$12^\triangle$基底向内的眼镜助视器,则双眼低视力患者往往可获成功。在视野缩小患者的眼镜上贴一个膜状三棱镜,患者可以通过较小的眼球运动来监视周边物体。在使用膜状三棱镜时,首先进行棱镜模糊试验,再进行三棱镜实际应用训练。当患者掌握训练方法后,可以在室外各种环境中练习。应当训练患者只对重要目标发生反应,加强目标移位训练。

视野严重缩小的患者不宜使用普通眼镜助视器,可建议使用手持放大镜、立式放大镜,因为这样可以在稍远的距离内使用,比近距离使用视野可稍大些。

此外,还可以选用电子放大系统及黄色滤光镜等非光学助视器,它们对改善视力有一定效果。中心视力极差并有严重视野缩小的患者,一般只能使用闭路电视。患者在利用闭路电视阅读时,可以有舒适的体位,放大倍数和亮度可以任意调节,更重要的是阅读距离比较接近自然,这样可以获得一个较大的视野。

四、糖尿病性视网膜病变患者的治疗与康复

(一)糖尿病性视网膜病变对视功能的影响

糖尿病性视网膜病变是一种全球性的疾病,糖尿病可以引起眼部的多种病变,但糖尿病性视网膜病变是糖尿病相关性盲的主要原因。据估计,我国糖尿病的发病率约为4%;1979年我国成人糖尿病患病率不足1%,1994～1995年普查成年人糖尿病的患病率为

2.5%,1996年上升到3.21%，比1979年增加3倍。如此快速增长的数据要求我们要大力加强糖尿病性视网膜病变的早期发现和治疗工作，减少因糖尿病视网膜病变而致盲和致残人数。

糖尿病性视网膜病变表现为视网膜毛细血管的病变,如微动脉瘤、出血点、硬性渗出和软性渗出、视网膜内微血管异常(IRMA)、静脉串珠和黄斑水肿等。早期视力可以正常,当糖尿病性视网膜病变发展到不同时期,对视力的影响也会不同。在糖尿病性视网膜病变分类中,最重要的类别是指有视力丧失危险的眼,如第4期和第5期为高危险期。同时,由于糖尿病还将引起晶状体的改变,如晶状体混浊引起视力降低,或由于黄斑水肿造成视力下降。前者可通过晶状体摘除而提高视力。

（二）糖尿病性视网膜病变患者的治疗与康复

严格控制血糖和血压能降低糖尿病性视网膜病变的危险和进展,减少广泛视网膜光凝和局部光凝的需要。对第4期的糖尿病性视网膜病变患者要及时进行广泛的视网膜光凝,对增生性糖尿病性视网膜病变需要进行玻璃体手术和眼内光凝术等,达到挽救视力的目的。

患者血糖水平的改变可引起屈光度的波动,因此糖尿病患者屈光状态的检查非常重要。由于糖尿病导致角膜敏感度降低,使角膜感染的危险性增加,因此,应慎用接触镜。彩色滤光镜和太阳镜可以阻挡蓝色光,有助于改善对比度和消除眩光,可以应用。近距离工作可以使用直接照明,夜间视力差的患者可以使用手电筒。定位和灵活性训练则根据周边和中心视野受累程度而定。

第三节　高度近视的康复

根据近视度分类,> -6.00 D为高度近视。高度近视又称病理性近视或变性性近视,可能是一种常染色体隐性遗传病,约占人群的2%。高度近视在早期与一般近视无明显不同,但随着病变的发展,眼球前后轴变长,而出现各种眼底改变,如视乳头颞侧可见灰白色脉络膜萎缩斑,黄斑部可见Fuchs斑,视网膜周边部可出现视网膜萎缩和变性等改变。

一、高度近视对视功能的影响

高度近视早期视力可能矫正到1.0,但随着病变的发展,由于视网膜结构改变可引起中心视力逐渐下降。晚期由于黄斑部损害,引起中心视力的下降。如未出现黄斑部损害,患者远视力可能不能矫正,但近视力一般较好,因此,可以维持其阅读能力。高度近视还可发生不同的视野缺损,当后极部葡萄肿出现后,可检查到中心环行暗点、偏盲和象限缺损。

二、高度近视患者的治疗和康复

首先认真进行屈光检查,包括针孔视力、裂隙视力和角膜曲率计检查。可以选择框架眼镜和接触镜,框架眼镜使视网膜成像缩小,看远处目标显得更远,所以很多高度近视的患者不愿意选择框架镜。但老年人往往都用框架眼镜。用框架眼镜时,小的圆形镜架,高屈光指数的镜片及抗反射膜镜片的应用能减少边缘厚度及周边视物变形。而接触镜优点较多,如视网膜成像较大,能消除周边变形及柱镜效应。角膜接触镜较普通框架眼镜为好,但在看远处用角膜接触镜时,看近处则要使用较大屈光度数的眼镜助视器。也可以使用手持放大镜、近用望远镜、立式放大镜等,可以延长其近处工作距离。近处的直接照明也有用,如果晚上视力差,手电筒能帮助照明。

因为我国高度近视患者居多,因而来低视力门诊的患者中更多人希望助视器能帮助他们解决看远的问题,比如看电视、看黑板或购物等,故国内配远用望远镜助视器的患者明显大于国外。佩戴太阳镜能减少户外畏光。

第四节 助视器的训练与应用

助视器(visual aids)是指可以改善低视力患者生活和工作能力的任何一种装置或设备。助视器通过放大目标的影像或增加其对比敏感度来改善患者的视功能。在低视力的保健和康复中,助视器是一种工具,只是低视力保健和康复中一部分,而不是全部。例如,望远镜在低视力患者的活动训练中起关键作用,但并不能使低视力患者独立行动。只有将助视器和训练计划结合起来,才能达到康复的目的。

助视器分为两大类,即光学性助视器和非光学性助视器。光学性助视器又分远用和近用两种。

光学性助视器是一种借助光学性能的作用,提高低视力患者视觉活动水平的设备或装置。它可以是凸透镜、三棱镜或平面镜。凸透镜对目标产生放大作用而起到助视的作用。放大程度取决于该透镜的屈光度数;平面镜或三棱镜可以改变物体在视网膜上的成像位置。但是没有一种助视器能够取代正常眼球的全部功能。由于低视力患者在工作、生活及学习中要求的不同,所以需要的助视器不同,常常需要两种以上助视器。

(一)远用光学助视器——望远镜系统

1. 发展概况 1608 年荷兰的 Hans Lippershey,根据 Dutch 和 Calilean 原理设计了三种类型的望远镜式眼镜。第一种是物镜为凸透镜,目镜为凹透镜,二者之间有一段距离;第二种是前面是凸透镜,后面是凹透镜,凸透镜与凹透镜为一体,二者之间无间隔;第三种前面是凸面镜,后面为凹面镜,二者之间有间隔,以此来代替透镜。1646 年 Kircher、1667 年 Franscesco Eschinardi 将望远镜式眼镜应用于患者。第一个矫正近视眼的望远镜式眼镜的放大倍数为 1.3 倍,此后望远镜的放大倍数有所增加。1915 年,Stock 为一些在战争中受伤的低视力退伍军人配用望远镜式眼镜获得成功。其后各国光学工厂相继生产各种为低视力患者使用的望远镜,并不断加以改进及完善。

2. 望远镜的基本设计类型和性能 望远镜包括两个光学系统:物镜与目镜。物镜通常是正透镜,离所观察的目标近;目镜离观察者的眼很近,是屈光度数较物镜大得多的负或正透镜,即目镜可以是正透镜或负透镜,这与望远镜的类型有关。望远镜主要有伽利略望远镜和开普勒望远镜。伽利略望远镜包括一个正透镜的物镜及一个负透镜的目镜。而开普勒望远镜的物镜与目镜均为正透镜,但后者屈光度数较前者大许多。该类望远镜产生的是倒像,尚需有变倒像为直立的装置,因此,同样放大倍数的开普勒望远镜,比伽利略望远镜的镜筒要长一些。伽利略望远镜和开普勒望远镜的比较,见表 8-1。

望远镜的基本性能是它的放大作用。远处或无限远处目标射出的光线为平行光线,经过物镜即正透镜以后,光线聚焦在虚线顶端处形成焦点或焦面,同时也在物镜的第二焦面形成一个实

表 8-1 伽利略望远镜与开普勒望远镜比较表

伽利略望远镜	开普勒望远镜
常用的放大倍数为 2 倍	可达 10 倍
不需要加三棱镜系统	需要加三棱镜变倒像为正像
可为调焦及非调焦式	常为调焦式
光学设计比较简单	光学设计较复杂
重量轻,可以装在眼镜内	重量大一些,少数装在眼镜上
周边畸变明显	周边畸变轻,成像的质量及亮度佳
镜筒较短	镜筒较长

像,但在光线尚未完全聚焦以前,便碰上了比物镜屈光度数大得多的目镜,于是这些聚合光线又重新散开(成为平行光线),并向反方向聚合,形成第一焦点或焦面,即形成放大的直立的虚像,为观察者的眼所看到。

望远镜的主要优点是使远处的物体放大,也是低视力患者常用的助视器。缺点是视野明显缩小、物体变近变大,景深短;外观不美观。

3. 望远镜与屈光不正　使用非调焦望远镜时,可以用以下三种方法中的一种,来矫正患者的屈光不正。

(1) 最简单的方法是让患者戴上矫正远视力的眼镜,或使矫正镜与望远镜的目镜合为一体。这也是最早使用的方法。

(2) 矫正屈光不正也可以通过改变物镜的屈光度数,或在物镜上外加一个"物镜帽"来实现。如患者为近视眼,需用负透镜的物镜帽,在使用伽利略望远镜时,则会降低相对角放大作用。而在开普勒望远镜外加一个负的物镜帽,则可增加望远镜的相对角放大作用。同样,如患者为远视眼,需加正物镜帽,其结果与上述相反。

(3) 矫正屈光不正还可应用变非调焦式望远镜为调焦式望远镜的方法。即用改变目镜与物镜间距离的方法。近视眼患者使用伽利略望远镜时,可以缩短物镜与目镜间的距离,即缩短镜筒,这样眼部接收的为散开光线,可使相对角放大作用降低。远视眼患者,可增加伽利略望远镜的物镜与目镜间的距离,即延长镜筒,使眼部接收的为聚合光线来增加相对角放大作用。

4. 常用的远用望远镜

(1) 眼镜式望远镜　这是低视力门诊常用的助视器。该望远镜外壳、镜片均为塑料制品,质量较轻,还附有不同屈光度数的阅读帽,以备近用。该望远镜可用于观看远处的景物或文体比赛;也可用于在教室内看黑板、观看电影、电视节目等。

(2) 手持式单筒望远镜　常用的有两种,一种 4×12,放大倍数为 4 倍;另一种 8×21,放大倍数为 8 倍。这两种望远镜均可调焦,能看清楚的范围约为眼前 30 cm 到无限远。镜筒调短时可以看远处,镜筒调长时可以看近处。而且,携带、使用都比较方便。该望远镜可用于查看门牌号、路标和站牌等。

许多望远镜上标明 $8 \times 20, 7°$,它的含义是:该望远镜放大 8 倍,物镜的直径为 20 mm,视野大小是 $7°$。如患者视力在 0.1 或以上,可使用 $2 \sim 2.5$ 倍的望远镜,而视力低于 0.1 时,可使用 $4 \sim 8$ 倍的望远镜。

此外，还有钳夹式望远镜和双焦望远镜等，前者卡在原有眼镜上，适合患者短时间临床应用。

（二）近用助视器

1. 近用助视器放大原理　近用助视器通过放大作用（magnification）增大目标在视网膜上的成像。其原理包括：

（1）相对体积放大作用　相对体积放大作用，是目标实际的体积或大小增大了。当外界目标增大时，视网膜成像随之增大，二者的关系成正比，相对体积放大作用的例子有大字印刷品，如大字书等。也可以用毡制粗笔尖代替一般圆珠笔写字、将普通书印成大字本，即将小目标"复制"成大目标。缺点是质量和体积都将增加。在阅读大字书刊时，患者可不用光学助视器，阅读距离也接近正常，对低视力患者仍是十分重要的方法。

（2）相对距离放大作用　相对距离放大作用也称移近放大作用，即将目标向眼前移近而产生放大作用。其原理是：当目标向眼前移近时，视网膜成像亦随之增大。

由于该放大作用未使用任何光学设备或助视器，所以这是一种有效的、有弹性及省钱的放大方法，而且对成像质量无明显影响。例如，使用一般眼镜助视器及其他类似的光学助视器，都是由于相对距离放大作用或移近放大作用所致。上述助视器产生的视网膜成像增大，不是由于该类助视器凸透镜本身的放大作用，而是相对距离放大作用的结果。例如，离眼 25 cm 处的目标所发出的光线到眼睛时聚散度为 -4.00 D，要想清晰地看到这个目标，则此眼必须使用 4.00 D 的调节，或在眼前加 +4.00 D 的镜片。当目标从离眼 25 cm 移近到离眼 12.5 cm 处时，则视网膜成像增大 2 倍，同时眼睛必须使用 8.00 D 的调节，或在眼前加 +8.00 D 的镜片。因此，放大作用或放大率 M = 屈光度/2.5，2 × 放大作用 = 2 × 4，即所需屈光度为 +8.00 D。这个公式所提供的距离是 25 cm 处的放大率，即很多厂家生产放大镜或其他光学助视器，都是以 25 cm 为基准点计算出放大率。

放大率 M = 透镜的屈光度/4.00 D 或 M = 25 cm/透镜的焦距。如求 +10.00 D 放大镜的放大率：M = 10.00/4.00，M = 2.5 ×；或 M = 25 cm/10 cm，M = 2.5 ×

（3）角放大作用　角放大作用是指物体通过光学系统后视网膜成像大小，与不通过光学系统视网膜成像大小之比。角放大作用最常见的光学设备是望远镜，当远处目标不能自行变大或移近目标到眼前时，便可以应用望远镜的角放大作用。

（4）投影放大作用　投影放大作用即把目标放大投射到屏幕上，如电影、幻灯以及闭路电视等，都称为投影放大。投影放大作用 = 投影像大小（cm）/目标大小（cm）。

助视器可以利用上述 4 种放大作用中的一种或几种，用于观看近处物体，如读书、看报、画画等，达到提高低视力患者视觉活动水平的目的。

2. 眼镜助视器

（1）普通正透镜　这种眼镜助视器与普通眼镜相似，但正镜屈光度数较大。一般老视眼镜常为 +1.00 ~ +4.00 D，而眼镜助视器常从 +4.00 D 开始，最高可以达到 +40 D。该类镜片的缺点是常常有周边部畸变。

这种眼镜助视器能够产生相对距离放大作用，是由于患者只有将读物移到离眼很近处才能看清。由于目标与眼睛之间的距离缩短，使视网膜像增大。

如果要使位于眼前 10 cm 处的视标在人眼视网膜上形成清晰的像，眼睛就必须付出 $F = 1/f = 100/10 = 10.00$ D 的调节，而人眼的调节力难以维持这么高的调节。因此，需要在人眼前加上正透镜来代替人眼调节的不足,使人眼将眼前 10 cm 处的物体清晰地成像于视网膜上。

临床应用 近用的普通眼镜助视器主要用于阅读,使其近视力≥0.5,能较顺利阅读一般报纸和书刊。如果远视力低于 0.02,一般很难配戴普通眼镜助视器。如果近视力小于 0.1,也难于配戴普通眼镜助视器。

一般屈光不正在配老视镜时,要将原有的散光加在近用镜片上,否则,视力会下降。但对于低视力患者,近用镜上是否加原有散光,取决于散光度数的大小。如果眼镜助视器的屈光度数≥+10.00 D 时,低视力患者看到的是一个大而较模糊的像,对于低于 2.00 D 的散光可以忽略。因为患者觉察不到散光矫正与否,对视力影响也不大。

戴单眼普通眼镜助视器的患者,由于视力差的眼(有光感以上的视力),在阅读时容易干扰视力较好的眼,而出现视物不清或视疲劳的症状。因此,要将视力差的镜片贴上不透明纸。用大度数的助视器阅读标准印刷体时有一定困难,因 +20.00 D 以上的助视器,视野范围较小。只有当患者能熟练阅读时,再给予较小字体的阅读材料。浏览文章时最好伴随轻微的头部移动而不是转动眼球。

许多使用眼镜助视器的患者既要求阅读也要求书写,但由于距离过近,书写甚感困难。可以在写字时,用原阅读用眼镜屈光度数的 1/2 解决。由于书写的字迹也比阅读字体大很多,且不必看得十分清晰,所以书写时使用原阅读屈光度数的 1/2 或更低一些的屈光度数就可以解决问题。在用书写镜写完字后,也可以用阅读镜再检查一次。

在使用较大屈光度数阅读时,常感疲劳。解决的方法是使用阅读架(或以乐谱架代替)和足够的照明等。如出现视力疲劳,应该休息一会儿,再进行阅读。

优缺点 该助视器是最容易接受的助视器,放大作用恒定、视野较大,因而非常方便。患者双手可自行活动,因此,对手臂震颤的患者尤为适用,还具有可以长时间阅读、可单眼或双眼使用等优点。

但使用该助视器时,阅读距离较近,最高度数眼镜式助视器的阅读距离可在 2.5 cm 以内,因此造成书写困难并妨碍照明而易疲劳,特别是当透镜超过 +10.00 D 时,还具有视野较小、阅读速度慢等缺点。此外,由于光学中心固定,使偏心注视的患者在应用该助视器时有一定困难,他们必须转动眼睛或歪头视物。

(2) 正透镜加三棱镜 这种类型的眼镜助视器是一种双眼用的眼镜助视器,它的屈光度数一般不超过 +14.00 D,否则就无法有双眼单视。正常情况下,为了维持双眼单视的效果,看近物时,伴随着调节作用双眼会产生集合运动。集合与调节之间存在着一定的比例关系。当用正透镜帮助低视力患者看近物时,由于正透镜代偿了患者部分或全部的调节,患者实际付出的调节小于未戴镜时的调节,从而相应产生的集合小于实际所需的集合,而底朝内的棱镜能使像外移从而弥补了集合的不足。

(3) 消球差透镜 又称消球差显微眼镜或称消球差放大镜。消球差透镜可以使屈光度数大的透镜变薄,减少图像的畸变。消球差透镜的前表面是消球差面,近眼球面是一般球面,在一般球面镜,面上各点的屈光度是一样的。而在消球差镜片上,中央部屈光度最高,周边屈光度逐渐减小。

3. 近用望远镜 近用望远镜是在双目(远用)眼镜或望远镜的物镜上加一个正透镜(阅读帽),从而使远用望远镜变为近用或中距离望远镜。看近使用的望远镜称近用望远镜,又称望远镜显微镜、长焦距阅读放大镜、望远放大镜等。早在 1667 年 Francessco Eschinardi 为增加近视眼的工作距离，使用了近用望远镜。19 世纪德国的 Zeiss 公司首先制成近用的一系列望远镜。近用望远镜最大的优点是能在较高倍放大倍率下使用，有较长的工作距离。

（1）近用望远镜的光学原理　近用望远镜由一个非调焦望远镜的物镜上加一个正透镜组成。这样可以变远用望远镜为近或中距离用。使用近用望远镜时，为获得最佳放大作用和最适宜的阅读或工作距离，需矫正患者的屈光不正。远视眼，阅读距离稍远一些，放大作用也会稍下降；而近视眼，可使阅读距离变近，放大作用稍增加。

（2）近用望远镜的种类

在望远镜上加阅读帽　这是比较简单的近用望远镜。常用的近用望远镜是眼镜式望远镜。阅读帽的屈光度数及阅读距离分别为：+2.00 D、+16.00 D。度数越大，阅读距离越近。

可调焦望远镜　该望远镜具有不同的近用帽，使用时，将底座与任何一个帽都可以套在一起，将其固定在眼镜上。底座与帽之间的距离可以改变，即调焦。

（3）近用望远镜的应用　由于近用望远镜具有调节钮，当向外旋调节钮时，为看远，向内旋则看近，旋至中央看中等距离。因此使用时让患者从远距离开始，自己调节焦距。使患者眼与望远镜形成一水平线。先让患者阅读视力表，再看房间周围物体，调节目镜可获得最佳近视力。

（4）近用望远镜的优缺点　近用望远镜比同样放大倍数的眼镜助视器阅读或工作距离远。中距离望远镜适合一些特殊工作，如打字、画图及一些修理工作。双手可自由活动，易获得较好照明。缺点是视野小，景深较短。

4. 立式放大镜　立式放大镜是由凸透镜和固定支架组成，少数配有光源。目标或读物与透镜间的距离是恒定的或可变的。固定的距离称固定焦距；可变的距离即可调焦或非固定焦距。低视力患者比较愿意使用立式放大镜，因为它的使用方法简单。

（1）光学原理　固定在架子上的凸透镜与贴在支架底部的读物或目标间的距离比该凸透镜的焦距要小，这样在凸透镜的后方形成一个虚像，该虚像是放大的、正立的；射出的光线，经凸透镜后，形成发散的光线，因此，应用这种立式放大镜需使用调节力，或使用阅读镜。

（2）常用的立式放大镜

固定焦距立式放大镜　以带光源的立式放大镜为多见。它是一种手电筒式的立式放大镜，可以带刻度尺，可对放大后的图像进行测量，用于看地图。具有使用方便的优点。

此外，还有低及中倍不带光源立式放大镜和圆柱形放大镜。质量较好的放大镜的透镜是消球差透镜，周边部的畸变不明显，且多为塑料制品，因此放大镜的质量比较轻。

可调焦距立式放大镜　可调焦立式放大镜不需使用调节，对于某些使用眼镜或其他助视器难以维持固定焦距的患者，可以使用；也可应用于正视、轻度近视和远视患者。该放大镜优点是不需使用调节，比较小，携带方便。但缺点是视野小，使用时姿势差，易于疲劳等。

（3）立式放大镜的临床应用　适用于老年人和儿童。在使用该放大镜时，一定要戴阅读眼镜或使用调节。阅读眼镜的屈光度数决定于其焦距或立式放大镜的焦距。通常使用的立式放大镜的倍率为 2.5×。固定焦距立式放大镜多适用于视野损害较严重，但尚保存较好中心视力的患者，如视网膜色素变性及青光眼等。对于视力下降不明显，但有周边视野损害者，可使用圆柱形放大镜。

（4）立式放大镜的优缺点　立式放大镜由于透镜安装在支架上，故可预测焦距，阅读距离也比较正常,适用于短时间精细工作者、儿童或不能用手持放大镜的成人及视野受限的患者。由于放大镜本身可自带光源,因此,可以加强照明并与标准阅读眼镜联合使用。

固定焦距立式放大镜缺点有:视野小,会产生像差;带框架的透镜限制了照明;放大镜屈光度一般不超过 +20.00 D。

5. 手持放大镜　手持放大镜是一种放置在眼睛和物体之间的正透镜,眼与透镜距离可任意改变的近用助视器。+10.00 D 以下的手持放大镜称为低放大倍数;+10.00～+20.00 D 称为中等放大倍数;大于 +20.00 D 称为高放大倍数。各种手持放大镜的屈光度数范围可从 +4.00～+80.00 D,以 +4.00～+20.00 D 为常用范围。

手持放大镜可有不同形状,可为圆形、长方形等。材料可为塑料、金属或二者兼有。可以是折叠式,本身也可带有光源。

(1) 光学原理　当目标位于手持放大镜的焦点上,经过放大镜以后,以平行光线出射,因此,患者应戴上其远用矫正眼镜。如果物体或阅读物置于手持放大镜一倍焦距以内,离开放大镜的光线呈发散状态,对于正视眼的患者此时必须要使用调节或戴阅读近附加镜来看清物体。

使用手持放大镜时,物体距放大镜距离不同,像的大小或放大倍数差别很大。距离越远,视野越小;距离越近,视野越大。

(2) 常用的手持放大镜　有国产低倍手持放大镜,为非消球差透镜。国外也生产各种手持放大镜。

(3) 临床应用　手持放大镜是低视力患者和某些正常人比较常用的一种助视器。它最适合于短时间读精细目标,例如读药品说明书、温度计的刻度、电话本、节目表、工具书等。在光线不佳处,可以使用带有光源或照明的手持放大镜;也可与眼镜联合应用或以其他方式使用。

手持放大镜也适用于周边视野缩小的患者,如青光眼、视网膜色素变性等。最好使用中等放大倍数的手持放大镜,一般以 +10.00～+12.00 D 为佳。在应用过程中,应注意调整放大镜与目标的距离,使放大倍数适合于患者的视野情况。

(4) 优缺点　手持放大镜具有工作或阅读距离可以改变,且距离比一般眼镜助视器远等优点。可用于视野小的患者,放大倍数可以改变,适合于非中心注视患者使用和短时间使用及阅读细小的材料时使用。一般不需用阅读眼镜;对照明要求不高;价格便宜,易于买到及使用方便;还可以做眼镜助视器使用。

但手持放大镜需占用一只手,当患者有手颤时,很难使用这种放大镜。使用它阅读时,视野较小,尤其在高倍放大时。阅读速度也较慢且不易有双眼单视。

6. 闭路电视助视器　闭路电视助视器又称电子助视器或电视、影像放大镜,由 Potts 等在 1959 年首次应用于低视力患者。当时用的闭路电视仅能放大 10 倍,认为比投影放大效果更佳。10 年以后,Weed 及 Genensky 等的工作使闭路电视作为助视器逐渐广泛应用于低视力患者。

(1) 基本结构及种类　闭路电视助视器主要由电视摄像机、电视接收机、光源和可上下及左右推拉的文件台(或称 X-Y 平台)等组成。

电视接收机目前多为彩电。电视屏幕从 12 英寸到 26 英寸,放大倍数通常为 3～60×,多数为台式,少数为便携式。闭路电视助视器可以与录像机、电子计算机等相连接,也可以将打字机固定在摄像机镜头下进行打字,也可装望远镜摄像头,利用摄像头可把远处的景物显示在电视屏幕上。可以利用手持摄像镜头,放在书上进行扫描阅读,低视力儿童也可以利用望远镜摄像镜头系统将教室中黑板上的字显示在屏幕上进行学习。

（2）闭路电视助视器的放大原理　闭路电视助视器是相对体积放大作用和相对距离放大作用的结合。它在阅读距离方面具有很大的优越性。在使用闭路电视助视器时，阅读距离可以是正常的，而且写字也很方便。

（3）闭路电视助视器的优缺点　闭路电视助视器具有放大倍数高、视野大、正常的阅读距离、阅读时不需要过度集合、有对比度改变及有利于教学等优点。它还有利于严重视力及视野损害患者，如晚期青光眼或视网膜色素变性患者，常呈管状视野，用一般光学助视器，因视野进一步缩小，患者往往找不到目标或阅读很慢，看完一个字再看另一个字时，往往会找不到下一个字。用闭路电视助视器时只要把字固定在电视屏幕上的一点，就可以通过移动摄像头下的平板或利用手持摄像镜头的移动，使目标准确地进入注视区。低视力患者还可利用闭路电视助视器做其他事情，如绣花、集邮、辨认药瓶上的小字说明书等。但闭路电视助视器的最大问题是价格较高。

（三）高科技在低视力患者康复中的应用

1. 阅读机（reading machine）　阅读机可以把各种印刷品，如杂志、报纸及各种复杂资料的文字转换成语言，使盲及低视力患者可以极方便且容易地"阅读"各种书刊和报纸等。

2. 低视力增强系统（low vision enhancement system, LVES）　低视力增强系统是一种应用电脑视频技术产生放大及增强对比度的高科技产品；是一种便携式头戴装置，因此，使用者双手可从事其他工作，如书写、阅读、做饭、看电视、看黑板等。在室外可以看远处的各种景物，患者所看到的图像清晰，并可根据患者的需要改变对比度及放大倍数。它适合于糖尿病性视网膜病变、黄斑变性、青光眼、视网膜色素变性等低视力患者。其性能极为优越，但其价格昂贵，目前尚难以广泛应用。

3. 全球定位系统（global positioning system, GPS）　全球定位系统是通过一个人造卫星组成的网络，来确定物体的移动速度和物体在地球上的位置。患者用它能接收到一些有关信息，如自己的位置和周围情况，从而确定自己行走的路线，并告诉患者下一步应该向哪个方向走。因此，它能有效地拓展患者的独立活动空间。

（四）非光学助视器

非光学助视器是指通过改善周围环境的状况，而不是通过光学系统的放大作用来增强视功能的各种设备或装置。它们可以单独应用，也可以与各种光学助视器联合应用。

1. 照明　低视力患者常常需要不同强度的照明，控制照明对某些低视力患者有时有很大帮助，甚至可以不必用其他光学助视器。

有两种方法可以获得较强的照明：其一是增加光源的强度，其二是将光源移到目标附近。照明灯的臂最好是有关节的灯臂，这种灯臂可以自由地在各方向运动，而且灯臂又长，可以符合不同患者的需要。灯光最好是可调的，射出的光线要在眼水平以下，以免光线直射或反射进入眼内，引起眼部不适或眩光，甚至视力下降。光源要有半透明的光罩。

不同眼部疾病对照明的要求不同。需要较暗照明的情况包括：某些眼病如白化病、先天性无虹膜、角膜中央部混浊等；白内障术后无晶状体眼在强光下易出现眩光，因而也常需较暗照明。需更强的照明的情况包括：一般黄斑部疾病、视神经萎缩、病理性近视等；正常老年人；老年低视力患者等。

2. 控制光线传送　太阳帽或大檐帽、眼镜遮光板，均可阻挡或滤过周边部的光线，避免其直接射入眼内。各种滤光片,可以滤过短波长光线(280～400 nm),降低这些光线射入眼内,使成像对比度增加,既可有效地降低由于屈光介质引起光线散射造成的眩光,又可降低由于晶状体荧光引起的眩光,进而改善视功能。有光线滤过作用的滤光片包括各种颜色,如浅黄、粉、褐、墨绿等滤光片,可滤过光谱中的短波光(100 nm)～长波光(500 nm);但同时也可使外界目标亮度与清晰度降低,这是滤光镜的局限性,滤光镜对色觉也有影响,在改变目标的亮度的同时,也会影响人们对色觉的感知。但滤光镜对低视力患者仍十分有价值。

黄色滤光镜能滤去大部分波长在 500 nm 以下的光线,因而它们能保护眼睛免受蓝光、紫光和紫外线的辐射及干扰,是目前研究最多的一种滤光镜。戴上黄色滤光镜以后,虽然实际的透光量下降了,戴镜者却感觉亮度增强了。戴用黄色或红色滤光镜能提高正常人在中及低空间频率时的对比敏感度,而对比敏感度的提高对低视力患者的视觉康复非常有意义。

3. 控制反光 患者在阅读时,通过"阅读裂口器"的裂口看到字句,一方面对比明显,而且可以避免了反光。

4. 加强对比度 书及刊物应有强烈的黑白对比;低视力门诊内的设备、地板与墙壁等的对比度要强一些;低视力患者的周围环境,如室内家具、桌椅及其上物品,也要求有强的对比度。

5. 阅读架 许多低视力患者需要在很近距离阅读,这样身体很易疲劳,例如头颈部、背部等。利用阅读架,不但可以采取舒适体位,减轻疲劳,而且把书放在阅读架上,手也可以自由活动。

6. 写字用的助视器 可利用粗黑线条的纸、粗头笔、书写控制板等帮助写字。

（五）非视觉性的辅助设备或装置

非视觉性的辅助设备包括手杖、电子行动工具或装置、导盲犬、水杯报警器、自动穿线器等等,使低视力患者通过听觉、触觉、音频或振动信号等来代替视觉的不足。而导盲犬的作用是向盲人及低视力患者提供保护,使患者行动安全而迅速。

第五节 远用与近用助视器的训练

低视力患者正确使用助视器,是低视力康复中的一个非常复杂和重要的问题。对于每一个低视力患者,都应制定一个适合于患者本人情况的训练计划,即个体化训练计划。

一、远用助视器的训练

在制定一个训练计划之前,首先应该熟悉低视力患者的眼科诊断以及视力、视野、对比敏感度等视功能情况;了解助视器的特殊功能、优缺点及光学原理等;知道低视力患者使用助视器要达到的主要目的与要求。训练的原则是先简单后复杂,训练的目标应该是先静止后活动。即使低视力患者需要放大倍数较大的助视器,但在开始训练时应该用低倍助视器,训练用的目标也应该大一些,这是一种由易到难的训练原则。在训练初期,时间要短一些,以防止患者产生视力或身体疲劳,影响训练效果。

（一）训练前准备及训练中注意事项

1. 环境准备 训练的房间要安静、简单、整洁,照明可以是人工的或自然的。墙壁应该为浅色,地面为深色,以使对比度良好。在墙壁上应挂有色彩明显的图片,原则是低视力患者裸眼看它们时，只能看到一个大概情况，如要看清需使用助视器。室内要有桌椅，以便低视力患者开始训练时，用它们支撑住肘部。

2. 训练原则　指导者进行训练时，遵循由易到难的训练原则。在教学或训练中使用的物体，也应遵循由简单到复杂这一进程。受训练的患者，首先应该在室内训练，然后再到室外训练。对于需要多种助视器的低视力患者，首先使用低倍数助视器进行训练。在训练过程中，指导者最好记录下低视力患者取得进步的情况，应该随时询问患者使用助视器时的困难并帮助解决。

如果训练中发现患者用眼去固定或寻找一个物体有困难，可以用带声响的物品代替，以使听觉与视觉互相联系与补充。在家中或学校内也可进行训练。指导者需要与家庭及学校合作，建立一个适合于低视力患者的训练场所，如适合于患者的照明、桌椅及其他简单设施等。

（二）训练方法

1. 目标定位训练　首先应进行目标定位即寻找目标的训练。指导者先以患者为目标，二者之间距离为2～3m，调节焦距，直到看清楚患者为止。然后二者互换位置，再让患者通过望远镜找到并看清指导者。有时这种训练要重复几次，患者才能掌握这种简单的定位训练。

如果患者有中心暗点，则在使用望远镜以前，应先让患者练习旁中心注视，并在训练中向患者讲明旁中心注视的原因及结果。当患者已能熟练使用旁中心注视的方法以后，再使用望远镜进行旁中心注视的训练，同时要遵循先低倍后高倍的原则。

2. 注视训练　患者掌握了目标定位技术以后，再进行注视训练注视技术。

首先要进行望远镜的调焦训练。有些患者由于先天性眼病所致，自幼视力低下，他们不知道什么样的像是清晰的。此时指导者可以用投影放大方法，即用幻灯机表演，让患者明白何谓清晰或模糊的像，然后再让患者将此概念用在望远镜的调焦上。

对于不会调焦的患者，可以试用非调焦或固定焦距望远镜。如果该类患者只用望远镜做一种工作，或看一个固定距离的目标，可以由指导者帮助患者调好焦距，然后画出或标记出一条清晰的线，这是一种简单有效的方法。

3. 定位注视联合训练　即准确的定位和看清目标（注视）的联合训练。它包括在不用望远镜的情况下找到目标，再用望远镜使目标与眼为一条线中的两点，然后对望远镜进行调焦，直到看清楚目标为止。

4. 跟踪训练　跟踪训练是介于注视与追踪之间的一种训练。可以观察在黑板上的各种线或图形；也可用一条彩色带或绳，放在地板上，患者从条带或绳索的一端跟踪看完整个条带。这样就要不断地定位、注视、调焦，才能完成上述训练。

5. 追踪训练　跟踪训练是跟踪一个静止的目标，而追踪练习是追踪一个运动的目标。由于患者无法控制目标的运动速度，而患者头部（眼前有望远镜）的运动速度及方向完全取决于所要看清的目标的运动速度及方向，因此，追踪训练比跟踪训练更难一些。所以在这种情况下患者常常处在被动困难的地位。追踪训练时可以看指导者手中的目标，也可以练习追踪一个跑动着的汽车或骑自行车者等。

6. 搜寻训练　搜寻训练是用望远镜搜寻周围环境中的某一目标的练习方法。患者应该用直线、重叠、一行一行地来覆盖要搜寻的地区。

训练方法是患者戴上望远镜助视器，面对黑板，搜寻图形；练习在拥挤的人群中搜寻患者所熟悉的人，搜寻十字路口的红绿灯、街道牌、各种不同的建筑物（如商店、政府办公机构、影剧院等),以及天空中的飞鸟等。

二、近用助视器的训练

(一)训练前准备及训练中注意事项

1. 训练前的准备工作　要了解患者眼部情况,如视力和视野改变,可以根据视力情况决定所用训练目标的大小。要详细了解患者的病史;了解患者全身健康情况;了解患者的文化水平;患者的职业;既往使用助视器的种类与效果等。

训练前应该准备好训练环境,如前所述。

2. 训练中的注意事项　在第一次训练开始前,指导者应先向低视力患者自我介绍,使患者感到亲切、舒适,创造一种友好的轻松气氛。在了解患者眼部和全身状况以及病史的基础上,指导者要与患者共同讨论患者的视力、视野、眼病情况及助视器处方,同时也要让患者家属或其他陪同人员了解这些情况,因为这些人将帮助患者在家及学校中进行训练,这是一种非常重要和有效的支持力量。还要与患者探讨照明问题,即如何在不同环境下确定所需光源的明或暗,昼夜所需照明有何不同。

(二)训练方法

1. 基本原则　训练环境尽可能轻松,开始训练应简单一些,训练的时间应短一些,当患者对技术比较熟练时,再将训练时间延长也不会使患者感到疲劳或厌烦。

2. 注视　患者如果没有中心视力,则必须躲开盲点,用视网膜最敏感区阅读或工作。指导者应该向患者说明视网膜哪一部分无法使用,应该用哪一部分视网膜看。

3. 定位　在阅读时,让他找到书中某一页某一位置的一个字等。在检查过程中,指导者要观察患者的体位、头部及眼部位置,并向患者提供合适的照明与对比度。

4. 追踪　在写字时,患者需追踪在纸上运动着的笔,这需要追踪技术。训练时要注意:当目标运动时患者是否能够固视,患者追踪目标时是头及眼一起追踪,还是仅有眼球运动等等。

5. 搜寻或扫描　搜寻或扫描技术可用于各种印刷品,如阅读报纸、书刊等。眼球可以不动,让书本沿着一定方向运动,使字"进入"患者的注视区;或保持眼球及读物不动,仅仅移动头部。

6. 调焦训练　调焦训练开始可以先由指导者操作,然后由患者自己操作。训练中十分重要的一点是目标与背景的对比要好。

有一些特殊盲人和低视力患者的训练还有其特殊性,如盲童和低视力儿童,还要进行听觉、触觉、嗅觉和味觉的训练。

思 考 题

1. 您如何为一位低视力儿童制定康复训练计划?
2. 对一位老年性白内障患者,其视功能已严重受损,而又不适宜手术的低视力患者,您应该如何指导该患者的康复训练?
3. 盲和低视力康复中常用的助视器有哪些种类?

第九章 统计学在眼保健与眼病预防中的应用

学习要点

1. 了解统计学的一些基本概念。
2. 掌握眼保健与眼病预防工作中常用的统计学方法及其使用范围、应用条件。能够对计量资料、计数资料进行整理、分析、评价,得出比较正确的结论。

统计学(statistics)对于任何科研工作都是必不可少的,正确的统计分析可以辨别事物间数量上的差别是否是偶然现象,从而正确认识事物存在的客观规律性。医学统计学(medical statistics)是把概率论和数理统计的原理、方法用于医学研究的一门学科。作为医学科学的一部分,眼保健与眼病预防,同样离不开统计学。例如近视眼的眼轴长度、前房深度的均数计算与比较;眼病的调查与分析;某种角膜接触镜对泪膜稳定性的影响;RGP对角膜表面的影响等。因此,作为一个眼视光工作者,需要具备一定的统计学知识。

第一节 统计学基本知识

一、统计工作的基本步骤

通常一项科研工作可分为四个阶段,即实(试)验设计、收集资料、整理资料和分析资料,而后三阶段则是卫生统计工作的三个基本步骤。

1. **收集资料** 是在根据研究目的完成调查设计或实验设计后,依据设计要求准确、完整地收集原始资料,这是统计工作的前提和基础。
2. **整理资料** 完成资料的收集之后,有目的、有计划地对原始资料进行科学加工,使之成为适合于统计分析的资料。
3. **分析资料** 对整理好的资料,计算出相应的指标,结合专业知识,运用统计方法进行分析比较,得出统计结论,从而反映研究对象的内在规律和特征。

需要注意,统计工作中三个基本步骤中任何一个步骤出现缺陷或错误,都会影响研究结果的准确性。

二、统计资料的分类

眼视光的统计资料可分为计量资料、计数资料和按等级分组资料。其中按等级分组资料具有计数资料的特性,同时又兼有半定量的性质。不同的统计资料需要采用不同的统计分析方法。

(一)计量资料

测量每个观察单位某项指标量的大小,所得的资料为计量资料。一般用度量衡等单位表示,如新生儿角膜的直径(mm)。计量资料中的每一观察单位都是以数量为特征的,计量资料常用均数、标准差、t 检验、方差分析、秩和检验、直线相关与回归来分析。

(二)计数资料

将观察单位按某种属性或类别进行分组,然后清点各组观察的个数,所得的资料为计数资料。如对某小学学生进行远视眼检查,按屈光检查结果分为远视和非远视两组,然后清点远视组和非远视组人数。计数资料中每一观察单位是以其性质为特点的,计数资料常用相对数(包括率、构成比、相对比等)、率的显著性检验(u 检验等)、卡方检验来分析。

(三)等级分组资料

将观察单位按某项指标的等级顺序分组,再清点各项观察单位的个数,所得的资料为按等级分组资料,如用某种方法治疗弱视,其中治愈、好转、无效的人数。这类资料具有计数资料的特点,同时所分各组又按一定顺序如由轻到重排列而具有一定的定量特征。等级分组资料常用率、构成比、秩和检验来分析。

三、统计学的基本概念

(一)总体(population)与样本(sample)

根据研究目的确定的研究对象的全体称为总体,从总体中抽取的部分个体称为样本。抽取的个体数量称为样本数。从总体中随机抽样,用样本指标估计总体指标的方法叫抽样方法。因为直接研究总体通常缺少可行性,所以多数研究采用抽样方法来进行。

(二)误差(error)

误差指测得值与真值之差,主要有系统误差、随机测量误差和抽样误差。

1. **系统误差** 由于仪器不准、标准试剂未经校正、检查者掌握标准偏高或偏低等原因造成的观察结果成一致性的偏大或偏小。系统误差是可以避免或校正的。

2. **随机测量误差** 由于各种偶然因素的影响造成同一对象多次测量的结果不完全一致。这种误差没有固定倾向,也是不可避免的,但可控制在一定的允许范围内。

3. **抽样误差** 由个体差异造成的样本平均数(或率)与总体均数(或率)之间的差异。由于个体差异客观存在,因此抽样误差是不可避免的。

(三)概率(probability)

概率是指某事件出现的可能性,用符号"P"来表示,取值范围 $0 \leqslant P \leqslant 1$。必然不发生的事件概率为 0,必然发生的事件概率为 1。概率越接近于 0,表示该事件发生的可能性越小;概率越接近 1,表示事件发生的可能性越大。

四、显著性检验

(一) 单侧检验(one tailed test)与双侧检验(two tailed test)

在作两样本均数的比较时,如检测 A、B 两均数是相等还是不相等,即此时 A 可能大于 B,也可能小于 B,这种检验称为双侧检验。

如从专业知识已知 A 组均数不可能低于 B 组,则只需判断 A 组是否高于 B 组,这种检测称为单侧检验。

例如,某新药与同类常用药的疗效比较,需用双侧检验;球性 RGP 与球性 SCL 矫正角膜散光的效果比较,可选单侧检验。

在同一 t 值的界限上,单侧检验的 P 值相当于双侧检验 P 值的一半,即单侧检验时的临界值 $t_{0.05(\nu)}$ 相当于双侧检验时 $t_{0.1(\nu)}$。例如,当 $\nu=5$ 时,如求得样本 $t=2.3$,查 t 值表可知:对双侧检验来说 $0.05<P<0.1$,在 0.05 水平上不能拒绝无效假设,结论是差别无统计学意义。但对单侧检验来说,$0.025<P<0.05$,在 0.05 水平上差别有统计学意义。

因此,单侧检验比双侧检验更易得出差别有统计学意义的结论。但采用单侧还是双侧,必须根据专业知识预先确定。

(二) 第一类错误与第二类错误

由假设检验列出的统计推论可能发生两种错误,一为假阳性错误,统计上称为第一类错误,指拒绝了实际上是正确的无效假设 H_0;另一为假阴性错误,统计上称为第二类错误,指没有拒绝实际上不成立的无效假设 H_0。例如,假设 $H_0:\mu=\mu_0$,若 μ 实际等于 μ_0,由于抽样的偶然性得到了较大的 t 值,按所取检验水准拒绝了 H_0,此为第一类错误;反之,如 μ 实际大于 μ_0,由于抽样的偶然性得到了较小的 t 值,从而拒绝了 H_0,此为第二类错误。

第一类错误用 α 表示,如确定 $\alpha=0.05$ 即第一类错误的概率为 0.05,理论上 100 次抽样中发生这样的错误有 5 次。第二类错误用 β 表示。样本量确定时,α 越小,β 越大;反之,α 越大,β 越小。要同时减少 α 和 β 的唯一方法是加大样本含量。因此,在研究中应尽量增加样本含量,同时根据研究的需要确定统计意义水平,若重点要减少第一类错误,α 取 0.05,甚至 0.01。

(三) 显著性检验的一般步骤

确定两组资料的差异是抽样误差还是本质差别需要通过假设检验来判断。假设检验的基本思想是建立在小概论事件在一次试验中基本上不会发生的基础之上的。首先要建立无效假设,再用适当的统计方法确定假设成立的可能性的大小,如可能性小,则认为假设不成立;如可能性大,则认为假设成立。

1. 建立无效假设 H_0 即假设比较的两资料相等,二者的差别仅由抽样误差引起。同时需要确定检验水准 α,检验水准就是假设 H_0 正确而被拒绝的可能性(第一类错误),α 通常取作 0.05 或 0.01。

2. 计算统计量 根据研究设计的类型和统计推断的目的要求选用不同的检验方法,如样本均数的比较常用 t 检验,计算 t 值;样本率的比较常用卡方检验,计算 χ^2 值。

3. 确定概率 P 值 P 值是指检验假设成立的概率。P 值可根据计算所得的 t 值或 χ^2 值查表后求出,也可以直接计算,如四格表精确概率法。

4. 判断 根据 P 值大小,推断结论:当 $P \leq \alpha$ 时,结论为按所取检验标准拒绝 H_0,即差别有统计意义;当 $P > \alpha$ 时,结论为按所取检验水准不拒绝 H_0,即差别无统计意义。

(四) 显著性检验的注意事项

1. 资料来源必须遵循严密的随机抽样设计。
2. 被比较的样本具有可比性,除了对比的主要因素外,其他可能产生影响的条件尽可能相同或基本相同。
3. 根据资料特点和分析目的选用相应的检验方法,还须注意该方法要符合其适用条件。
4. 正确选择双侧检验或单侧检验。
5. 判断结果不能绝对化,拒绝 H_0,不能认为 H_0 肯定不成立,只是认为可能性很小;同理,不拒绝 H_0,也不能认为 H_0 肯定成立。

第二节 计量资料的统计分析

一、计量资料的统计指标

(一) 平均数(average)

平均数是分析计量资料的基本指标,表示一组性质相同的观察值的集中趋势、中心位置或平均水平。

1. **算术均数(arithmetic mean)** 简称均数,分总体均数(符号 μ)和样本均数(符号 $\bar{X}$),是医学研究中最常用的统计指标,最适用于呈正态分布的资料。对于观察值大小分布比较对称的资料,算术平均数能够很好的反应其平均水平。

当观察值的个数不多时,可直接计算,计算公式:

$$\bar{X} = \frac{\sum X}{n}$$

式中:X 为观察值,$\sum X$ 为观察值的总和,n 为观察值的个数。

例1:8名7岁学龄轻度近视儿童的前房深度分别为 3.50、3.16、3.74、3.61、3.44、3.65、3.42、3.53 mm,试计算其均数。

$$\bar{X} = \frac{\sum X}{n} = \frac{3.50 + 3.16 + 3.74 + 3.61 + 3.44 + 3.65 + 3.42 + 3.53}{8} = 3.51(\text{mm})$$

2. **中位数(median)** 对于呈偏态分布的资料,其中少数观测值过分偏大或偏小,则算术平均数对这类资料的集中趋势或平均水平的代表性较差,此时可用中位数来反应其平均水平。

将变量值按大小次序排列,当变量值个数 n 为奇数时,居于中间位置的第 $\frac{n+1}{2}$ 位数就是中位数,计算公式:

$$M_d = X_{\frac{n+1}{2}}$$

当 n 为偶数时,计算公式:

$$M_d = \frac{1}{2}(X_{\frac{n}{2}} + X_{\frac{n}{2}+1})$$

例2：某医院某批白内障手术术前检查患眼的眼轴长度分别是 24.13、24.46、24.78、25.11、25.19、25.26、25.34 及 34.12 mm，试求其中位数。

本组例数 8 为偶数：$M_d = \frac{1}{2}(X_4 + X_5) = \frac{1}{2}(25.11 + 25.19) = 25.15(\text{mm})$

3. **几何均数**(geometric mean, G)　有些偏态分布的资料，将数据取对数后可使资料分布对称，此时可将资料先取对数，计算对数值的算术平均数后，再取反对数，所得的平均数即几何均数，能够较好代表这批资料的平均水平。几何均数适用于呈对数正态分布资料或倍数关系的等比资料。计算公式：

$$G = \lg^{-1}\left(\frac{\sum \lg X}{n}\right)$$

例3：某医院某次在门诊病例中检测到的泪液清除率的资料，依次为 1:4、1:4、1:4、1:16、1:16、1:16、1:64、1:64、1:256 和 1:256，试求其几何均数。

$$G = \lg^{-1}\left(\frac{\lg 4 + \cdots + \lg 256}{10}\right) = 9.2$$

（二）变异指标

变异指标是描述计量资料观察值之间离散程度的指标，又称为离散指标。常用的变异指标有标准差(standard deviation)、方差(variance)、变异系数(coefficient of variation, CV)等，其中最常用的是标准差。

1. **标准差**(standard deviation)　用符号 S 表示，计算公式：

$$S = \sqrt{\frac{\sum(X - \overline{X})^2}{n - 1}}$$

式中 $\overline{X}$ 为标本均数，n 为样本中变量值个数，X 为样本中各变量值。当变量值个数较小时，可将公式变形为：

$$S = \sqrt{\frac{\sum X^2 - \frac{(\sum X)^2}{n}}{n - 1}}$$

例4：A组 6 名 10 岁中度近视儿童的眼轴长度分别为 25.01、25.03、24.99、25.00、25.01、24.96 mm；B组 6 名 10 岁中度近视儿童的眼轴长度分别为 25.59、24.41、25.47、24.86、24.92、24.75 mm。试比较两组资料的离散程度。

A、B 两组 $\overline{X} = 25$ mm，A 组标准差 $S = \sqrt{\frac{0.0028}{6 - 1}} = 0.024$，B 组标准差 $S = \sqrt{\frac{0.6352}{6 - 1}} = 0.356$。

标准差的应用：① 表示资料的离散程度：在均数和所用单位相同的条件下，标准差大表示资料分布较分散；反之则表示资料分布较集中。标准差越小，均数的代表性越好。标准差是表示离散程度最常用的指标。② 用于求正常值范围：一般把 95% 正常人某指标所在范围作为正常值范围，如果该指标近似正态分布，则可按其均数的标准差求得正常值范围：均数 ± 1.96 倍标准差。③ 用于计算标准误。

2. 方差(variance)　即标准差的平方,是将每个离均差平方后总加起来被自由度除。方差越小(大)说明观察值的变异程度越小(大)。因样本中求得的方差多小于总体方差,为获得接近总体方差的估计值,可将分母样本例数减去1。计算公式:

$$S^2 = \frac{\sum(X-\overline{X})^2}{n-1}$$

3. 变异系数(coefficient of variation, CV)　对于单位不同或者均数相差悬殊的多组资料之间的离散程度,不适合使用标准差来比较,而需采用变异系数比较。变异系数又称离散系数,为标准差与均数之比,用百分比表示。计算公式:

$$CV = \frac{S}{\overline{X}} \times 100\%$$

例5:正常人泪液免疫球蛋白中,IgA 为 $155.8 \pm 69.2 \mu g/ml$、IgM 为 $4.59 \pm 9.23 \mu g/ml$,试问泪液中两种免疫球蛋白均数变异程度如何?

$$IgA:CV(\%) = \frac{S}{\overline{X}} \times 100\% = \frac{69.2}{155.8} \times 100\% = 44.42\%$$

$$IgM:CV(\%) = \frac{S}{\overline{X}} \times 100\% = \frac{9.23}{4.59} \times 100\% = 201.09\%$$

结论:正常人泪液中 IgM 的变异程度大于 IgA。

4. 标准误(standard error)　在眼视光临床、科研中,常采用抽样研究的方法。由抽样方法产生的抽样误差是不可避免的,因为总体和个体之间存在差异,所以通常获得的各样本的统计量与总体参数会不相同。标准误是描述统计量的抽样误差大小的指标,标准误小,表示抽样误差小,样本统计量较稳定,与总体参数较接近。计算公式:

$$S_{\overline{X}} = \frac{S}{\sqrt{n}}$$

$S_{\overline{X}}$ 为标准误,S 为标准差,n 为样本个数。标准误小,表示样本均数与总体均数较接近,用样本均数代表总体均数的可靠性较大。如果各观察值的变异程度较大,为了保证样本的可靠性,就需增加样本含量。

二、计量资料的显著性检验

计量资料的显著性检验常用 t 检验(小样本)、u 检验(大样本)、方差分析(F 检验)、秩和检验等。

(一) 样本均数与总体均数的比较

用于样本均数与总体均数(常用理论值、标准值)的比较,推断样本是否为某总体的随机样本,常用 t 检验。要求资料服从正态分布。

步骤:

1. 建立假设 H_0 样本均数与总体均数之间差异无显著性。

2. 计算统计量　$t = \frac{|\overline{X} - \mu|}{S_{\overline{X}}}$。

3. 确定概率　自由度 $\nu = n - 1$,查 t 值表,确定 P 值。

4. 统计结论　根据 P 值作出统计推断。

例 6：某一年龄段人群的正视眼晶状体厚度均数为 4 mm，现测得某区 25 名正视眼的晶状体厚度均数为 3.94 mm，标准差为 0.19 mm，问是否认为正视眼患者晶状体厚度低于一般正视眼？

1. 建立假设　该区正视眼与一般正视眼的晶状体厚度差异无显著性。

2. 计算统计量　$t = \dfrac{|\bar{X} - \mu|}{\frac{S}{\sqrt{n}}} = \dfrac{|3.94 - 4|}{\frac{0.19}{\sqrt{25}}} = 1.58$

3. 确定概率　因自由度 $\nu = n - 1 = 24$，查 t 值表得：$t_{0.05(24)} = 2.064$，因 $t < t_{0.05(24)}$，故 $P > 0.05$。

4. 统计结论　该区正视眼与一般正视眼的晶状体厚度差异无显著性。

（二）配对计量资料的比较

配对计量资料包括：① 同一批对象身体两个部位的数据。② 同一批对象实验或处理前后的配对数据。③ 同一批样品用两种方法处理的结果。④ 配对试验的结果。配对计量资料的 t 检验实际是用配对差值与总体均数（$\mu = 0$）进行比较，即推断差数的总体均数是否为 0。

步骤：

1. 建立假设　假设两者差异无显著性。

2. 计算统计量

$$t = \dfrac{|\bar{X} - \mu|}{S_{\bar{X}}} = \dfrac{|\bar{X} - 0|}{S_{\bar{X}}} = \dfrac{|\bar{X}|}{S_{\bar{X}}} = \dfrac{\bar{X}}{\frac{S}{\sqrt{n}}}$$

式中：$\bar{X}$ 差值均数，$S_{\bar{X}}$ 为差值标准误，S 为差值标准差，n 为样本例数。

3. 确定概率　因自由度 $\nu = n - 1$（n 为对子数），查 t 表，若 $P < 0.05$，则拒绝 H_0；若 $P > 0.05$，则不能拒绝 H_0。

4. 统计结论　根据 P 值作出统计推断。

例 7：某研究者测得 10 例中度近视眼患者左右眼屈光不正度资料如表 9 - 1，试问该组患者双眼屈光度差异有无显著性？

表 9 - 1　10 例中度近视眼患者左右眼屈光不正度/D

	右眼	左眼	差值（X）	X^2
1	4.00	3.75	0.25	0.0625
2	4.50	4.50	0	0
3	3.75	3.75	0	0
4	4.75	4.50	0.25	0.0625
5	4.00	3.75	0.25	0.0625
6	3.25	3.50	-0.25	0.0625
7	5.75	5.00	0.75	0.5625
8	4.25	4.00	0.25	0.0625
9	5.50	5.00	0.50	0.25
10	4.50	4.75	-0.25	0.0625
合计			1.75	1.1875

1. 建立假设　该组患者双眼屈光度差异无显著性。
2. 计算统计量

$$\overline{X} = \frac{|1.75|}{10} = 0.175 \quad S = \sqrt{\frac{1.1875 - \frac{1.75^2}{10}}{10-1}} = 0.313, \quad t = \frac{|\overline{X}|}{\frac{S}{\sqrt{n}}} = \frac{0.175}{\frac{0.313}{\sqrt{10}}} = 1.77$$

3. 判断 P 值　因自由度 $\nu = n - 1 = 9$，查 t 值表得：$t_{0.05(9)} = 2.262$，因 $t < t_{0.05(9)}$，故 $P > 0.05$。
4. 结论　该组患者双眼屈光度差异无显著性。

（三）两样本均数的 t 检验

两样本均数的 t 检验可用于较小样本资料。最适合于服从正态分布且方差齐性的资料，必要时（尤其对小样本资料）需先行正态性检验及方差齐性检验；如系非正态分布资料，可将数据转换成近似正态后再作检验，如将资料转化成对数后即近似正态，然后在对数条件下进行 t 检验。计算公式：

$$t = \frac{|\overline{X}_1 - \overline{X}_2|}{S_{\overline{x}_1 - \overline{x}_2}}$$

式中：$\overline{X}_1$、$\overline{X}_2$ 为两样本均数，$S_{\overline{x}_1 - \overline{x}_2}$ 为差数的标准误。

$$S_{\overline{x}_1 - \overline{x}_2} = \sqrt{S_c^2 \times \left(\frac{n_1 + n_2}{n_1 n_2}\right)}$$

式中：S_c^2 为合并方差，n_1、n_2 为两样本例数。

$$S_c^2 = \frac{\sum(X_1 - \overline{X}_1)^2 + \sum(X_2 - \overline{X}_2)^2}{n_1 + n_2 - 2} = \frac{\left[\sum X_1^2 - \frac{(\sum X_1)^2}{n_1}\right] + \left[\sum X_2^2 - \frac{(\sum X_2)^2}{n_2}\right]}{n_1 + n_2 - 2}$$

如已算出 S_1 及 S_2，则 $S_c^2 = \frac{(n_1 - 1)S_1^2 + (n_2 - 1)S_2^2}{(n_1 - 1) + (n_2 - 1)}$

自由度 $\nu = (n_1 - 1) + (n_2 - 1) = n_1 + n_2 - 2$

例8：为研究眼轴长度变化与近视关系，测得30例7～13岁中度近视儿童的眼轴长度均数为 25.00 mm，标准差为 0.69 mm；同时测得 30 例 7～13 岁正视眼儿童的眼轴长度均数为 24.00 mm，标准差为 0.54 mm；试问两组儿童的眼轴长度差异有无显著性？

1. 建立假设　两组儿童的眼轴长度差异无显著性。
2. 计算统计量

$$S_c^2 = \frac{(n_1 - 1)S_1^2 + (n_2 - 1)S_2^2}{n_1 + n_2 - 2} = \frac{29 \times 0.69^2 + 29 \times 0.54^2}{30 + 30 - 2} = 0.384$$

$$S_{\overline{x}_1 - \overline{x}_2} = \sqrt{S_c^2 \left(\frac{1}{n_1} + \frac{1}{n_2}\right)} = \sqrt{0.384 \times \left(\frac{1}{30} + \frac{1}{30}\right)} = 0.16$$

$$t = \frac{|\overline{X}_1 - \overline{X}_2|}{S_{\overline{X}_1 - \overline{X}_2}} = \frac{|25.00 - 24.00|}{0.16} = 6.25$$

3. 确定 P 值　自由度 $\nu = n_1 + n_2 - 2 = 58$，$t_{0.05(58)} = 2.00$，因 $t > t_{0.05(9)}$，故 $P < 0.05$。

4. 结论　两组儿童眼轴长度差异有显著性。

（四）两样本均数的 u 检验

当正态分布或非正态分布资料的样本含量较大时（$n > 100$），可用 u 检验代替 t 检验。计算公式：

$$U = \frac{\overline{X}_1 - \overline{X}_2}{\sqrt{S_{\overline{X}_1}^2 + S_{\overline{X}_2}^2}}$$

$|U| < 1.96$，则 $P > 0.05$，差别无统计学意义；$|U| \geq 1.96$，则 $P \leq 0.05$，差别有统计学意义；$|U| \geq 2.58$，则 $P \leq 0.01$，差别有显著统计学意义。

例9：观察100例7～13岁正视眼学龄儿童中央角膜厚度为 0.56 ± 0.038 mm，观察90例中度近视学龄儿童的中央角膜厚度为 0.55 ± 0.034 mm；试问两组儿童中央角膜厚度差异有无显著性？

1. 建立假设　两组儿童中央角膜厚度差异无显著性。

2. 计算统计量 u 值

$$U = \frac{|\overline{X}_1 - \overline{X}_2|}{\sqrt{\frac{S_1^2}{n_1} + \frac{S_2^2}{n_2}}} = \frac{|0.56 - 0.55|}{\sqrt{\frac{0.038^2}{100} + \frac{0.034^2}{90}}} = 1.91$$

3. 确定 P 值，$u = 1.96$，因 $u < u_{(0.05)}$，故 $P > 0.05$，差别无统计学意义。

4. 结论　两组儿童中央角膜厚度差异无显著性，即中度近视眼与正视眼儿童中央角膜厚度相同。

（五）单因素方差分析

方差分析又称变异数分析，是检验两个或两个以上样本均数间差别有显著性的统计方法。适用于服从正态分布资料且各组有共同的总体方差。

例10：某研究者观察某OK镜对10例配戴者泪液流量（SchirmerⅠ试验）的影响，资料如表9-2，试问配戴后不同时期的泪液流量有无显著性差异？

1. 建立假设　10例OK镜配戴后不同时期的泪液流量差异无显著性。

2. 计算统计量

（1）计算总变异的离均差平方和（$SS_{总}$）和总均数（$\overline{X}$）：

$$\overline{X} = \frac{\sum(\sum X_{ij})}{\sum n_i} = \frac{\sum X}{n} = \frac{339}{30} = 11.3$$

$$SS_{总} = \sum\sum(X_{ij} - \overline{X})^2 = \sum X^2 - \frac{(\sum X)^2}{n} = 4043.74 - \frac{339^2}{30} = 213.04$$

（2）计算组间变异的离均差平方和（$SS_{组间}$）和均方（$MS_{组间}$）：

表 9-2　某 OK 镜对 10 例配戴者泪液流量/mm 的影响

项目	配镜 2 周	配镜 4 周	配镜 1 年	总计
	14.3	12.1	9.4	
	13.9	9.4	7.2	
	14.5	10.9	8.7	
	15.0	11.2	8.9	
	13.6	9.1	7.9	
	15.1	11.0	8.6	
	14.6	10.7	8.1	
	15.4	11.5	9.0	
	15.9	10.9	8.3	
	14.7	10.2	8.9	$\sum$
$\sum X_{ij}$	147	107	85	339
n_i	10	10	10	30
$\overline{X}_i$	14.7	10.7	8.5	11.3
$\sum X_{ij}^2$	2165.14	1152.42	726.18	4043.74

$$SS_{组间} = \sum \frac{(\sum X_{ij})^2}{n_i} - \frac{(\sum X_{ij})^2}{N} = \frac{147^2 + 107^2 + 85^2}{10} - \frac{339^2}{30} = 197.6$$

$$MS_{组间} = \frac{SS_{组间}}{k-1} = \frac{197.6}{3-1} = 98.8$$

（3）计算组内变异的离均差平方和（$SS_{组内}$）和均方（$MS_{组内}$）：

$$SS_{组内} = SS_{总} - SS_{组间} = 213.04 - 197.6 = 15.44$$

$$MS_{组内} = \frac{SS_{组内}}{n-k} = \frac{15.44}{10-3} = 2.21$$

（4）计算 F 值　在 F 检验中，较大均方应是 $MS_{组间}$，较小均方是 $MS_{组内}$。如果计算出来的 $MS_{组间}$ 小于 $MS_{组内}$，则不必计算 F 值，即可认为差异无统计学意义。

$$F = \frac{MS_{组间}}{MS_{组内}} = \frac{98.8}{2.21} = 44.7$$

3. 确定 P 值　组间自由度为 $\nu = k - 1 = 3 - 1 = 2$，组内自由度为 $\nu = k(n-1) = 3(10-1) = 27$，查 F 值表：$F_{0.05(2,27)} = 3.35$，因 $F > F_{0.05(2,27)}$，故 $P < 0.05$。

4. 结论　10 例 OK 镜配戴后不同配戴时期泪液流量差异有显著性。

第三节　计数资料的统计分析

一、计数资料的统计指标

（一）相对数

计数资料是按资料的性质或属性进行分类计数,统计描述时,常把两个计数的量进行比较得到一个比值,这类指标统称为相对数。常用的相对数指标有:比(ratio)、构成比(proportion)和率(rate)等。

1. 构成比　构成比表示了构成事物内部各构成部分的比例,通常以100%为基数,故称为百分比。计算公式:

$$百分比 = \frac{事物内部某一构成部分的个体数}{事物各构成部分个体数的总和} \times 100\%$$

例11:某地区120名中心性浆液性脉络膜视网膜病变患者中有8人是双眼发病,求双眼发病的百分比。

$$百分比 = \frac{8}{120} \times 100\% = 6.67\%$$

2. 率　率表示某种现象实际发生的例数与可能发生该现象的总例数的比,用来说明某现象发生的频率或强度,常以100%、万/万等为基数。计算公式:

以100%为基数,

$$百分率 = \frac{某种现象实际发生的例数}{可能发生该种现象的总例数} \times 100\%$$

如:

$$治愈率 = \frac{某病治愈人数}{某病受治人数} \times 100\%$$

在应用构成比和率时,应注意:① 构成比只能说明内部各部分所占的比重,不能说明发生的频率或强度。② 构成指标中某一部分所占比重的增加或减少会相应地影响其他指标的比重。③ 实际工作中,常见将"构成比"当作"率"的错误,如用住院和门诊患者的资料分析疾病与年龄、职业等因素的关系。

(二) 率的标准误

计数资料同样也受到抽样产生的个体差异的影响,样本率和总体率之间存在抽样误差,这种误差称为率的抽样误差。率的抽样误差大小通过率的标准误来表示。计算公式:

$$S_P = \sqrt{\frac{P(1-P)}{n}}$$

S_P 为标准误,P 为样本率,n 为样本个数。

率的标准误越小,表示抽样误差小,样本率与总体率较接近,用样本率代表总体率的可靠性越大;反之,标准误越大,用样本率代表总体率的可靠性越小。

二、计数资料的显著性检验

计数资料的显著性检验常用 u 检验和卡方检验。

当样本的例数比较大时,可采用 u 检验进行样本率与总体率、两个样本率的显著性检验。卡方检验是一种用途较广的显著性检验方法,常用以检验两个或两个以上样本率或构成比差异的显著性,用以说明两类属性现象之间是否存在一定的关系。

(一) 样本率与总体率的显著性检验

公式:

$$U = \frac{|P - \pi|}{\sigma_P} = \frac{|P - \pi|}{\sqrt{\frac{\pi(1-\pi)}{N}}}$$

式中:P 为样本率,π 为总体率,n 为样本数,σ_P 为总体率的标准误。

例12:为了解某地初中学生近视情况,随机抽取某中学初中生 2 000 名,其中近视眼学生 872 名,近视患病率 43.6%,据估计当地初中生近视总体患病率为 45%,问该中学近视患病率与总体率差异有无显著性?

1. 建立假设　当地初中学生的近视眼患病率与总体率差异无显著性。
2. 计算 u 值

$$U = \frac{|P - \pi|}{\sigma_P} = \frac{|P - \pi|}{\sqrt{\frac{\pi(1-\pi)}{n}}} = \frac{|0.436 - 0.45|}{\sqrt{\frac{0.45(1-0.45)}{2\,000}}} = 1.26$$

3. 确定 P 值　由于 $u = 1.26 < 1.96$,故 $P > 0.05$,差别无显著性。
4. 结果判定　结果表明当地初中学生的近视眼患病率与总体率差异无显著性。

(二) 两个样本率的显著性检验

公式:

$$P_c = \frac{X_1 + X_2}{n_1 + n_2}$$

$$U = \frac{|P_1 - P_2|}{\sqrt{P_c(1-P_c)(1/n_1 + 1/n_2)}}$$

式中:X_1、X_2 为两个样本阳性例数,n_1、n_2 为两样本例数,P_1、P_2 分别为两样本阳性率,P_c 为合并率。

例13:为了解某地初中学生近视情况,随机抽取 A 中学初中生 1 500 名,其中近视眼学生 657 名,近视患病率 43.8%;随机抽取 B 中学初中生 1 000 名,其中近视眼学生 409 名,近视患病率 40.9%。问 A、B 两校近视患病率差异有无显著性?

1. 建立假设　A、B 两校初中学生的近视眼患病率差异无显著性。
2. 计算 u 值

$$P_c = \frac{X_1 + X_2}{n_1 + n_2} = \frac{657 + 409}{1500 + 1000} = 42.64\%$$

$$U = \frac{|P_1 - P_2|}{\sqrt{P_c(1-P_c)(1/n_1 + 1/n_2)}} = \frac{|0.438 - 0.409|}{\sqrt{0.4264(1-0.4264)\left(\frac{1}{1500} + \frac{1}{1000}\right)}} = 1.45$$

3. 确定 P 值　由于 $U = 1.45 < 1.96$,故 $P > 0.05$,差别无统计学意义。

4. 结果判定　结果表明 A、B 两校初中学生的近视眼患病率差异无显著性。

(三) 四格表卡方检验

公式：

$$\chi^2 = \sum \frac{(A-T)^2}{T}$$

$$理论数\ T = \frac{行合计数 \times 列合计数}{总计数}$$

式中：A 为实际数，T 理论数。

例 14：某作者研究两种药物对青少年近视眼远视力改善的疗效，结果如表 9-3，试比较差异有无显著性。

表 9-3　两种药物对青少年近视眼的远视力改善的疗效分析

组别	有效	无效	合计
花青素组	354(273)	105(186)	459
对照组	29(110)	156(75)	185
合计	383	261	644

1. 建立假设　两种药物对青少年近视眼的远视力改善无显著性。
2. 计算理论有效数：表格括号中。
3. 计算卡方(χ^2)值

$$\chi^2 = \sum \frac{(A-T)^2}{T} = \frac{(354-273)^2}{273} + \frac{(105-186)^2}{186} + \frac{(29-110)^2}{110} + \frac{(156-75)^2}{75}$$

$$= 24.03 + 35.27 + 59.65 + 87.48 = 206.43$$

四格表资料自由度 $\nu = (行数-1)(列数-1) = 1$

4. 确定 P 值　查表得 $\chi^2_{0.05(1)} = 3.841$，$\chi^2 > \chi^2_{0.05(1)}$，$P < 0.05$。
5. 结论　说明两种药物的疗效差异有显著性，即花青素的疗效优于另一种药物。

(四) 行列表资料的卡方检验

资料当行或列超过 2 组时要适用于行列表的卡方检验。

例 15：上例中更详细资料如表 9-4，试比较差异有无显著性。

表 9-4　两种药物对青少年近视眼的远视力改善的疗效分析

组别	显效	有效	无效	合计
花青素组	153(115)	201(158)	105(186)	459
对照组	8(46)	21(64)	156(75)	185
合计	161	222	261	644

1. 建立假设 两种药物对青少年近视眼的远视力改善无显著性。
2. 计算理论有效数：表格括号中。
3. 计算卡方(χ^2)值

$$\chi^2 = \sum \frac{(A-T)^2}{T} = \frac{(153-115)^2}{115} + \frac{(201-158)^2}{158} + \frac{(105-186)^2}{186} + \frac{(8-46)^2}{46}$$

$$+ \frac{(21-64)^2}{64} + \frac{(156-75)^2}{75}$$

$$= 12.56 + 11.70 + 35.27 + 31.39 + 28.89 + 87.48 = 207.29$$

自由度 $\nu = ($行数$-1)($列数$-1) = (2-1)(3-1) = 2$

4. 确定 P 值 查表得 $\chi^2_{0.05(2)} = 5.991$，$\chi^2 > \chi^2_{0.05(2)}$，$P < 0.05$。
5. 结论 说明两种药物的疗效差异有显著性，即花青素的疗效优于另一种药物。

思 考 题

1. 医学资料的分类及其特点。
2. 常用计量资料的指标及检验方法。
3. 常用计数资料的指标及检验方法。

第十章　眼病患者生存质量的评价

学习要点

1. 掌握生存质量的概念。
2. 了解眼科疾病的生存质量研究中常见的几个研究方向。
3. 熟悉眼科疾病的生存质量的研究方法。
4. 了解影响白内障和屈光不正患者生存质量改善的主要因素。

　　生存质量概念作为一种较全面的、能体现新的健康观和医学模式的评价体系引入眼科领域，是对眼科传统视功能评价方法的有效补充。眼病患者生存质量测定总的原则与其他学科的疾病基本相同，又有别于其他学科，具有眼科学的特点。本章主要介绍生存质量的概念、眼病患者生存质量的研究方法以及眼视光学常见眼病白内障和屈光不正患者手术前后的生存质量研究。

第一节　眼病患者生存质量的评价指标

一、生存质量的概念及其发展历程

　　20世纪30年代，生存质量(quality of life，QOL)作为一个专门术语开始出现，并且由此而产生了新的研究领域，大多应用在社会学方面，主要用来进行社会状况的研究。到20世纪70年代末开始，生存质量研究在医学领域里备受关注，并且出现了与社会领域研究齐头并进、相互融合的势头。

　　随着医学模式从生物医学向生物－心理－社会医学的转变，要求临床对医疗干预进行多方位的评价。生存质量作为与健康有关的指标，可以反映人体的功能、心理精神状态及社会活动等多方面内容，是临床进行医疗干预评价的重要指标。

　　世界卫生组织将生存质量定义为：不同文化和价值体系中的个体对于他们的目标、期望、标准以及所关心的事情有关的生活状况的主观体验。这一概念包含三层含义：① 生存质量是具有文化依赖性的，建立在一定文化价值体系下；② 它是一个包括身体功能、心理功能、社会功能等方面的多维概念；③ 它是被测者自我评价的主观评价指标。简单地说，就是患者对疾病造成影响的自我感觉，以及他对治疗结果满意度的主观评价。

　　因为生存质量是被检测者对自身生存状况优劣的综合评价，他以个体自身的生活体验、价值观、人生观和人文信仰为参照,涵盖生理与心理、物质与精神、家庭与社会、目标与现状等影响生活的诸多方面,显然,生存质量是一个被多种因素影响的指标,而且各种因素的影响程度也很难精确地被分别估算,所以一般通过对符合某种条件的人群进行观察来揭示其内在的规律。

二、生存质量研究在眼科领域的发展历程

人体接受外界信息90%以上是经过视觉通路。视觉功能完善与否,会对人们的日常生活和各项活动产生巨大的影响,也会引起人们在经济、社会地位、心理状况等方面的改变。在长期的医疗实践中,眼科工作者逐渐认识到,在眼科疾患中,特别是一些慢性视觉损害性眼病,单纯测量视功能的改变已经不能全面反映疾病对患者的影响,也不能对治疗效果进行适宜的评价,传统的视功能测量方法已显示出其局限性。所以,生存质量概念作为一种较全面的、能体现新的健康观和医学模式的评价体系引入眼科领域,是对传统视功能评价方法的有效补充。

眼科领域生存质量研究较其他领域起步稍晚,其最初探索阶段是在20世纪70年代,当时只局限在视功能损害对患者心理和社会活动影响。80年代白内障手术方法改进,使白内障术后效果大大提高。于是眼科界急需要一种能够简明扼要地评价成本-效果的方法。Berth-Peteson(1981)和Graney等(1988)分别发表了视功能测量指数表和临床指数量表用于评价白内障手术效果。Drummond(1988)应用质量调整生存年(quality adjusted life year,QALY)概念进行了白内障手术的成本-效果分析,为生存质量概念的应用和眼科临床中的成本-效果评价作出了有益的尝试。这些学者的研究为以后眼科领域的生存质量研究奠定了基础。进入90年代,眼科领域的生存质量研究得到长足的发展,新开发的量表大多包括视功能方面、精神心理方面、视觉相关日常活动和社会活动执行情况、症状对患者的影响及本人生存质量满意度等项目。大部分量表在应用时均作量表的信度(可靠性)、效度(真实性)和反应度(反应性)检验。将生存质量研究与临床客观检查结果有机地结合起来,能为眼科工作者提供更全面的信息,也能为眼科的临床试验和群体疾病干预评价提供新的综合评价指标。生存质量研究引入眼科学,有力地促进了眼科科学医学模式的转变。

三、眼科疾病中生存质量的研究

眼科患者生存质量测定总的原则与其他学科基本相同。但眼病造成患者不同程度的视觉功能损害,会影响患者日常视觉活动。因此,眼科患者生存质量测定又有别于其他学科,具有眼科学的特点。目前,眼科疾病的生存质量研究主要在以下几个方面进行:

(一)慢性视功能损害性眼病

慢性视功能损害性眼病,例如白内障、青光眼、年龄相关性黄斑变性、糖尿病性视网膜病变、屈光不正、巨细胞病毒性视网膜炎、脉络膜黑色素瘤等眼病所造成视功能损害与患者生存质量密切相关。目前主要探讨这些眼病对患者生存质量的影响。

(二)可治愈性眼病

对一些可治愈性眼病治疗前后视觉相关性的生存质量进行比较研究,可以为临床提供一个新的评价指标,如白内障、角膜移植、准分子激光治疗近视等手术前后效果的评定。

(三)疗效评价

视觉相关性生存质量,可以作为评价不同治疗方法疗效的一个重要指标应用于眼科学,特别是在应用传统的测量方法(如视力检查)难以判断、检查治疗结果相近的眼病时,如开角型青光眼的药

物治疗和手术治疗的效果比较、脉络膜黑色素瘤眼球摘除术和放射治疗等疗法的效果比较等。

（四）干预效益评价

视觉相关性生存质量,还可以作为眼病防治干预效益评价的重要指标。例如,白内障何时手术、何种手术方式可以获得最佳的成本－效益;在青光眼和糖尿病视网膜病变的筛检中,实施何种方案患者可以获得最佳的生存质量而费用最少等等。目前多采用质量调整年概念来分析眼病防治的成本－效果关系。

通过对这些研究方向的综合,我们可以发现,目前在眼科学领域,生存质量调查主要应用于以下一些眼病的研究：

1. 白内障患者的生存质量研究　白内障是目前全世界最常见的致盲眼病之一,眼科界对白内障的防治给予极大的关注,所以白内障患者生存质量也是眼科领域中研究最多的。对白内障手术效果的评价,过去往往只依赖于传统的视力检查。但是,白内障患者手术后视力的恢复并非总是与视觉相关性生存质量的改善程度相一致：一些白内障患者即使在手术后拥有与正常人相同的视力,但是他们生存质量的改善程度还远没有恢复到正常人水平;白内障术后一段时期内,患者视力的改变并不总是伴随着视功能和生存质量相应的变化;即使应用较为先进的手术方法（白内障超声乳化吸出术）,部分患者术后视力虽然明显提高,但是他们的满意度得分并没有得到改观……这些问题都是用传统的测量手段所不能发现的。因此,生存质量测定对于白内障治疗干预效果的评价具有非常重要的意义,在临床上实施将势在必行。

2. 青光眼患者的生存质量研究　青光眼是一种严重威胁患者视功能的眼病,无论在诊断,还是在药物和手术治疗过程中,都会对患者的生理、心理、日常工作、家庭生活、经济等方面产生不同程度的影响,使患者的生存质量发生改变,在精神、心理方面的影响尤为明显。同时,青光眼造成的视功能损害不可逆,需长期治疗,不同治疗方法的效果和并发症对不同患者也会产生不同的影响。由此可见,青光眼对患者的影响是综合的,单纯用视力或视野来评估病情及治疗效果仍有一定缺陷。而生存质量的测定在一定程度上可以弥补其不足,并可成为选择青光眼疗法的一项重要指标。对青光眼患者的治疗,应当在保护其视功能的同时,重视社会、心理等因素,给予患者必要的健康教育、心理治疗,以提高其生活质量。

3. 年龄相关性黄斑变性患者的生存质量研究　年龄相关性黄斑变性（age-related macular degeneration,AMD）是西方国家老年人致盲的首要原因,也是影响老年人生存质量的主要原因之一。AMD使老年人的日常生活、社会活动、精神心理等方面产生了严重的障碍,但目前对AMD还没有特殊有效的治疗方法,眼科工作者对于此类疾病还不能做到视觉康复性治疗。但这并非意味着无法改善AMD患者的生存质量。对AMD患者进行视觉关怀及心理安抚,让患者了解其病情,解除患者心理上的恐惧和困惑,为患者克服生活中的障碍以及加强社会福利支持,都将会对AMD患者改善生存质量大有益处。

4. 糖尿病性视网膜病变患者的生存质量研究　糖尿病是一种常见的慢性疾病,其本身就会对患者的生存质量造成严重的影响,当并发糖尿病视网膜病变时,视功能受到损害,可以导致患者的生存质量进一步恶化。

5. 屈光不正患者的生存质量研究　屈光不正分为近视、远视和散光三大类,其中以近视最常见。近视眼是以远视力下降为临床表现的综合征,是一个全球性的医学和社会问题,也会对患者的生存质量造成影响。目前,可以配戴框架眼镜、隐形眼镜矫正,也可以采用屈光性手术治疗,究竟何种方式可以更好地提高患者的生存质量,需要进行治疗前后的生存质量测定。

6. 脉络膜黑色素瘤患者的生存质量研究　脉络膜黑色素瘤是眼部常见的恶性肿瘤,提高患者生存率、降低复发率、减少视力的损害和提高患者的生存质量以及节约更多的资源等是目前脉络膜黑色素瘤治疗关注的问题。

7. 角膜移植患者的生存质量研究　角膜病是常见的致盲眼病之一,角膜移植是使患者脱盲的一项有效的治疗手段。角膜移植手术能明显提高角膜病患者的生存质量。术后患者的视力情况可以直接影响到视觉相关性生存质量及患者精神心理和社会活动方面;手术引起高度角膜性散光是影响患者社会活动最主要的因素;与患者自觉视觉功能关系最密切的因素是患者较好眼的视力和散光。

8. 巨细胞病毒性视网膜炎患者的生存质量研究　随着获得性免疫缺陷综合征(AIDS)早期诊断方法的改进和新的有效药物的发现,AIDS 患者的存活时间明显延长,已由早期的数周延缓到数年。伴随 AIDS 患者的生存时间延长,眼部并发症的发生率明显增高。其中巨细胞病毒(CMV)性视网膜炎是 AIDS 常见的眼部炎症性并发症,它可引起眼内多种病变,对患者视觉功能产生严重的损害,甚至致盲。AIDS 眼部并发症严重影响了存活患者的生存质量,视觉损伤也严重妨碍了患者的日常生活活动,给患者心理带来巨大的压力。

除了对上述慢性视觉损害性眼病患者生存质量研究外,目前还有对患外眼疾病患者,如上睑下垂、斜视等生存质量研究的报道。

四、眼科疾病的生存质量的研究方法

(一) 视功能和生存质量量表

目前生存质量测定最主要的方法是标准化的量表评定法,就是使用正式标准化的测定量表,采取自评法和他评法进行评定。它要求使用的量表需要经过考察论证,具有较好的信度、效度及反应度。

信度也叫可信度,是指量表的稳定性,也就是多次测量后获得同一结果的可能性。包括重测信度、分半信度和克朗巴郝系数。重测信度指假定生存质量并未改变,采用同一量表测量两次,其结果应该一致,这就是重测信度。它表示两次测量结果有无变动,反应测量结果的稳定程度。分半信度是检验量表跨条目的一致性,是从两个半量表的相关性来检验量表的信度。克朗巴郝系数表示量表的内在一致性,可避免分半信度测量因划分半量表的方法不同所产生的偏差。

效度是指量表测量所需研究概念的程度。效度包括内容效度、结构效度、分辨效度等。内容效度是指量表是否覆盖了所要测量的指标;结构效度是指与其他已经证明优秀的测量方法比较,新量表的测定是否表现出类似或者相反的反应;分辨效度是指量表能够通过测量对象对问卷的不同回答反应,反应出对被测量概念的测量程度。

反应度是测量量表反映经过有效的医学干预后最小的有意义的临床改变的能力。

量表是测量主观视功能和生存质量的工具。目前眼科临床上应用的生存质量测定量表均在一定程度上体现了生存质量的内涵。在眼科生存质量研究中选用的量表包括通用型健康相关生存质量量表(SF-36,SIP 等)和视觉相关性生存质量量表(如 VF-14、VF-7、SIPV、ADVS、GBB、NEI-VFQ 等)。由于不同人群的自身生活、社会活动范围、文化背景等因素不同,患者的视觉障碍在不同群体内的功能活动反应不一,许多国家还根据各国的本国特色设计出符合自己特点的量表。

根据不同的要求和病种选用不同的量表。

现在一般认为,能充分反映生存质量内涵、并且适应性较强的视觉相关性生存质量的量表,是美国眼科研究所开发的国家眼科研究所视功能生存质量量表。该量表可用于白内障、青光眼、年龄相关性黄斑变性、巨细胞病毒性视网膜炎、糖尿病性视网膜病变等多种慢性眼病生存质量的测定,通过临床研究证明该量表具有较高的信度、效度及反应度。

印度 Aravind 眼科医院用来进行白内障手术临床验证的视功能(vision function,VF)量表和生存质量(quality of life,QOL)调查表,是专门用来检测发展中国家眼保健和防盲干预效果而设计的量表,已经成功地应用在印度、尼泊尔、中国的北京顺义、广州斗门和香港沙田地区。视功能量表是从较长的 VAQ 问卷(vision activities questionnaire,VAQ)中挑选有代表性的条目,并经过语言的修改来适应发展中国家的实际情况而形成的,同时增加了远视力和近视力条目以及对日常活动限制的问题。

视功能量表(VF)用于测定视力特异性的生存质量状态,例如立体视觉、明适应、暗适应等。视功能问卷(表10-1)由13个问题组成,测定了以下几个指标(SUBSCALE):① 与视力有关的日常活动限制,问题2,3,4,5;② 周边视野,问题6;③ 感觉适应,包括明暗适应、视力寻找、颜色分辨、闪烁适应。反映这个指标的问题包括 7a,7b,8,9,11a,11b;④ 立体视觉,问题10。

表10-1 视功能调查量表

	我要问您一些您视(眼)力的问题。对于每个问题,我说出4种答案,请您挑选一个最合适您实际情况的回答				
1	一般来讲,您认为您的视力是: (如果您是戴眼镜的,告诉我您戴眼镜后的情况)	很好 1	好 2	一般 3	差 4
		一点都不难	有点难	比较难	很难
2	您的视(眼)力对您的日常生活限制有多大	1	2	3	4
3	您看清路对面的人有多大困难	1	2	3	4
4	您看清站在您旁边的人脸有多大困难	1	2	3	4
5	您看清细小的东西(如您手上的谷粒或手纹)有多大困难	1	2	3	4
6	当您一个人向前走路时发现路边的东西有多大困难	1	2	3	4
7a	您从亮处来到暗处时,适应暗的环境有多大困难	1	2	3	4
7b	您从暗处来到亮处时,适应亮的环境有多大困难	1	2	3	4
8	当一种东西和其他许多东西混在一起时,您找出它有多大困难?(如从饭碗里找到某种您想吃的食物)	1	2	3	4
9	您辨认颜色有多大困难	1	2	3	4
10	当您想拿某样东西(如玻璃杯)时,由于它比您感觉到的要远或近一些,您要拿到它有多大困难	1	2	3	4
11a	当您和您要辨认的人都在强光时,您辨认对方有多大困难	1	2	3	4
11b	当强光(如迎面开来的汽车灯光)晃您眼时,您看清东西有多大困难	1	2	3	4

第一节 眼病患者生存质量的评价指标

生存质量量表(QOL)用于测定包括自理、活动、社交、心理等总体生存质量状态。生存质量问卷(表10-2)由12个问题组成,主要测定以下4个指标,自理能力(洗澡、自己吃饭、穿衣服和上厕所),活动能力(走到邻居家、买东西、做家务),社交(参加婚礼、过节日等社交活动、看朋友),心理(别人的负担、情绪低落、做事无信心)。在自理能力和活动能力部分,强调由于视力的原因,并且是在没有人帮助下的情况。

表10-2 生存质量量表

在下面的问题中,我要问您的视(眼)力对您的日常生活有多大影响。对每个问题我说出4种答案,请您选择一个最合适您实际情况的答案					
1 自理:由于视力原因,		在无人帮助时,	您觉得做下列事情有多大困难?		
	一点也不	稍有一点	比较困难	特别困难	是否有人帮您
洗澡	1	2	3	4	无=1 有=2
自己吃饭	1	2	3	4	无=1 有=2
穿衣服	1	2	3	4	无=1 有=2
上厕所	1	2	3	4	无=1 有=2
2 活动:由于视力原因,		在无人帮助时,	您觉得做下列事情有多大困难?		
	一点也不	稍有一点	比较困难	特别困难	是否有人帮您
走到邻居家	1	2	3	4	无=1 有=2
去买东西	1	2	3	4	无=1 有=2
做家务	1	2	3	4	无=1 有=2
3 社交:由于视力原因,		在无人帮助时,	您自己做下列事情有多大困难?		
		一点也不	稍有一点	相当大	很大
参加婚礼过节日		1	2	3	4
看朋友/亲戚		1	2	3	4
4 心理:由于视力原因,		您是否觉得			
		完全不是	稍有一点	大部分是	确实是
是别人的负担		1	2	3	4
情绪低落		1	2	3	4
做事无信心		1	2	3	4

(二)视功能和生存质量量表资料的收集、整理和质量控制

通过问卷员对被测量对象进行面对面问卷调查,是生存质量测量的一种有效手段。在问卷调查开始前,要对问卷员进行培训,并对问卷员之间以及问卷员自身的一致性进行评价,只有符合一定的标准,问卷结果才真实有效。同时还要考虑研究对象的文化程度,以及对问卷的理解能力,允许问卷对象有足够的时间思考和回答问题。在问卷过程中,要保证问卷的提问和解释能够按照标准的方式进行,从而保证问卷过程的一致性。为了使问卷结果能够反应真实情况,调查过程应保证单独进行,不受亲友和家人在场的影响。不能通过任何语言、面部表情或身体语言,对问卷对象加以主观影响。首先向研究对象介绍问卷的目的以取得患者的同意,才能开始问卷调查。假如问卷有缺项,而问卷对象已经离开,不要试图根据回忆来猜测问卷的答案,应该填写"该问题忘记提问"。如果患者拒绝回答,也应该在问卷中标明。力求做到量表结果真实可靠。

为了便于统计分析,将视功能和生存质量的结果采用简单计分法转化为0～100的分值。每个问题的4个回答,进行以下的计分,没有困难计分为1,最大困难计分为4,介于中间者再分为两级,分别为2和3。然后将每个问题的分数相加得到每个指标的分数。其中对问题7a和7b,记分时,选择其中较大困难的一个作为记分标准,问题11a和11b也是如此,然后进行累加。为了使每个指标的起点分数和最大分数在同一个水平,从而保证指标之间的比较,将所有的指标转化成0～100之间的分数。例如,对于与视力有关的日常生活限制这一指标,由4个问题组成,每个问题的原始分数为1～4。首先用最高的分数"4"减去原始分数得到0～3之间的数值,再将4个问题的分数相加,得到从0～12之间的数值,再除以4个问题的最高分12,得到从0～1之间的数值,再乘以100,最后得到0～100之间的数值,从而使0代表最大的困难程度,100代表最小的困难程度,也就是分数越高,主观视功能和生存质量状态越好。其他指标按照同样的计算方法得到0～100之间的数值。然后用将数据输入计算机,可以用SPSS 10.0对数据进行统计学分析。

由于视功能和生存质量是视力损害和个体反应的结果,受个人的环境、社会和家庭的支持以及心理因素的影响,有相同的眼病或损伤可以有不同程度的视功能障碍。同样,有相同程度的视功能障碍可以有不同水平的生存质量。对不同的个体视力损害可以引起不同的后果,表现为不同的视功能和生存质量得分。所以,视功能生存质量量表可以提供临床指标所不能反应的内容,对于眼科医疗和防盲干预的评价非常重要。然而,人们对生存的期望不是一成不变的,所以生存质量的内容也在不断变化,用来测量视功能和生存质量的量表也要不断修改和完善,这样才能使研究得到有价值的结果,起到指导医疗服务的作用。

五、生存质量研究对眼科学发展的影响

随着眼科领域生存质量研究的深入,眼科工作者将会充分认识到只有将客观临床检查方法与生存质量的测定有机地结合,才能全面掌握眼病对患者的影响,才能对体现"以患者为中心"的医疗效果进行适宜评价。深入地进行生存质量的研究,将对眼科学发展产生积极的推动作用。

1. 推进医疗措施的变化　由于生存质量研究的深入,生存质量将被用于评价治疗的效果,从而选出对患者生存质量改善最多、最符合成本-效果的治疗方法,使眼科治疗方法向更符合新的医学模式的方向发展。

2. 促进新技术、新仪器在眼科中的应用　患者对生存质量的要求日益提高,对治疗后的视觉改善不断提出新的要求,促使了现代科技带来的新技术及设备在眼科更快更好地应用。例如,眼科手术显微镜、显微器械和白内障超声乳化仪的出现使白内障手术时间、患者康复时间明显缩短,术后并发症明显减少,使患者生存质量得到大幅度的提高,使越来越多的患者选用该手术方式,从而进一步促进该手术方式和仪器不断更新和完善。同时新技术、新设备在眼科中的应用又促进了眼科医生手术技能的增强和经验的积累。

3. 促进眼科领域医疗模式的转变　过去的医疗模式(即生物医学模式)往往只注重临床客观检查结果,而忽略了患者的主观感觉和对社会功能、心理方面的影响。新的医疗模式(即生物-心理-社会医学模式)除重视治疗患者的疾病外,同时重视患者的心理健康和社会功能的改善,确立体现"以患者为中心"的医疗宗旨。通过对生存质量的测定使眼科工作者更加全面地了解患者的要求、困惑和关心的问题,从而有利于医患双方的沟通和合作,制定合理治疗措施以取得最好的治疗效果,同时也有利于对视觉不能康复患者进行心理治疗和行为干预,使患者不仅

能从眼病中得到最大限度的康复,而且在心理上也能得到最好的安抚。所以,生存质量在眼科的深入研究无疑会促使眼科学从旧的生物医学模式向新的医疗模式转变。

第二节 白内障患者手术前后的生存质量

一、白内障对患者生存质量的影响

白内障是目前全球最主要的致盲性眼病,所以世界上对白内障的防治都十分重视和关注,白内障患者的生存质量研究也是眼科在生存质量领域研究最多的。

白内障可以引起严重的视力损害,影响患者的日常生活、学习和社会活动范畴,甚至会产生心理精神问题,使患者的生存质量明显下降。Jayamanne 等在研究中发现白内障患者在手术前 50%个体在行为上、26%在自理能力上、30%在情感方面、57%在日常生活中均存在问题、48%有不适感。Pokharel 指出视力正常和接近正常人群的视功能和生存质量得分分别为 87.2 和 93.9,而重度白内障患者的得分为 15.6 和 29.5,两组人群得分具有显著性差异。

二、手术治疗对白内障患者生存质量的改善

多数学者在临床实践中体会到手术治疗可以改善白内障术后患者的视功能和生存质量,但是改善程度不一。白内障术后患者在生活上从不同程度地依赖他人帮助变为独自能完成日常生活活动,减轻了家庭社会负担,增加了自己的社会活动范围,自主参与户外活动、阅读书籍、看电视的能力明显提高,精神心理状态得到改善,心情愉快,热爱生活,说明良好的视功能可以改善患者的生存质量,同时患者对手术的满意度也成为评价手术效果的重要指标之一。Desai 等对白内障囊外摘除术后患者的生存质量进行了 12 个月的随访观察,发现术后视功能和生存质量的改善在术后 4 个月时效果明显,第一只眼手术效果可持续至术后一年,若在此期间行第二只眼手术,其生存质量将更有改善。同时有学者提出白内障术后患者的生存质量改善程度并没有达到预想的状态。Pokharel 发现白内障术后患者的视功能和生存质量得分分别为 47.5 和 55.4,明显低于与其视力相当的正常人群得分(87.2 和 93.3)。赵家良等在调查我国顺义地区白内障手术患者的术后状况中发现,术后患者的视功能和生存质量恢复没有达到正常视力人群,术后总体生存质量得分(71.0)与中等程度盲人相当。

三、影响白内障患者生存质量改善的主要因素

1. 手术前后视力的改变　术后视力的变化虽然不能作为反映白内障手术效果的唯一指标,但视力的改变是影响患者生存质量是否改善的主要因素之一。Lundstrom 等对 139 例白内障囊外摘除术后患者的生存质量进行 6 个月的随访,分析认为患者术后 6 个月在日常活动中仍存在问题的原因有:患者另一只眼仍有白内障;术后未获得较好视力;未手术眼在 6 个月内视力下降至 0.5 以下。患者的双眼视功能、年龄以及对日常活动范围的描述能力也影响生存质量测定。

2. 不同手术方式对生存质量改善的影响　Olive 等比较了白内障囊外摘除联合后房型人工晶状体植入术和白内障囊内摘除术后配镜对术后患者生存质量改善的情况,前者的生存质量得分明显高于后者,两者分别为 77.1%和 46.6%。Fletche 等同样对以上两种术式的患者术后 6 个

月和12个月的视功能和生存质量进行测定,两组之间有显著性差异,囊外组患者的自理能力明显增强,在术后6个月囊内组患者在行走、复视和辨色力方面仍存在较大困难。

  Jayamanne等对144例施行白内障超声乳化摘除联合人工晶状体植入患者进行调查,在术后1个月内患者不仅视力明显提高(90%以上患者视力在0.5~1.0),而且在自理能力、社会活动等生存质量测定上有明显改善,自我健康状况评价上术后也较术前明显提高,因而认为白内障超声乳化摘除术是快速恢复患者视功能、缩短康复时间、提高生存质量的有效方法。Godinich等的研究也得到相同的结论。

  3. 合并症和手术并发症 Godinich等指出当患者合并有老年性黄斑变性、高度近视、青光眼、糖尿病性视网膜病变以及有眼病手术史时,术后视力有不同程度的提高,而生存质量并不一定有功能性的改善。Armbrecht等对伴有轻度和中度黄斑变性的白内障患者施行手术治疗,在术后4个月和12个月进行视功能和生存质量测定,手术使患者的生存质量有一定程度的改善,并且与有黄斑变性未行白内障手术的对照组相比较,手术并没有引起相应的黄斑变性病情发展。后囊膜混浊是白内障手术的常见并发症之一,可引起明显的视力下降,从而造成患者的与视觉功能有关的活动障碍,降低了患者术后的生存质量。

  4. 不同人工晶状体对生存质量的影响 Javitt等对白内障患者植入多焦点人工晶状体100例、植入单焦点人工晶状体103例的回顾性研究显示:两组的术后戴镜率和患者对视力的满意度具有显著性差异。使用多焦点人工晶状体患者,与视觉有关的活动范围明显增加,更便于近距离工作,戴镜频率明显减少,裸眼视力在0.6以上者占96.6%。

  5. 双眼和单眼手术对生存质量的影响 双眼手术患者对术后效果的自我评价和满意度明显高于单眼手术患者,患者具有更好的立体视、运动知觉和方向感。Laidlaw等认为:一方面,白内障患者寿命的延长和手术技术的改进使更多患者施行双眼手术;另一方面,患者本身会因为日常活动不便、白内障导致眩光等症状、期望提高日常活动水平等因素而愿意施行双眼手术。

四、白内障患者生存质量的研究前景

  过去仅用视力检查来评价白内障的手术效果具有一定片面性,视力的恢复和与视力相关的生存质量改善程度并非总是相一致,即使术后患者的视力与正常群体相同,但他们对手术效果的满意度并未达到正常人水平。因此,在以后的白内障研究中,患者的主观视功能和生存质量测定将成为评价手术效果的重要指标。在手术时机的选择上不仅要考虑视力因素,还应注意患者的生存质量,尤其对于一些知识层次高、社会活动多的患者,因其对视觉障碍造成的行为活动和心理状态的负面影响更为敏感,手术时机的选择更应从综合因素考虑。改变旧的医疗观念,将患者的主观感觉、心理学和社会学内容引入现代临床实践中,制定出更为合理的治疗方案,以获得患者满意的治疗效果。生存质量测定为白内障医生提供了一个广阔的研究领域,也对手术技巧提出了更高的要求。

  在现代眼科领域,传统的单一的视力指标不能全面反映白内障造成的视力损害对患者在日常生活和社会活动中造成的诸多困难。与视觉相关的生存质量评价可以进一步完善临床对白内障手术效果的观察,将白内障手术复明对患者生存质量提高的作用做出更全面的评价。同时,白内障手术技术、手术仪器设备和人工晶状体的不断改进和提高,又反过来推动了白内障患者生存质量的研究的发展。

第三节 屈光不正患者手术前后的生存质量

一、屈光不正对患者生存质量的影响

25.0%近视患者认为近视对他们的自我形象、职业选择、眼睛健康以及心理方面会产生消极影响,视觉质量和视觉相关的生存质量降低。高度近视患者往往自诉在年少时就受到影响:戴着厚镜片活动受限,受人取笑,自我感觉差,丧失自信而使自己内向孤立,不易与人交往等。因此,高度近视对患者心理、外观、活动和经济等方面的影响非常明显,从而降低了患者的生存质量。

近视患者因视功能下降引起日常生活和社会活动中的诸多困难而严重影响了与视觉相关的生存质量,近视尤其是高度近视的矫治一直是人们研究的重要课题。

二、手术治疗对近视患者生存质量的改善

屈光手术矫治近视的种类很多。角膜屈光性手术有放射状角膜切开术(RK)、准分子激光角膜切削术(PRK)、自动板层角膜成形术(ALK)、准分子激光原位角膜磨镶术(LASIK)、角膜内环植入术(ICRS)等;晶状体屈光性手术有透明晶状体摘除手术、有晶状体眼人工晶状体植入术等;巩膜屈光性手术有后巩膜加固术等。

LASIK 是目前屈光性角膜手术的热点,是矫治近视的一种快捷而有效的方法。这种方法具有角膜瓣厚度均匀、切面光滑、解剖结构完整、矫正力强、稳定性好和激光切削精确度高、可预测性强等优点。它明显提高了手术的预测性、稳定性和安全性。LASIK 保留了角膜上皮和前弹力层,术后眼部比较舒适、伤口愈合和视力恢复快,几乎不发生角膜雾浊,术后不必长时间滴用激素,可矫正的屈光度范围大而屈光回退较小,因而被越来越多的患者所接受。但是部分高度近视患者术后虽然获得了良好的裸眼视力和接近正常的屈光度数,但是并不能获得清晰的视觉、舒适的用眼和持久的阅读。一些患者术后诉有眩光、光晕、重影、眼干、视力波动、夜间驾驶困难等,所以,有些人怀疑高度近视 LASIK 术后可能影响视觉质量及生存质量。

长期以来,客观的术后屈光状态和并发症被作为评价 LASIK 疗效的常用指标,忽视了患者的主观要求与感受。随着新的健康观和生物-心理-社会医学模式的确立,单纯测定视功能的变化远远不能全面反映屈光不正和屈光不正矫治对患者的影响,也不能提供我们所需的准确信息。因此,LASIK 术后的视觉质量的检查和评价应包括客观和主观两个部分。从患者的角度出发,综合分析 LASIK 对患者的视功能及相关的生存质量的影响是较为理想的评价方法,也是角膜屈光手术疗效评价体系的发展趋势。

近视眼患者 LASIK 术后的生存质量明显提高。Knorz 报道屈光度 -5.00 ~ -9.90 D 组中 84%表示满意或非常满意,屈光度 -10.00 ~ -14.90 D 组为 91%,屈光度 -15.00 ~ -29.00 D 组为 50%。术后满意度与术后欠矫、散光有关,还与患者的心理素质和对手术的主观评价有关。因此,术前谈话向患者说明术中、术后可能出现的情况,可以影响患者对手术的满意程度。

McGhee 问卷调查了 48 名患者(平均屈光力 -10.7 D),认为 LASIK 术后生存质量提高的占 97.9%,96%的患者认为裸眼视力(uncorrected visual acuity,UCVA)与期望的一样好,93.8%的患者表示达到了手术目的,97.9%的患者对视力恢复速度、手术疗效感到满意,愿意推荐给朋友和

家人。然而10.4%的患者因为远视而阅读、购物困难,11.8%的患者因为光晕而夜间驾驶困难。国内刘磊问卷调查的结果,术后81.1%的患者满意或很满意,术后医生客观满意度高于患者自身满意度,除个别患者要求过高外,更大程度说明现有的检查手段,尚不能全面真实地反映患者的客观状态,手术和检查设备以及医生对它们的认知都有待完善。Miller报道97%的患者很高兴摆脱了眼镜,84.8%的患者感到满意,97%的患者愿意再次选择LASIK。但29%的患者诉夜视力下降,27%的患者诉眼干。术后满意程度与UCVA相关,术后眼干降低了满意程度。

三、影响近视患者生存质量改善的主要因素

屈光手术患者往往对术后的视觉质量要求较高。但是少数患者术后出现程度不等的眩光、光晕、视物模糊、眼干、视力波动、夜视力下降、夜间驾驶困难等不适症状,虽然大多数最终可以恢复正常,但在一定时期内可能会对某些患者的工作和生活造成影响,影响了患者的视觉质量,降低了对手术的满意程度。影响近视患者生存质量改善的主要因素有:

1. 裸眼视力 绝大多数的近视眼患者是为了提高裸眼视力或摘除眼镜而行LASIK治疗,因此,术后的裸眼视力成为患者判断手术疗效和满意程度的主要标准。虽然大部分患者认为LASIK术后VF、QOL得到极大提高,满意程度较高,但是仍有一部分患者由于术后裸眼视力低于术前最佳矫正视力以及术后不适症状等情况对日常生活产生负面影响。国内外研究表明,术后VF、QOL及满意程度差的患者均有不同程度的残余屈光度,出现不同程度的近视或远视。目前认为术后裸眼视力回退与角膜基质层的损伤修复有关,随着基质层的损伤修复,角膜厚度有所增加,屈光度回升,裸眼视力回退。也有部分患者是进展性近视而在术前无法预测,而将其错归于裸眼视力回退。

2. 术后散光 术后散光会在一定程度上影响术后视力。影响患者术后的视功能、生存质量和满意程度。LASIK术后散光发生的主要原因是由于角膜激光切削术后角膜基质层不均一的损伤修复反应,而对角膜表面的形态产生了一定的影响。手术引起的散光还可能是由于:眼球转动引起激光切削偏中心;头位角度不正确;角膜瓣移位或对位不良;角膜瓣过于偏离光学中心;角膜基质床表面条件不一;激光能量不稳定;术后角膜瓣皱褶、角膜上皮内生、感染;术后使用滴眼液改变了泪膜成分,使角膜上皮细胞死亡或水肿,造成角膜表面不平形成不规则散光等等。

3. 术后眼部不适症状 近视患者术后眩光、光晕及夜间驾驶不适会导致患者生存质量的下降。这些症状的发生是由于LASIK术后散射光线在眼内使视网膜成像产生重叠,使成像的对比度下降,因而降低了视觉效能及清晰度,从而影响了患者的生存质量。

4. 心理因素 部分患者LASIK术后的满意程度较低,与患者的心理素质有关,也与患者术前期望值过高有关。所以,对接受手术者的社会和心理因素应有足够的重视,术前对患者进行耐心而细致的解释,说明术中和术后可能出现的情况,不仅是术前谈话不可缺少的一部分,而且还可以影响患者对手术结果的满意程度。特别是对存在术前最佳矫正视力差、角膜厚度不够、高度散光等影响术后疗效的不利因素的患者,要引导他们结合自身实际情况看待手术效果,可望以此减少或消除不必要的纠纷,并且提高患者术后的满意程度和生存质量。

四、近视患者生存质量的研究前景

由于国内外近视的发病率均呈上升趋势,因此,人们开始越来越重视屈光不正患者的生存质量研究。而且,目前临床常规使用的屈光手术的手术疗效评价标准已经无法体现手术的目的和满足患者对术后视觉的要求,所以,从视功能和视觉相关的生存质量角度补充必要的随访检查项目,重新制定屈光手术疗效评价标准势在必行。

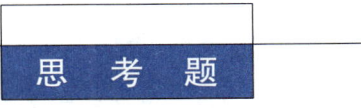

1. 试述眼科疾病的生存质量研究中常见的几个研究方向。
2. 简述眼科疾病的生存质量的基本研究方法。
3. 影响白内障和屈光不正患者生存质量改善的主要因素有哪些?

参 考 文 献

1. 赵家良. 眼视光卫生公共卫生学. 北京:人民卫生出版社,2004
2. 管怀进. 初级眼保健知识. 北京:人民军医出版社,1993.1～11
3. 卫生部医政司. 防盲治盲手册. 太原:山西科学教育出版社,1989.1～25
4. 孙贵范,预防医学. 北京:人民卫生出版社,2001
5. 管怀进,龚启荣,缪宝迎等. 初级眼保健网络与防盲治盲工作方法的探讨. 中华眼科杂志, 2001,37:9～11
6. 赵家良. 深入开展防盲治盲是我国眼科医师的社会责任. 中华眼科杂志,2005,41:3～5
7. 汪芳润. 近视眼. 上海:上海医科大学出版社,1996
8. 刘洪. 中国统计年鉴. 北京:中国统计出版社,1997
9. 惠延年. 眼科学. 第6版. 北京:人民卫生出版社,2004
10. 王建华. 流行病学. 北京:人民卫生出版社,2001
11. Klein R, Klein B E, Moss S E, et al. The Wisconsin epidemiologic study of diabetic retinopathy, Ⅱ: Prevalence and risk of diabetic retinopathy when age at diagnosis is less than 30 years. Arch Ophthalmol 1984,102:520～26
12. Coffey M, Reidy A, Wormald R, et al. Prevalence of glaucoma in the west of Ireland. Br J Ophthalmol, 1993,77:17～21
13. 李凤鸣. 眼科全书. 北京:人民卫生出版社,1996
14. 王淑敏,汪润芳. 儿童眼保健培训教程. 北京:北京医科大学出版社,1999
15. 褚仁远,周久模. 遗传性眼疾病. 北京:科学出版社,1998
16. 沃恩. 眼科学总论(General Ophthalmology). 北京:人民卫生出版社,2003
17. 瞿佳. 眼镜学. 北京:人民卫生出版社,2004
18. 倪逴. 眼的病理解剖基础与临床. 上海:上海科学普及出版社,2002
19. 阎洪禄,于秀敏. 眼生理学. 北京:人民卫生出版社,2001
20. (日)小原实,神成文彦,佐藤俊一. 应用激光光学. 北京:北京科学出版社,2002
21. 徐广第. 眼科屈光学(修订版). 北京:军事医学科学出版社,2001
22. 吕帆. 角膜接触镜学. 北京:人民卫生出版社,2004
23. Genaro S S, Prasuna C P, Jie Zhou, et al. Genomic structure and organization of the high grade Myopia-2 locus (MYP2) critical region: mutation screening of 9 positional candidate genes Mol Vis. 2005,11:97

24. 孙葆忱.低视力学.北京:人民卫生出版社,2004
25. 方积乾.现代医学统计学.北京:人民卫生出版社,2002
26. 徐勇勇.医学统计学.北京:高等教育出版社,2001
27. 孙振球.医学统计学.北京:人民卫生出版社,2002
28. 方积乾.生存质量测定方法及其应用.北京:北京医科大学出版社,2000
29. 姜利斌.生存质量测定在眼科学的应用.中国实用眼科杂志,2001,19:803～807
30. 刘杰为,何明光.视功能生存质量评价量表.中国临床康复,2002,6:2835～2837
31. 云波.生存质量测定在白内障研究中的应用.国外医学眼科学分册,2004,28:84～86

中英文对照索引

B
白内障　cataract　25
暴露　exposure　40
比　ratio　143
变异系数　coefficient of variation, CV　139
标准差　standard deviation　138

C
初级眼保健　primary eye care　1

D
单侧检验　one tailed test　136
低视力增强系统　low vision enhancement system, LVES　130
电脑终端综合征　visual or video display terminal syndrome, VDT 综合征　38

E
二级预防　secondary prevention　8

F
发病率　morbidity rate　43
方差　variance　138

G
概率　probability　135
构成比　proportion　143

H
和率　rate　143
横断面研究　cross sectional study　40

J
患病率　prevalence rate　43

J
几何均数　geometric mean, G　138
角膜病　corneal disease　26
近视　myopia　33
急性结膜炎　acute conjunctivitis　38

L
率　rate
裸眼视力　uncorrected visual acuity, UCVA　156

M
盲　blindness　10
描述性研究　descriptive study　40

N
年龄相关性黄斑变性　age-related macular degeneration, AMD　30

P
平均数　average　137
葡萄膜炎　uveitis　34
普查　census　44

Q
青光眼　glaucoma　27
屈光不正　ametropia　33
全科医生　general practitioner, GP　9
全球定位系统　global positioning system, GPS　130

R
弱视　amblyopia　37

S

三级预防　tertiary prevention　8
散光　astigmatism　34
沙眼　trachoma　28
筛查　screening　45
社区卫生服务　community-based health care, CHC　9
社区眼保健　community eye health　1
生存质量　quality of life, QOL　147
视力损伤　vision impairment　10
双侧检验　two tailed test　136
死亡率　mortality rate　43
算术均数　arithmetic mean　137

T

糖尿病　diabetic mellitus, DM　30
糖尿病性视网膜病变　diabetic retinopathy, DR　30
统计学　statistics　134

W

误差　error　135

X

斜视　strabismus　37

现况调查　prevalence survey　40

Y

眼保健　eye care　1
眼科遗传病　heretic ocular disease　31
眼外伤　ocular trauma　29
样本　sample　135
一级预防　primary prevention　8
医学统计学　medical statistics　134
预防眼科学　preventive ophthalmology　8
远视　hypermetropia　34
阅读机　reading machine　130

Z

质量调整生存年　quality adjusted life year, QALY　148
中位数　median　137
助视器　visual aids　124
总体　population　135

郑重声明

高等教育出版社依法对本书享有专有出版权。任何未经许可的复制、销售行为均违反《中华人民共和国著作权法》，其行为人将承担相应的民事责任和行政责任；构成犯罪的，将被依法追究刑事责任。为了维护市场秩序，保护读者的合法权益，避免读者误用盗版书造成不良后果，我社将配合行政执法部门和司法机关对违法犯罪的单位和个人进行严厉打击。社会各界人士如发现上述侵权行为，希望及时举报，我社将奖励举报有功人员。

反盗版举报电话　　（010）58581999　58582371
反盗版举报邮箱　　dd@hep.com.cn
通信地址　　北京市西城区德外大街4号　高等教育出版社法律事务部
邮政编码　　100120

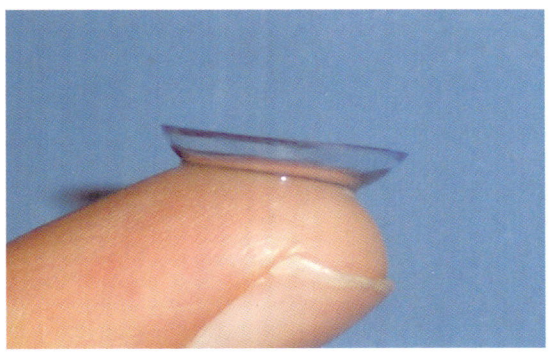

彩图 7-1 镜片正面

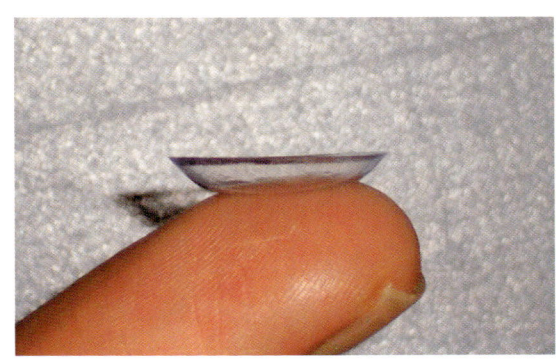

彩图 7-2 镜片反面

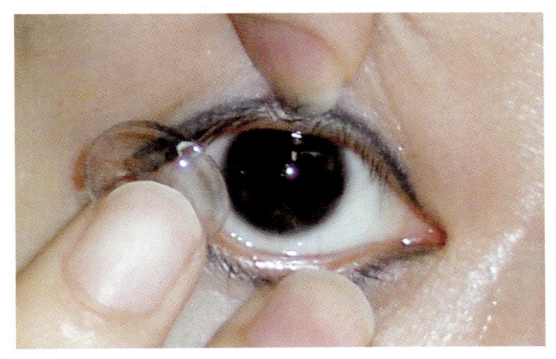

彩图 7-3 镜片置于右手示指尖,双眼注视前方,双手中指将上下眼睑拉开,然后将镜片轻轻地吸附在角巩膜缘上

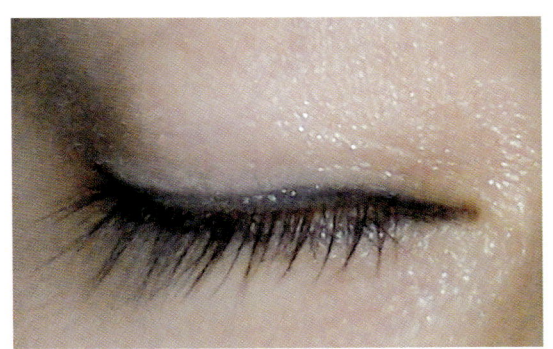

彩图 7-4 再往下看以使镜片位于角膜中心上,双手中指轻轻放松上下睑

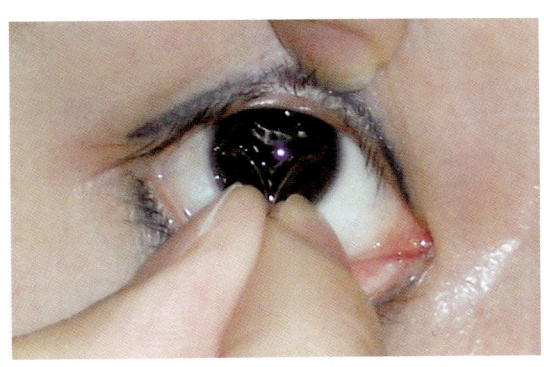

彩图 7-5 用左手示指和右手中指拉开上下睑

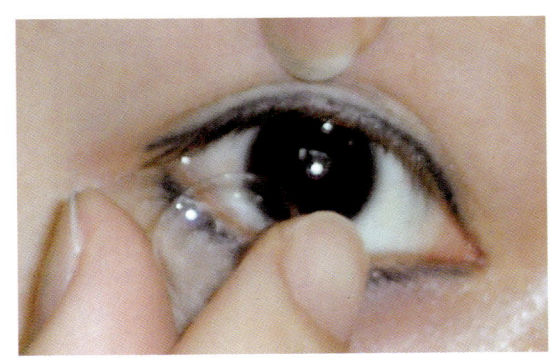

彩图 7-6 右手的拇指与示指轻轻按住镜片下缘两侧使镜片拱起后再取出